子どもをみる医師のための

子育て漢方

鈴村水鳥 著

名鉄病院 小児科・小児漢方内科
クリニックかけはし 小児科
かけはし糖尿病・甲状腺クリニック 漢方内科

山口英明 監修

日本小児東洋医学会代表理事
Kこどもクリニック 漢方外来
公立陶生病院 漢方外来

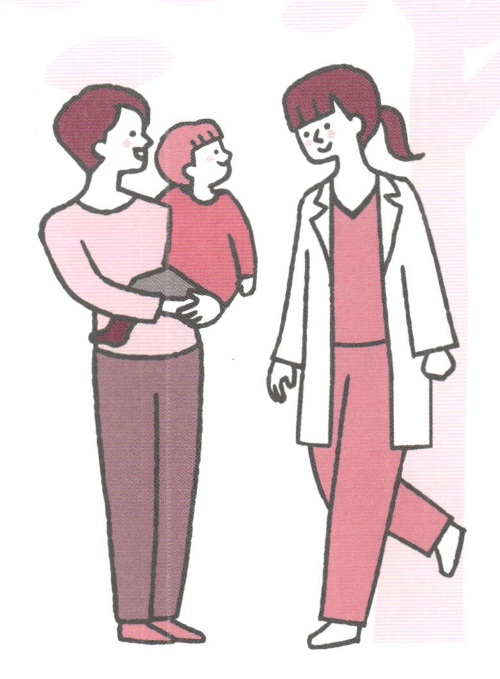

中外医学社

推薦のことば

著者・鈴村水鳥先生は名古屋市内の総合病院に＜小児漢方外来＞を開設している気鋭の漢方医である．前書きにもあるように著者は東京女子医大の学生時代に難病を患い，治療に難渋する絶望感のなかで東洋医学に出会い救われた経験を持つ．このような経過から学生時代に北辰会で鍼灸を，母校で漢方医学を学んでいる．卒業後，名古屋で小児科・アレルギー・漢方それぞれの専門医資格を取得しているが，漢方への情熱は並外れている．そして一児の母でもある．これだけでも一聴に値するとは思うが，もちろん本書はその話ではない．

さて本題である．この本には他の小児漢方の入門書には見られない特長がある．まず小児漢方を理解するうえで役に立つ新たな視点が提示されていることである．これは目次を一読すればよくわかる．第 1 章では子育てと家族，とりわけ母子をその関係性から捉える治療が展開される．母子の置かれた状況のさまざまな組み合わせに応じて治療を考える発想は秀逸である．第 2 章は漢方の考え方と小児漢方の頻用処方の解説である．一部は著者独自の発想もあるが，初心者に必要な漢方的事項が詳細にかつわかりやすく説明されている．第 3 章，第 4 章はその具体的な展開であり，すぐにでも実際の臨床に応用できる．全体に平易な文章で読みやすく，具体的な症例が多く含まれているのでイメージが掴みやすい．また随所に挟まれるコラムも適切である．さらに本書を読み進めて気づくのは患児，家族，そして読者に向けられた温かく，優しく，親切な眼差しである．これは著者の人柄そのものであり，本書の最大の特長といえるかもしれない．

ともあれ小児漢方の初心者には打ってつけの入門書であり，著者の提案する＜味方・見方・診方＞の視点を理解されれば，いつの間にか日常診察がちょっとだけ楽しくなったと実感していただけると思う．小児漢方に興味のある医療者の座右にさり気なく置きたい一冊である．

2025 年 1 月

日本小児東洋医学会代表理事
山口英明

はじめに

この本を手に取っていただきありがとうございます．

「漢方薬って本当に効くの？」

西洋医学を学んできた医療者にとって，そして初めて漢方薬を処方された患者さんや親御さんにとって，当然の疑問です．

1つの答えとして，「子育て漢方は家族と医療者の味方になる」と知ってもらいたいと願い，この本を書きました．

漢方薬には子どもと家族を支える大きな力があります．なぜなら，0歳から高齢者まで内服でき，日常診療でよくある不調から難病まで効果があり，さらに親子で一緒に飲むことができるからです．

しかし，これまで漢方薬を処方したことがある・飲んだことがある，けれども効果がなかったという方もいらっしゃるでしょう．

効果が乏しかった理由は，漢方のみかた（味方・見方・診方）を知らなかったからです．病気の症状を見て対症療法をしているだけでは，本当の意味での健康は手に入りません．漢方薬の「みかた」を適切に使うことで病気の根本となる原因が消えていくのです．

漢方薬には3つの「みかた（味方・見方・診方）」があります．

1つ目は，患者さんと医療者にとって強い「味方」になることです．

漢方薬は自然界にある植物・鉱物の力が原料となり，患者さんの体とこころに働きかけ，不調や病気を治す「味方」になります．

さらに，西洋医学以外にも「まだできることがある」という希望が，患者さんを救うのはもちろんのこと，現場で日々診療に当たる医師を始めとした医療者の「味方」になります．

ガイドラインに沿った治療をしていても改善がないとき，検査結果で明らかな異常がないのに不調を抱えている患者さんと接するとき，医療者として限界や無力感を感じることがあります．そこに「漢方薬という選択肢」が増えることで，治療の幅が広がります．

漢方薬にはエビデンスも集積されており，即効性がある治療も多数わかってきています．患者さんにとっても医療者にとっても，「治療法がない」という嘆きから，「ほかにも方法がある」という希望に変わるのです．

2つ目は，漢方薬は病気と家族の「見方」を変えます．

筆者は，医学生のときに天疱瘡という難病を発症し，ステロイド剤の内服や血漿交換を行いました．いったんは退院しましたがすぐに再燃の気配があり，先行きが見えず根本的な治療を模索していました．そんな折に出会ったのが，漢方薬と鍼灸でした．

病気を治すという目標に向かって，西洋医学と東洋医学の治療を組み合わせると，病気の「見方」が変わります．西洋医学で細部の病理や病態を理解しながらも，東洋医学の「病気はバランスの乱れ」という包括的な考え方を取り入れることで，新たな道筋が見えてきて，患者として治る希望を抱くことができました．

さらに，漢方薬は母子同服といって，親子で飲む方法があります．漢方薬を使って，家族療法の1つとして治療するのです．この方法により，病気を子どもだけの問題として見るのではなく，家族全体で体とこころを整える「見方」に変わります．

3つ目が，漢方薬は，新しい「診方」になることです．

漢方薬の診断方法は，表層の問題だけではなく病気の根っこを診る「診方」です．

例えば，頭痛を訴える患者さんの場合．東洋医学の独自の問診と診察により，頭痛の原因がどこにあるかを調べ，根本的な解決法を探します．もちろん，心配事やストレスなど心理的な要因で，頭痛が悪化する場合もあるでしょう．そんな場合は，こころと体を一緒に考える「心身一如」という考え方により，こころへのアプローチを行うこともあります．

体からこころへ・こころから体へと，双方向のアプローチを行う結果，頭痛だけが治るのではなく，めまいや動悸，こころの不調も改善し，全体の調子が良くなります．

病気にはたくさんの枠があります．安易に治ると言えない社会環境，日常の制限や諦めの中で生活するもどかしさ，病気だけ見ていると気がつかない子どもを育む環境や愛着の問題．

子育て漢方は3つのみかた（味方・見方・診方）で枠を超え，家族を元気にします．

外来では，最初は元気がなかった患者さんが，病気への見方や生活が変わり，親子関係も良好になっていきます．さらに子どもたちが，将来の夢や希望を話してくれることもあります．

これまで自分の体とこころに向き合うことで，人それぞれ幸せのヒントを掴んでいく姿をたくさん見てきました．その山あり谷ありの道のりをともに伴走させてもらうことが，私は好きです．

「学校が楽しくなった」「やる気が出てきた」「自分の気持ちがわかるようになった」「子どもとの関係が良好になった」「この子なら大丈夫だと信じられるようになった」「もう大丈夫」と言って外来を卒業したたくさんの親子の輝く笑顔が忘れられません．

もちろん，すべての患者さんに漢方薬の効果があったわけではありません．

医師がどれほど頑張っても，患者さん自身が治療の主体となって治す意思も必要だからです．医師は漢方薬を処方することはできますが，漢方薬を飲み，日々の生活を見直し，親子の対話を重ねるのは患者さん本人と支える家族．その過程を全力でサポートするのが医療者の役目です．

でも，安心してください．本書では，医療者として親子の力を最大限に引き出すコツや，患者さんと家族，そして医療者が二人三脚で進む方法をお伝えします．

医療者と患者さんが同じ方向を向き，丁寧に積み重ねる時間を通して実現できる温かい世界と親子の笑顔には，計り知れない喜びがあります．

読者の皆さんにも，漢方薬を通して広がる喜びの世界を味わってもらいたいと願っています．本書がその一助となることができたら，これほど嬉しいことはありません．

未来につながる，かけがえのない「親子の今」を大切にできるようなお手伝いがしたい．

子どもを診る皆様とともに，子どもが健やかに育ち，次世代の幸せな社会を作っていくことを見据えた医療を行いたい．

一緒に子育て漢方に取り組み，子どもの世界をより良くする仲間になってください．この本を通じて，温かな眼差しで子どもを見守る世界をともに作っていきませんか？

目　次

3 学童期×働き盛り母

4 思春期×更年期母

5 妊娠期～産後

第4章　日常診療でのQ&A～医療者の味方・家族の味方～　339

〖コラム〗

口絵

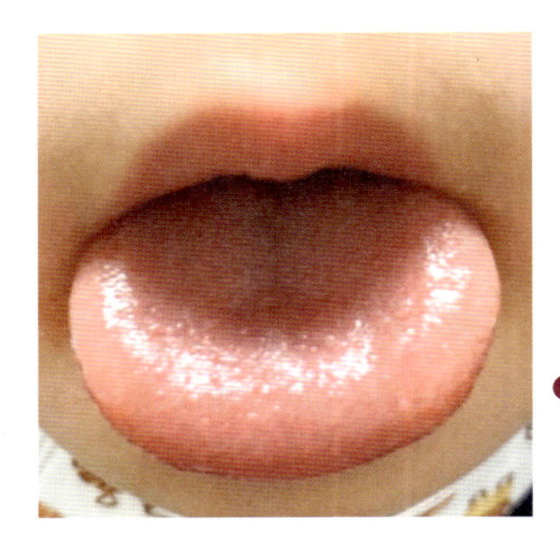

❶ 舌診：2 歳男児
幼児は舌を出すために力が入り，胖大傾向に見えることもあるが，正常．
（2 章 2-3 図 2，p.145）

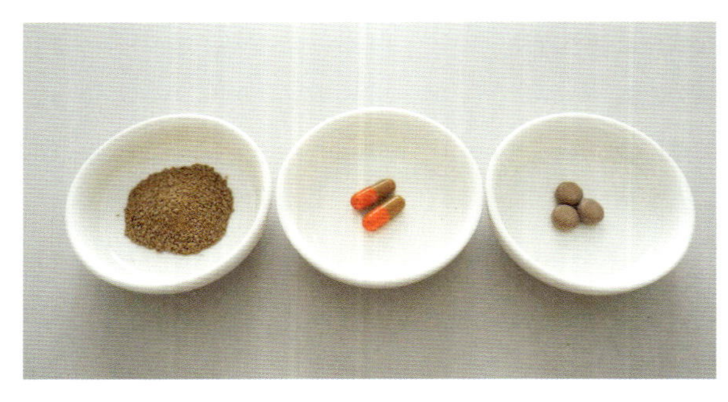

❷ 剤形の違い
左からエキス剤，カプセル，錠剤．（2 章 3-2 図 1，p.163）

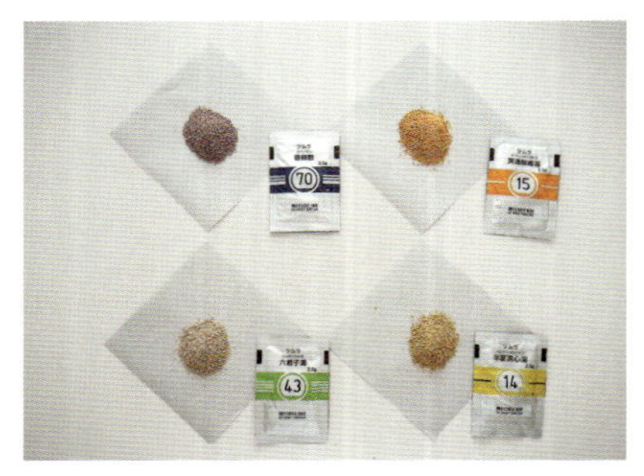

❸ エキス剤の色の違い（2 章 3-2 図 2，p.163）

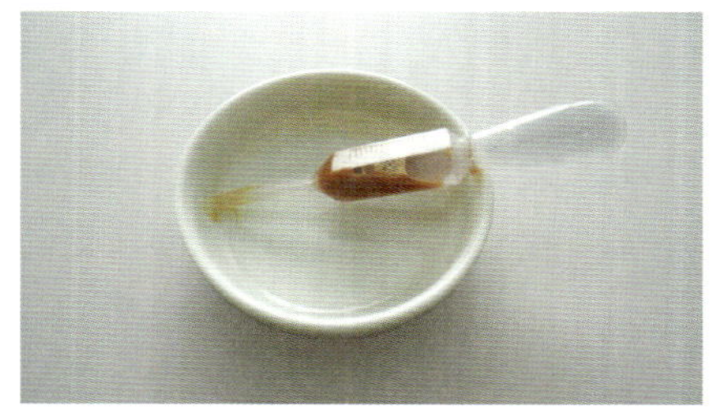

❹ 漢方薬をお湯に溶いて，スポイトに吸った状態で乳児の口の中に入れる
（2 章 3-2 図 7，p.168）

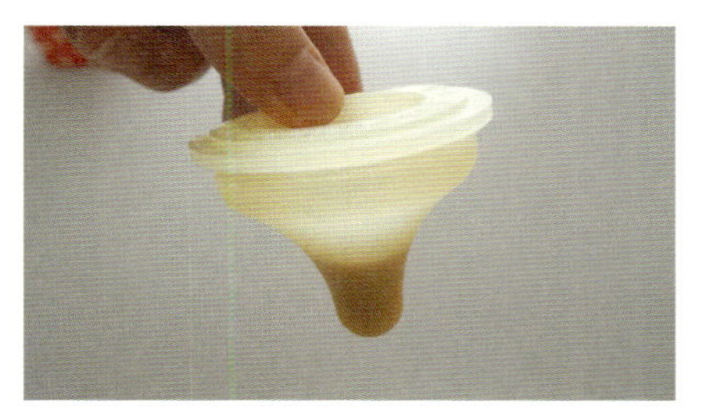

❺ 哺乳瓶の乳首に入れて飲ませることもできる（2 章 3-2 図 8，p.168）

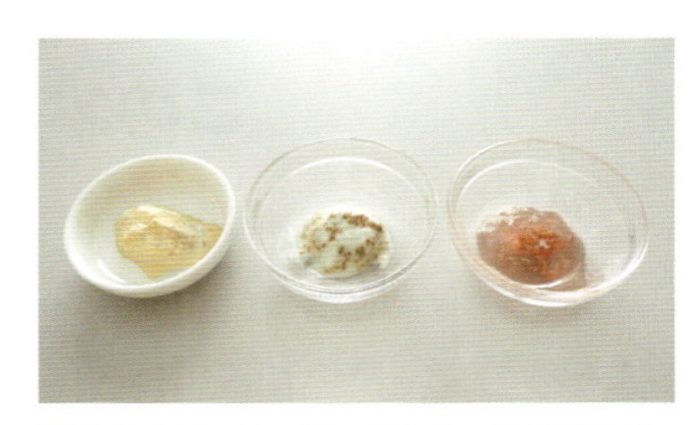

❻ 左からアイス，ヨーグルト，服薬補助ゼリーに混ぜたもの（2 章 3-2 図 9，p.168）

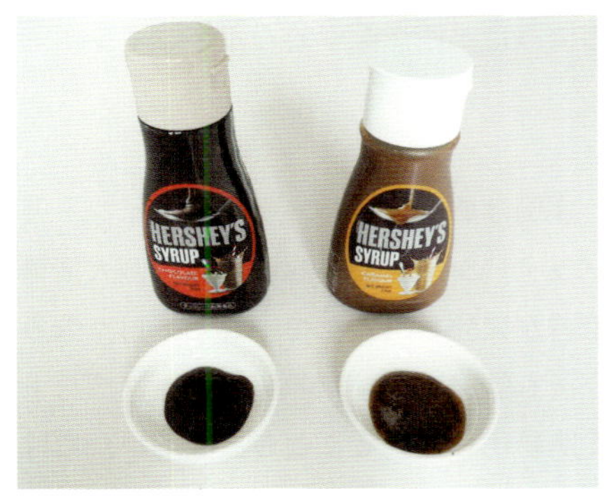

❼ 市販のチョコソースに混ぜた例
味が濃いため漢方の匂いや味も隠れやすい．
（2 章 3-2 図 10，p.169）

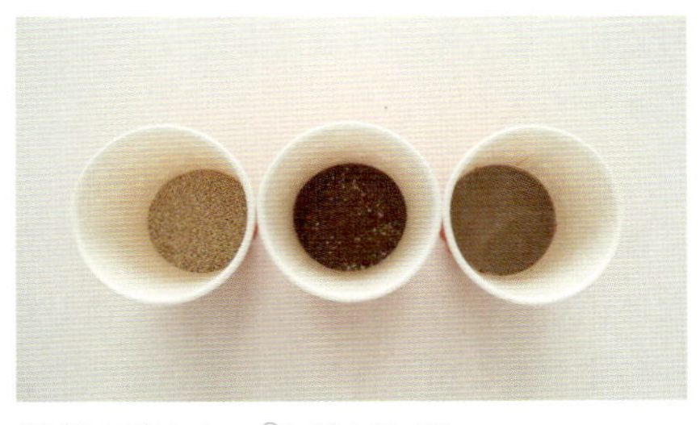

❽ 漢方薬をミロ®に混ぜた例
左から順に．まず漢方薬を入れる．
このときにお湯で溶かすとより溶けやすくなる．ミロ®を入れ，最後に牛乳を入れて混ぜる．（2 章 3-2 図 11，p.169）

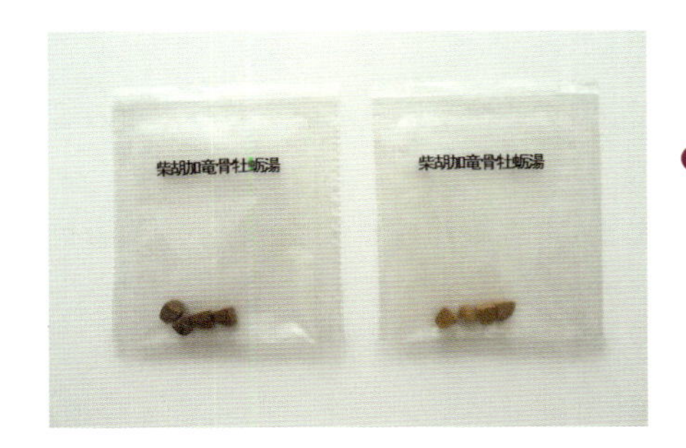

❾ 保管方法による漢方薬の変化 1
左はチャック付きポリ袋に乾燥剤と漢方薬を入れ，室内に置いておいたもの，右はチャック付きポリ袋に乾燥剤と漢方薬を入れ，冷蔵庫に置いておいたもの．左のほうが湿気で変色が目立つ．
（2 章 3-2 図 14，p.171）

この本の使い方

漢方薬に興味はあるけれど，独特の用語が多くて難しい．副作用も心配．処方された漢方薬を西洋薬と併用していいのか知りたい．処方してみたけれど，効果がなく次の一手に困った．

このような疑問が解決されるように，本書では親子の処方について，頻用漢方薬の特徴，症状別の漢方薬の鑑別，西洋医学の治療との両立など，さまざまな切り口から漢方薬を紹介していきます．また，受診を迷っている方，処方された内容が知りたいご本人やご家族にも使っていただけるように，西洋医学的なポイントやホームケアも入れました．

漢方用語が並ぶとわかりにくくなるため，症例は典型例とし，所見はポイントとなる箇所に絞り，経過も簡略化しました．プライバシー保護の観点から，個人情報が特定されないよう配慮しています．また筆者が経験したことを中心に，日々悩みながら行う診療の姿も記載しております．今後も勉強を続け，診療をアップデートし続ける所存ですが，入門編としてなるべく簡易化していることもご理解いただけましたら幸いです．

◎本書の構成

本書は，1 章から 4 章で構成されています．
例えば，このように使用してください．

〈夜泣きについて調べる場合〉

1 章：乳児期の夜泣きと，夜泣きに伴うご自身の不眠で困っているお母さんの処方について全体像を掴みます．

2 章：夜泣きなどに使われる甘麦大棗湯(かんばくたいそうとう)はどんな生薬からできているか，腹診や舌診がどういう症状のときに使うかということを学びます．

3 章：夜泣きについてのほかの処方を含めた漢方薬の鑑別を理解します．

4 章：臨床における疑問を解消します．

- 医師の方々には，1 章から 4 章まで通して読んでいただけたら幸いです．上記のように，1 冊の本を通して，漢方薬を縦軸（病名から），横軸（処方の特徴から）とさまざまな角度から見られる工夫をしました．研修医の先生や他科の先生に向けて，簡単な西洋医学的ポイントも記載しました．
  本書は入門編として使用していただくことを目的としていますが，臨床で困ったときに辞書的な要素としても使っていただけたら嬉しいです．
- コメディカルの方は，第 1 章を通じて親子を 1 つのチームとして見る方法を感じてください．2 章と 3 章を読むと，なぜこの処方が出たのかが理解できます．ホームケアは，ご家族への説明の参考にしていただけると幸いです．

◎ 1 章から 4 章を読むことで得られる力

さらに各章を詳しく説明していきます．

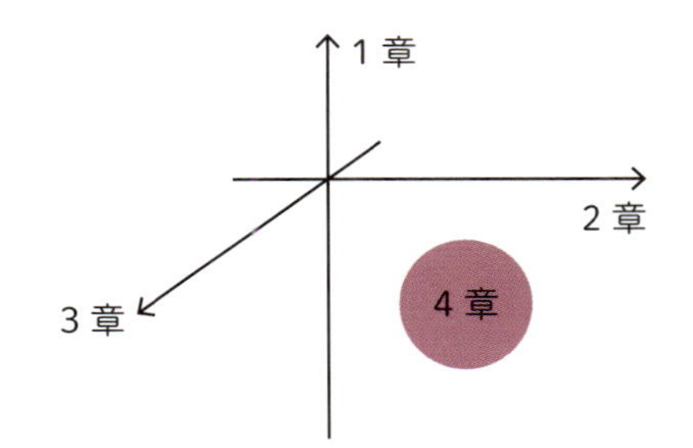

縦軸（1 章）：病名処方
横軸（2 章）：頻用処方の使い方
奥行き（3 章）：日常的な症状への鑑別処方
診療の疑問点（4 章）

図 1　漢方薬を色々な側面から捉える

第 1 章：子育て漢方とは～家族のみかた～（図 1 縦軸）

本書の特徴である子育て漢方についてお伝えします．子育て漢方の具体的な場面を想定し，漢方治療で「証」(p.119 参照) にこだわらなくても有効な方剤を 1 つずつご紹介します．初めて処方するときに使ってみてください．入門編として処方を多くても 3 つまでとし，可能な範囲で 1 対 1 に絞りました．

特徴は以下 2 つあります．

1．年齢による処方背景の違いを考慮

同じ便秘症でも乳児期の便秘症では離乳食の開始がきっかけになることもあります．この時期は，甘くて飲みやすい小建中湯（しょうけんちゅうとう）を使用します．幼児期になるとトイレ

トレーニングをきっかけとした便秘や，長く続く頑固な便秘，冷えを伴う便秘などが増えてくるため，大建中湯(だいけんちゅうとう)や桂枝加芍薬大黄湯(けいしかしゃくやくだいおうとう)など小建中湯以外の他の製剤も使用します．年齢や環境による体の変化に応じて，同じ疾患でも処方が異なることがわかりやすいようにしました．

2. 親子の組み合わせで考える

漢方や子育て漢方の概要を記した後，それぞれの年代別の症状を，親子で組み合わせて診る視点を入れました．0歳の子どもと新米母が，成長していく過程をイメージしています（図2）．

- 乳児期×新米母
- 幼児期×職場復帰母
- 学童期×働き盛り母
- 思春期×更年期母

として親子の変化を時系列で説明します．

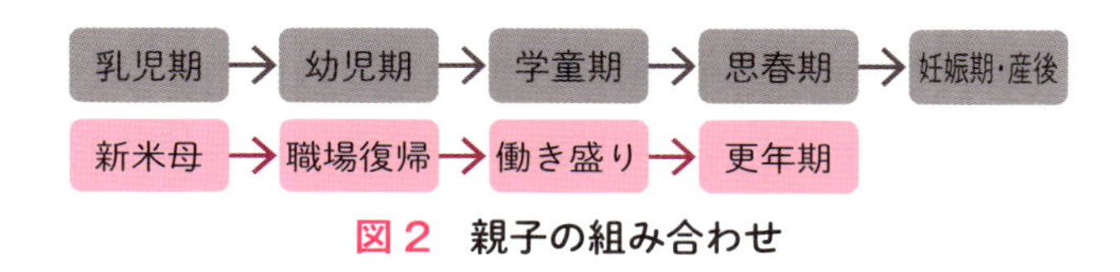

図2　親子の組み合わせ

親子の問題は，母子それぞれのこころと体の成長とともに形を変え，時に組み合わさって起こります．例えば乳幼児期であれば，母親は産後の疲れや育児不安が問題になりやすく，子どもは易感染や癇癪などが問題です．

一方で思春期になると，母親は更年期障害，子どもは起立性調節障害や月経痛などの症状が現れるようになります．

同じ親子でも，年齢によって問題や症状が異なります．親子の成長とともに，変わりゆく問題を多面的・包括的に捉えることが大切です．

コラム 多面的・包括的にみる

例えば同じ更年期障害といっても，その様相は背景によって異なります．

1　子どものいない女性の更年期障害
2　子ども 25 歳，母親 50 歳（出産 25 歳）で，子どもが成人した後の更年期障害
3　子ども 15 歳，母親 50 歳（出産 35 歳）で，思春期の子どもを抱える更年期障害

とさまざまです．

必ずしも 1 よりも 3 の方が大変だというわけではなく，それぞれの大変さがあるものです．包括的な視点で親子一緒に診察すると視野が広がり，より家族の全体像が掴みやすくなります．結果として，全体を見たうえで，個々の問題に対してより効果的なアプローチが可能になります．

乳児期から思春期まで，そして新米母から子育てを終える母まで，すべての場面で子育て漢方は力を発揮します．どのような状況であっても柔軟な対応ができる漢方薬を，子育て世代が健やかに過ごせるような一助として処方していただくことを祈っております．

そして，子どもの成長とともに，あたたかな家族が育まれていく小児科の楽しさを味わっていただけたら幸いです．

第 2 章：子どもの診察と頻用処方～病気の診方～（図 1 横軸）

第 1 章で全体像を掴んだ後，第 2 章では，用語説明・診察方法・頻用処方についてお伝えします．それぞれの漢方の特徴をみながら，1 つの漢方薬がさまざまな場面で利用できる奥深さを感じてください．

第 3 章：よくある訴え～子どもの診方～（図 1 奥行き）

東洋医学的な小児の特徴・腹痛や夜泣きなど，日常診療でよくある疾患の鑑別処方をお伝えします．西洋薬と併用もしやすいようにしました．最初の処方で効果がなかった際には，次の一手の考え方を参考にしてください．

第４章：日常診療でのＱ＆Ａ〜医療者の味方・家族の味方〜

服薬指導や西洋医学との併用など，実際の漢方外来での診療のポイントを Q&A 方式でお伝えします．漢方外来として漢方診療のみを扱うケースは少なく，多くの先生方が西洋医学と併用しながら漢方薬を処方されます．どのタイミングで西洋薬と併用するのか，漢方薬を止めるタイミングはどうしたらいいかなど，より実践的な場面を想定して読んでいただけると幸いです．

第 1，2，3，4 章を通して読むと，漢方薬を縦，横，奥行きと立体的に理解できます（図 1）．

◎本書を通して広がる世界

① 1 つの処方をさまざまな場面に応用できるようになる

甘麦大棗湯は夜泣き，夜驚症，癇癪，進級時の不安，チックなどさまざまな場面で使用できることがわかります．漢方薬がこころの問題にも体の問題にも非常に柔軟に対応できることがわかります．

② 漢方薬の持つ特徴を理解できる

最初は病名処方でも，気血水理論や五臓六腑理論に従って処方を決めることができるようになります．

③ 病気をみる「見方」と「診方」が変わる

1 つの処方や 1 つの病気をさまざまな角度から見ることができるようになります．これまでの西洋医学的な診方に加え，より柔軟で多面性のある東洋医学的な診方が新たに加わります．

病名処方だけではない，根本原因を探って解決へと導く漢方薬処方の面白さがそこにあります．困ったことや，エキス剤で改善がない場合は，ぜひ漢方専門医へご紹介ください．喜んでコンサルトに応じる小児漢方医が，筆者も含めたくさんいます．

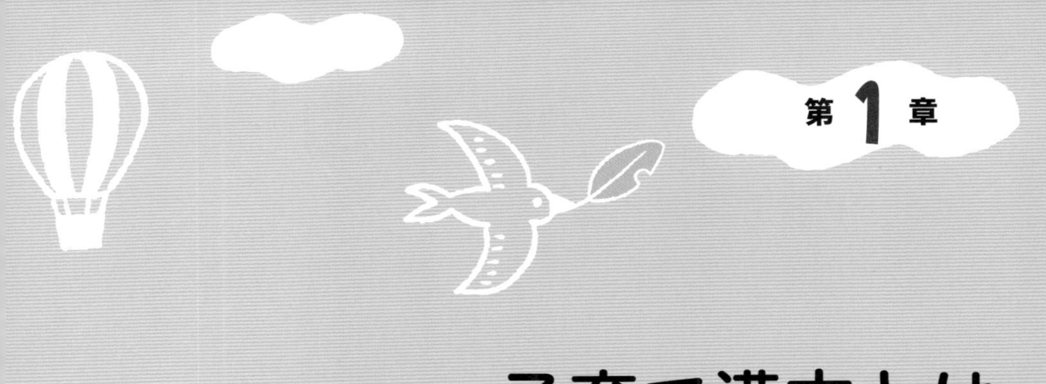

第1章

子育て漢方とは

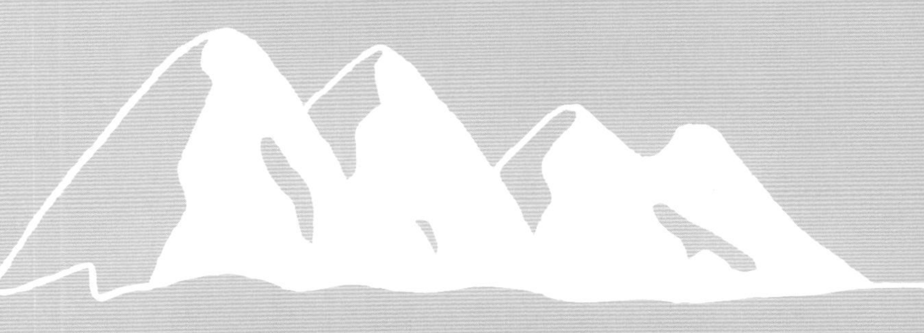

～家族のみかた～

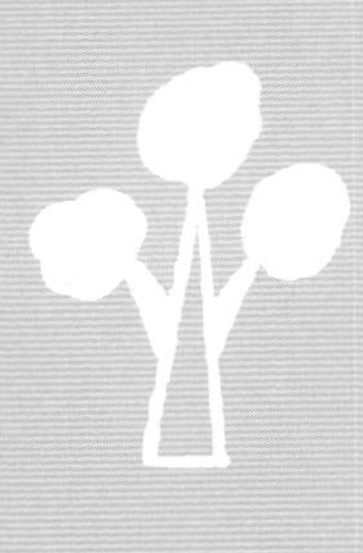

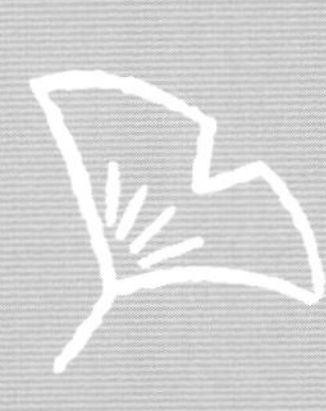

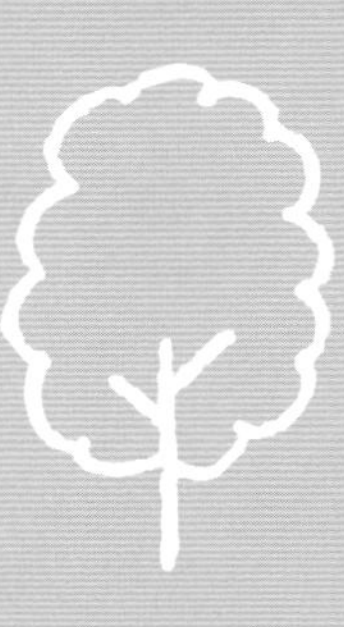

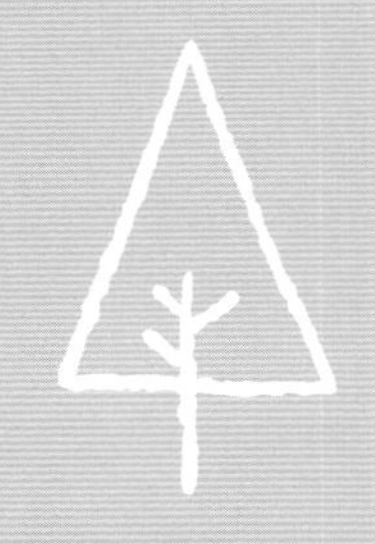

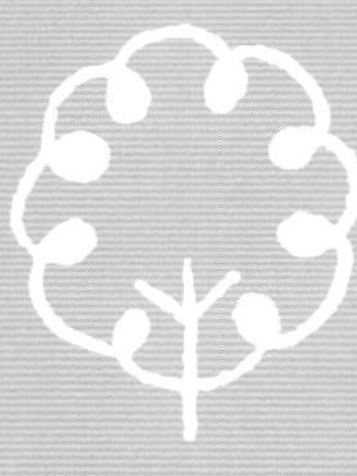

1　子育て漢方とは

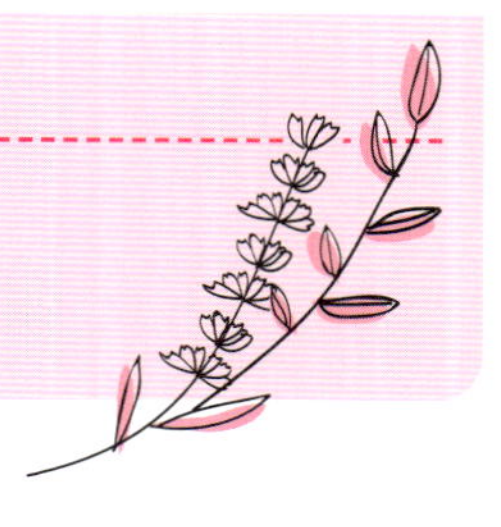

❶ 親子で一緒に漢方を飲む ── 母子同服

「母子同服」とは文字通り，母と子で一緒に漢方薬を服用することを指し，漢方では古くからある服薬方法です．

古典には『保嬰金鏡録』(中国明代 1550 年) に，神経過敏な子どもの治療として抑肝散を与える際，母親も同時に飲むことを勧める記載があります（注釈：抑肝散の原典は『保嬰金鏡録』だが,『保嬰撮要』の条文が引用されることが多い）. ☞参考：抑肝散，抑肝散加陳皮半夏 (p.210)

また，明代に医官である龔廷賢が著した医学書『万病回春』にも新生児に対する母子同服の記載があります．漢方薬が貴重であったこと，現代のようにエキス剤などはなかったこと，さらに庶民の手にはなかなかと入らなかった歴史的な背景も考慮すると，母乳からの薬剤投与で子どもに与える方法をとっていたようです．

子どもに病気があることで親にも精神的な負荷がかかること，逆に親の精神的な不安定さが子どもの神経過敏の原因の 1 つになりうることは，みなさんにも納得いただけると思います．親子が心身ともに健やかであることが大切です．そこで，治療対象を子どもだけではなく，母親にも広げていきます．その結果，母と子が良い影響を与え合い，相乗効果で親子が回復していきます．

❷ 子育て漢方

上記の母子同服を基本として，本書では子育てに沿った漢方薬の処方について「子育て漢方」と表し，親子で飲む漢方薬について説明します (本来の母子同服という考え方は，上記のように親と子に同じ薬を処方することを指しています．本書においては親子それぞれに別の処方をすることも含め，よりよい子育てを支援するための漢方として「子育て漢方」として定義します)．

例えば夜泣きの場合は，お母さんの睡眠の質は，隣で寝る子どもにも関わります．少し子どもの立場になって，隣で添い寝してくれるお母さんの姿を想像してみてください．熟睡しているお母さんと，眠りが浅く寝返りばかりうっているお母さん——隣にいる子どもがよく眠れるのは，どちらでしょうか？

実際に，多くのお母さんたちが，子どもがいつ起きるかという不安で熟睡できていません．処方内容については後述しますが ☞参考：夜泣き（p.12），不眠（p.23），子どもには甘麦大棗湯（かんばくたいそうとう）を，お母さんには酸棗仁湯（さんそうにんとう）などを内服してもらいます．

また長期間の睡眠不足による疲労や子育てのイライラを訴えるお母さんも多くいます．その場合は，十全大補湯（じゅうぜんたいほとう）や抑肝散など，それぞれの症状を改善する漢方薬を内服してもらいます．

親子の睡眠が改善すると，子どもは体の調子が良くなり元気が出て意欲的になります．母親も疲れが取れイライラが減り，安定した気持ちで過ごせるため，家族の会話も増えて親子関係も安定します．

このように親子で一緒に漢方薬を飲むことは，心身ともにトゲトゲだった状態が，こころが穏やかになり体も整うことで丸くなるイメージです．さらに漢方薬を続け，生活習慣を整えることで，次第にその丸が大きくなり，親子にゆとりが生まれることで，こころも落ち着きます．

そしてその効果は，さらに続きます．

不調を手放してできた余白に，良いものが入ってくるようになります．

「子どもとの楽しい時間が増えた」「夫婦仲が良くなった」「体調が良くなり，やりたいことができるようになった」「妊娠した」「自分の気持ちを把握し，伝えられるようになった」「この子なら大丈夫だと信じられるようになった」など，喜びの声が聞こえるようになりました．

体が整うと，こころが整い，その結果毎日を楽しく過ごせるようになる．新たな夢や希望が出てきて，そこに向かってともに歩んでいける．そんな親子をたくさん見てきました．

親子で一緒に整える

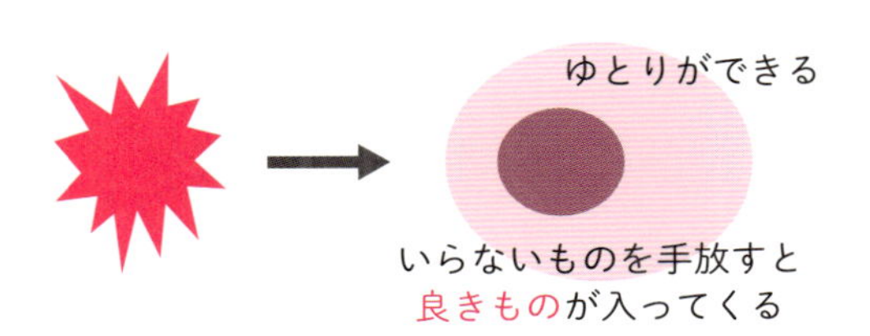

治療のゴールは，漢方薬で病気を治すことではありません．その先にある親子の望みを実現するための体とこころを作り，幸せな子育てを通して子どもの自己実現を図ることです．

そこに医療者として関われる方法や役目があることは，この上ない喜びです．ぜひ，より良い子育てを支援するための一助として「子育て漢方」を実践してみてください．

❸ 漢方薬×家族療法

家族療法という考え方は，もともと米国で始まったものです．統合失調症の発症因子として，遺伝だけではない環境(家族関係)の影響があるのではないかという仮説が立てられ，家族研究が盛んになったことから,「システムとしての家族」という捉え方が広まりました[1]．

心理療法と異なる特徴は以下になります[1]．

1. **個人の問題ではなく「関係」の問題として，問題を定義し直す．**
   個人の問題に焦点を当てるのではなく，家族間の関係性についてアセスメントし，介入する．
2. **家族関係を変化させることにより，症状や問題行動を軽減させる．**

例えば不登校などの場合は，学校に行かないことが問題になりがちです．しかし，実際には学校の問題だけではなく，親子関係や夫婦関係，きょうだいとの関係性が含まれます．小児科外来のみですべての問題に介入することは不可能ですが，目の前にいる子どもがどのような状況におかれているかを，家族の関係性を通して俯瞰して見ることができます．

この考え方を応用して，漢方薬を使って家族療法を行った1例を報告します．

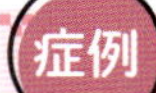

糖尿病，食欲が抑えられない：祖母 66 歳

不眠：母 42 歳

不登校：長女 11 歳

場面緘黙：次女 6 歳

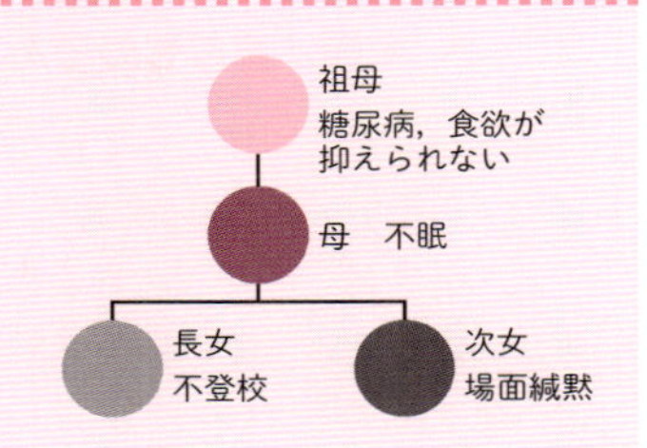

長女の不登校と次女の場面緘黙のために漢方外来を受診．

しかし，母の顔色が悪く，話を聞くと夜あまり眠れていない．詳しく問診をとると，母は娘たちのことが心配で熟睡できないとのことであった．また祖母はそんな娘家族のことが心配で，ストレスから過食に結びついていた．

祖母には黄連解毒湯と通導散を，母には加味帰脾湯を，長女には四逆散を，次女には甘麦大棗湯を処方した．（注：通導散は，瘀血という血の流れが悪い状態で便秘があるときに使用する．四逆散は，手足が冷えて緊張が強いとき，気の流れを整えるために使用する）

その後，症状や季節に合わせて処方変更を行うこともあったが，祖母と母は体調が改善し，服薬終了．特に母はよく眠れるようになり，体が楽になると同時に子育てに対しての思いを深め，ご自身の親子関係や夫婦関係を振り返る余裕も生まれたようであった．その結果，子どもたちに対する受け止め方が変わっていき，長女は内服を続けながらも登校が可能になり，妹も放課後に友人と遊ぶまでになった．

ポイントは前述の通り，「子どもたちだけ」の病気として診るよりも，「家族を 1 つのチーム」として視野を広げて診ることです．つまり，子どもたちだけを病気のターゲットにせず，家族間の関係や家族構成員それぞれの不調まで範囲を広げて見直すのです．すると子どもたちだけでなく，子どもを囲む大人との関係性の調節が必要であることがわかります．また，三世代を通した親子関係の聞き取り調査などを行うことで，世代間の関係性も見えてきます．その結果，チームの一員を担う家族それぞれの思いや体の状況を汲み取り，治療に生かすことができます．

次からは，さらに具体的に，親子を診る漢方治療を説明します．

コラム 家族は育むものである

筆者は，小児科医として日々子どもやそのご家族と向き合い，また自分自身が子育てをする中で，「家族は育むものである」という思いを大切にしています．

この考えは，ドイツの社会的心理学者であるエーリッヒ・フロム（1900～1980年）の本を読み,「愛は技術である」と学んだことがきっかけで生まれました．フロムは，愛することは技術であり，学ぶ必要があると述べています[2)]．人を愛するためには知識と努力が必要で，人を愛するのは当たり前にできることではないのです．

これは子育ても同じです．結婚したら夫婦になれるし，産んだら親になれる．このように子育ては，産んだら当たり前にできるものだと思われています．確かに，子どもを産んだ瞬間から，法的な養育者としては成立するでしょう．しかし，それだけでは本当の父と母にはなれません．

家族は，一人一人が集まり，それぞれの価値観を作りなしています．夫婦はもちろんですが，子どもとも，それぞれに違う価値観を持った人間同士が互いの想いを尊重しながら，家族としての子育ての答えを作っていかなければなりません．時には，嫌なことも含めて向き合う必要があります．

自分の本音を家族間で共有し合い，理解し合う．諦めて妥協し迎合するのではなく，互いを尊重して受容する．

とても難しいことですが，そうやって循環する中で家族としての形が生まれ，家族が育まれていくのです．

一方，苦しい上り坂や，どうしていいかわからないような試練もあります．個人としての思いや幸せが違う方向を向いていて，違いをよしと認められるまでに，時間がかかることもあります．場合によっては，家族の形が変わることもあるでしょう．そんなときは，少し距離や時間をおくのも悪いことではありません．

どんな状況であれ，その時々のベストを誠実に一つずつ重ねていくこと．

簡単なことではありませんが,このように家族を育んでいく過程の中で,親も子どもも成長し,次第に子どもが幸せに巣立つための土台ができていくのではないでしょうか．

「家族は互いに幸せになるための仲間」だと，恩師から教わりました．野口英世先生も「人生最大の幸福は，一家の和楽である」と述べられています．子どもたちや家族と接してきて,人が幸せだと思う瞬間は，実は最も身近なところにあると確信しています．

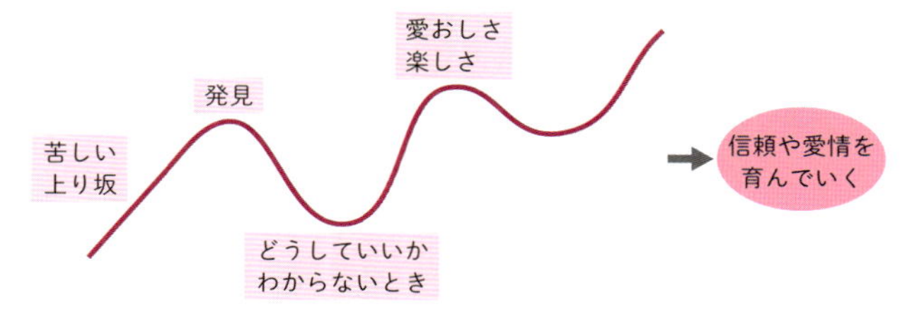

引用文献

1）中村伸一. 家族療法のいくつかの考え方. 家族社会学研究. 2017; 29: 38-48.
2）エーリッヒ・フロム, 著. 鈴木　晶, 訳. 愛するということ　新訳版. 東京: 紀伊國屋書店; 1991.

参考文献

① 杵渕　彰, 小曽戸洋, 木村容子, 他. 抑肝散の原典について. 日東洋医誌. 2014; 65: 180-4.
② 木村容子, 杵渕　彰, 黒川貴代, 他. 介護者が抱える諸症状に抑肝散およびその加味方が有効な症例. 日東洋医誌. 2008; 59: 499-505.
③ 山口英明, 笠井啓子. 母子・家族のトラブルと漢方（特集 子どもの味方・漢方処方箋）. チャイルドヘルス. 2016; 19: 439-40.

1 心身一如とは

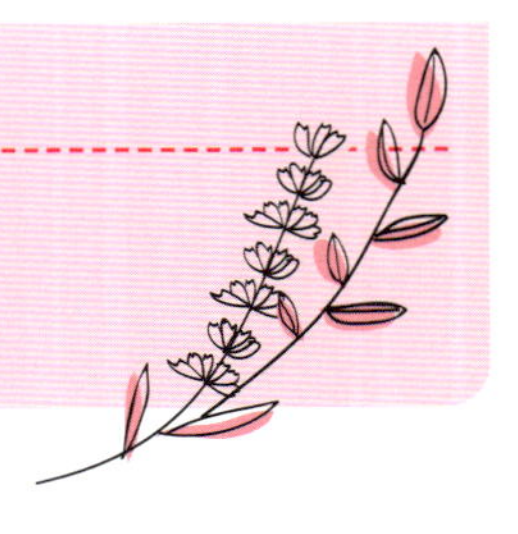

❶ こころと体は互いに影響し合う

体が疲れ切っていてこころがついていかない．または，心配事がありなんとなく体も元気にならない．

子どもたちも日々習い事などで忙しく，ワンオペ育児，ワーキングマザー，残業続きのお父さん，家族全体の日々の疲れが気になります．「幸せな子育てをしたい，子どもとの時間を豊かにしたい」と思うのに，体の疲れがある状態で穏やかなこころを保ちたいと思っても，なかなか難しいのが現実です．一人一人が生き生きと過ごせるためにも，元気な体とこころが必須です．

東洋医学には「心身一如(しんしんいちにょ)」という考え方があります．これは「こころと体は互いに強く影響し合う」という考え方です．

こころだけ，体だけではなく，こころと体を一緒に整えることが大切なのです．

ぐっすりと眠れた朝，美味しくご飯を食べられた日――なんだかこころまで元気になり，やる気がわいてきませんか？　一方，ストレスがかかると胃が痛くなり，なんとなく食欲が低下することも経験としてあるかもしれません．

このように，東洋医学ではこころと体は互いに強く影響していると考えます．

「まずは体からこころを見直す」．これが漢方のポイントです．

❷ 漢方薬がこころと体を整える理由

漢方薬は，こころと体を同時に整える作用があります．

例えば，機能性ディスペプシアなどに処方する六君子湯(りっくんしとう)という漢方薬があります．六君子湯は，胃部不快感の改善，胃の排出能促進，食欲増進だけではなく，視床下部–下垂体–副腎皮質系（hypothalamic–pituitary–adrenal axis：HPA axis）や交感神経の活性化を抑制し抗ストレス作用も示すことが報告されています[1)]．

その理由を簡単に説明します．

六君子湯は，半夏(はんげ)・陳皮(ちんぴ)・生姜(しょうきょう)・茯苓(ぶくりょう)・白朮(びゃくじゅつ)・人参(にんじん)・大棗(たいそう)・甘草(かんぞう)から成り立ちます.

半夏・陳皮・生姜で痰を取り，茯苓・白朮で水を流しながら茯苓・白朮・人参・大棗・甘草で胃腸の働きを整え体に作用します．さらに人参・茯苓・大棗は，精神面を安定させる効果があり，こころに作用します（図 1）.

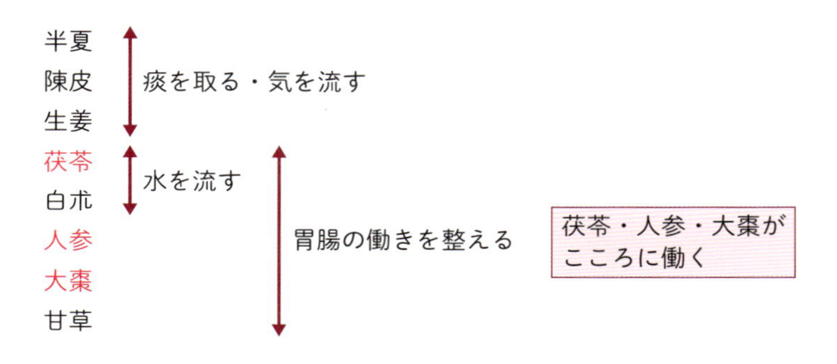

図 1　六君子湯の構成

このように，複数の生薬が組み合わさり相互的に働く結果，いくつもの効果が発現し，こころと体を整えます．まるで，1 つのチームのようでとても面白いですよね.

コラム　東洋医学の「診方」「見方」を理解して，漢方薬を「味方」につけよう！

漢方薬を処方しても効果がなかったとご相談を受けることがあります．1 つの理由が，病態や処方に至るまでの考え方が，西洋医学と東洋医学で異なるためです.

筆者自身も西洋医学の病名で処方を決め，検査データなど目にみえる数字を大切にする医療の考え方を漢方診療に当てはめると，うまくいかないこともありました．しかし，東洋医学の独自の診療を勉強し，診察方法（診方）や病態の捉え方（見方）が理解できると，処方選択に幅ができ治療成績が徐々に上がっていきました.

治療の選択肢を複数持つことで，病気や家族への視点が変わることが，新たな治療のヒントになります.

本書を通して，漢方薬が家族と医療者の味方となることを祈っております.

引用文献

1）Oka T, Okumi H, Nishida S, et al. Effects of Kampo on functional gastrointestinal disorders. Biopsychosoc Med. 2014; 8: 5.

参考文献

① 森　雄材. 図説 漢方処方の構成と適用: エキス剤による中医診療. 化痰薬・止咳平喘剤 六君子湯. 大阪: 名著出版; 2014. p.210-1.
② 神戸中医学研究会, 編. ［新装版］中医臨床のための中薬学. 千葉: 東洋学術出版社; 2011.

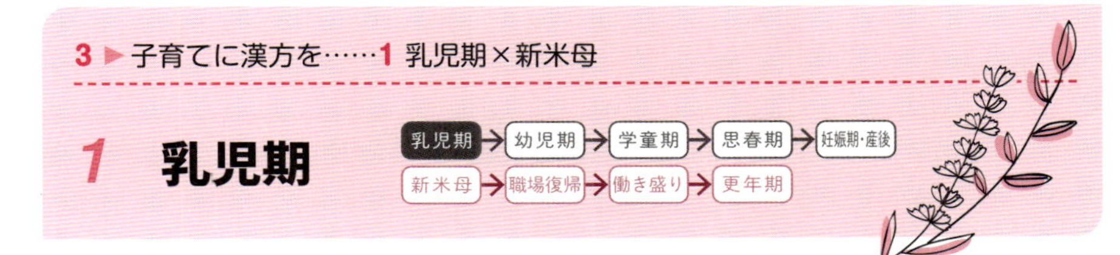

1 乳児期

乳児期は身体が著しく発達します．生まれてから約 1 年で，首が座り，寝返りをして，つかまり立ちをするようになり，母乳やミルクのみを口にしていた子が離乳食を食べるまでになります．

さらに，特定の大人との間に信頼関係や愛着を形成する時期です．言語が発達していない時期のため，泣き声・目の動き・微笑みなどの非言語コミュニケーションを使って自分の欲求を伝えます．そして，大人とのやりとりの中で受け止められる経験を重ね，人に対する「基本的信頼感」を育んでいきます．

親御さんも小さな我が子と対面し，新しい生活に慣れるのも精一杯．子どももまだ幼いため不安を抱きやすく，夜泣きや癇癪などが「育てにくさ」につながる場合もあります．

大きな病気ではないけれど，生活や育児で困っている場合には「様子をみましょう」に加えて,「このような症状が続くときは，漢方薬という手段もありますよ」とお伝えできると，ご家族にも安心感が増えていきます．

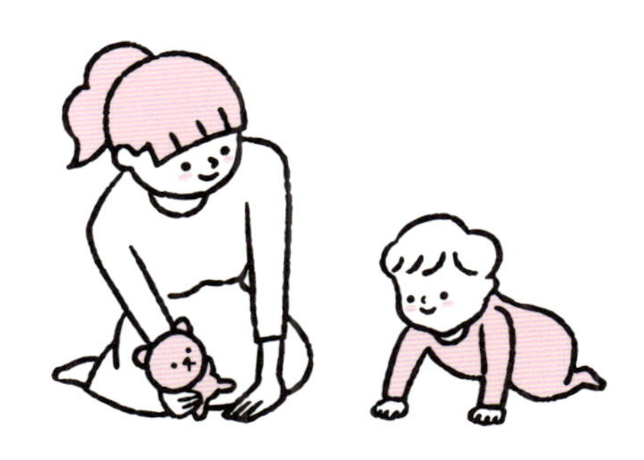

❶ 夜泣き→甘麦大棗湯(かんばくたいそうとう)

病気ではありませんが，日常生活において家族が非常に困っており，漢方薬で育児のサポートが可能です．甘麦大棗湯はとても甘くて，赤ちゃんでもそのまま飲めます．

◆西洋医学的ポイント

「いつもと同じ泣き方」かどうかは確認が必要です．まれではありますが，中耳炎，腸重積といった器質的疾患が隠れていることがあります．「何かいつもと様子が違う」という親御さんの気づきはとても大切です．

なかには，1時間ごとに起きる，1歳半を過ぎても3回以上起きるなど，頑固な夜泣きのケースもあります．神経発達症に合併した睡眠障害も念頭におきつつ，経過を見守ります．☞参考：夜泣き (p.244)

◆ホームケア

漢方はもちろん効果的ですが，まずは生活リズムと睡眠環境を整えることが重要です．

漢方薬 甘麦大棗湯(かんばくたいそうとう)

夜泣きに対する漢方治療には長い歴史があります．中国医書における初見は，隋の時代の610年に医学書『諸病源候論(しょびょうげんこうろん)』に夜泣きや睡眠時随伴症である錯乱性覚醒や睡眠時驚愕症（夜驚症）について，夜啼(やてい)，驚啼(きょうてい)として記述があります[1]．本邦では，平安時代に書かれた現存する最古の医書である『医心方(いしんほう)』にも記載があり，非常に歴史がある治療法の1つです[1]．

最初は甘麦大棗湯のように甘い漢方薬でスタートすると，徐々に「(赤ちゃんでも) 飲める・(親御さんもお子さんに) 飲ませられる」自信がついてきて，結果として少し苦い処方に変えても頑張って飲んでくれます．寝る30分から1時間前に内服すると，良好な睡眠を得られることがよくあります．

頑固な夜泣きは，2剤の漢方薬を組み合わせることが多く，また量を少し多めに処方することもあります．1日の総量で0.1 ~ 0.2g /kgを処方し，効果がなければ0.3 ~ 0.4g /kgほどに増量します．☞参考：夜泣き (p.244)

症例 **夜泣き：11 カ月 男児**

病歴：生後より一晩に 2 ～ 3 回の夜泣きがあった．母も睡眠不足で疲れていた．

現症：体重 9kg，診察室ではニコニコしている，腹：平

処方：甘麦大棗湯エキス 2g / 日（分 1．就寝前）

経過：内服開始後より，1 週間ほどで多くても2回に減った．1 カ月ほど継続し 1 回まで減った．3 カ月ほどで夜泣きはなくなり服薬終了．

コラム **『医心方』とは**

『医心方』は宮廷医・丹波康頼が 984 年に朝廷に献上した，現存する我が国最古の医学全書です．医の倫理に始まり，内科，外科，産婦人科，小児科，泌尿器科，性病科，寄生虫科などの治療，鍼灸，養生，あらゆる願望の対処法，占相なども医療の一部として幅広く記載されています．その後 16 世紀に半井家に下賜され，1854 年に半井氏が幕府に提出しました．それまでは，秘伝の書としての側面もあり，さらに文字の解読や書物の書き写しにも大変な苦労があったため，世間に広く知られるようになったのは幕末になります．

❷ ミルクの吐き戻し→六君子湯（りっくんしとう）

新生児は下部食道括約筋が未熟で，胃食道逆流現象（gastroesophageal reflux：GER）が起こりやすい構造をしています．特に 1 カ月児の約 47％に 1 日 1 回以上の，約 14％に 3 回以上の溢乳が認められるといわれています[2)]．哺乳不良，体重増加不良，呼吸器症状がみられず，溢乳のみの場合は，過剰な検査を避け，家族の理解を得ながら経過観察となります[3)]．

しかし新生児が繰り返し嘔吐するのは，ご家族が不安を感じることも多いもの．漢方薬を使用することで，症状を軽快させることができます．

◆西洋医学的ポイント

体重増加不良，哺乳不良，呼吸器症状の合併，嘔吐の性状を確認します．色の確認は写真でできるとさらによいので，吐物の写真があるか確認したり，「噴水のよ

うに吐きませんか」と具体的に聞いたりすることが重要です．胆汁性嘔吐であれば，腸回転異常症および中腸軸捻転，Hirschsprung 病など緊急性の高い疾患の可能性を，噴水様嘔吐であれば肥厚性幽門狭窄症を疑います．診察時に，傾眠傾向の有無や大泉門の膨隆，発熱など GER 以外の疾患を示唆する徴候の確認も大切です．

◆ホームケア

嘔吐を減らす方法として以下があります．

- ミルク中に一度ゲップをさせる
- 少量頻回授乳
- 増粘ミルクの使用
- ミルクの後に 20°くらいの傾斜をつけたところで寝かせる
- 便秘の改善

漢方薬 六君子湯（りっくんしとう）

六君子湯は，消化管運動正常化作用，胃適応性弛緩に対する作用，胃排出能促進作用，グレリン分泌作用，抗ストレス作用などさまざまな薬理作用があります[4]．

成人の『機能性消化管疾患診療ガイドライン 2021―機能性ディスペプシア (FD) 改訂第 2 版』でもエビデンスレベル A で記載されていますが[5]，小児の上部消化管症状にも有効です．

特に，乳児における GER に対する六君子湯の報告では，嘔吐回数の有意な減少，および体重増加にも効果があり，大きな副作用なく投与が行えています[6]．

ミルクの吐き戻し：6カ月 女児

病歴：母乳およびミルクを飲ませると 30 分ほどで吐き戻しがある．体重増加および排便などは問題ない．

現症：体重 6kg，顔色良好，腹：蠕動音正常，異常なし

処方：六君子湯エキス 1g / 日 (分 1．朝食前)

経過：六君子湯を開始して 1 週間ほど経過したところから吐き戻しの回数が減った．嘔吐の量も減ったように感じる，とのこと．2 カ月ほど経過し，離乳食も進み，授乳回数も減ってきたため服薬終了．

❸ 乳児排便困難・便秘→小建中湯(しょうけんちゅうとう)

正常な排便回数は月齢・年齢とともに変化します．生後１カ月では平均４回／日，生後３カ月の母乳栄養時では平均３回／日，人工栄養児では平均２回／日で，２歳までに平均１～２回／日に減少します[7)]．特に便秘を発症しやすい時期の１つが離乳食を開始したタイミングです．直腸に便の貯留が続くと，直腸壁が伸展し，さらに便意を感じにくくなります．便秘の悪循環にならないためにも，早期からの介入が必要です．

◆西洋医学的ポイント

便秘症の多くは器質的疾患のない便秘ですが，この時期の頑固な便秘は，Hirschsprung 病，鎖肛など器質性便秘の原因を念頭におく必要があります．

便秘症と紛らわしい病態として，乳児排便困難があります．他に健康上の問題がなく，排便でいきむときに叫び声をあげ，泣き，唸りながら顔を真っ赤にして排便しようとします．１日に数回の軟らかい便があり，便秘症とは異なります．生後１カ月以内に始まり，３～４週間で自然に治っていき，ほぼすべての児が９カ月頃には治ります[8)]．

◆ホームケア

完全母乳栄養の場合に，４日に１回ほどの排便で，機嫌も良く，体重増加も良好な場合があります（母乳性便秘）．この場合は，離乳食を開始すると便の回数が増えるため，赤ちゃんが苦しそうでなければ経過観察のみでよいでしょう[9)]．１週間ほど出ない場合は，浣腸を行います．

漢方薬 小建中湯(しょうけんちゅうとう)

漢方薬では，乳児排便困難も便秘症も同じ小建中湯を使用して問題ありません．小児の便秘は頑固な便秘といっても，どちらかというと痙攣性便秘といい，結腸が緊張し，注腸上，数珠玉状の形態を呈し，排便しにくくなる症例が日常診療では存在します[10)]．たとえ便が出たとしてもブリストルスケール１のようなコロコロ便であることが多いです[10)]．小建中湯を構成する芍薬・甘草は筋弛緩作用を持ち[11)]，骨格筋および平滑筋の緊張を取ります．膠飴(こうい)はもち米または麦芽を糖化させて作ったもので，腸内環境を整えます．甘くて飲みやすいので，初めて漢方をスタートするときにお勧めです．

マルツエキスと合わせても飲みやすく，酸化マグネシウムと併用しても問題ありません．☞参考：便秘（p.271）

症例

排便時に大泣きする：11 カ月　男児

病歴：もともと 2 日に 1 回で便が出ていた．食事量も多く，1 回の便の量がとても多かった．8 カ月頃から徐々に排便時に顔を真っ赤にして排便するようになり，時々泣くこともあった．

現症：体重 10kg，腹：腹直筋攣急あり

処方：小建中湯エキス 2g / 日（分 1．朝食前）

経過：飲み始めた頃は全量飲めなかったが，リンゴジュースに混ぜて飲むようにしたところ内服できるようになった．1 カ月ほどで排便時にいきむ様子もなくなり，便通も毎日出るようになった．定期内服は終了とし，便が出にくいときのみ頓服している．

❹ 肛門周囲膿瘍→排膿散及湯（はいのうさんきゅうとう），十全大補湯（じゅうぜんたいほとう）

「お尻のできもの」として相談が多いですが，なかには痛みを伴い，不機嫌や啼泣の原因になっていることもあります．まずは漢方薬にて治療を開始し，難治性の場合には排膿切開を考えます．

◆西洋医学的ポイント

肛門周囲膿瘍は，肛門陰窩における細菌感染を契機として，炎症が腸管壁外へ進展して肛門周囲の皮下へと波及することで膿瘍を形成するものです[12]．繰り返すこともありますが，1 歳くらいまでに治ります．難治例や年長児では，免疫異常や Crohn 病の鑑別が必要です．エビデンスが蓄積され漢方薬の内服が治療の選択肢となっています[13,14]．難治性の場合は，排膿切開や手術治療を行います．

◆ホームケア

この時期は緩い便が多く，おむつかぶれなどの皮膚炎を起こしやすい時期です．感染のきっかけになることもあるため，早期にケアすることも大切です．

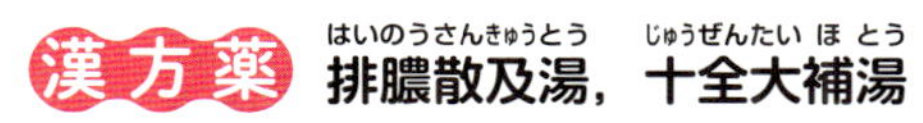

急性期には排膿散及湯を，急性期を過ぎ発赤・腫脹が消退してもダラダラと排膿が続く場合には十全大補湯を使用します．十全大補湯，排膿散及湯，および２剤の併用を比較した報告では，治療期間が短くなる報告もあります[15]．

症例

肛門の周りのできもの：９カ月 男児

病歴：下痢が続いた後，肛門の周りにできものがあると言って来院．肛門周囲膿瘍に対して漢方薬を開始することになった．

現症：体重 9kg，肛門周囲に発赤を伴う腫脹あり，排膿なし

処方：排膿散及湯エキス 2g / 日（分 2．朝夕食前）

経過：ヨーグルトに混ぜて内服．3 日ほどで排膿があった．1 週間後の診察で縮小したことを確認し，約 1 カ月で服薬終了．

❺ 乳児脂漏性湿疹→黄耆建中湯（おうぎけんちゅうとう），治頭瘡一方（ちづそういっぽう）

生後１カ月くらいすると，頭や顔に湿疹ができてきます．健診などで相談を受けることが多いですが，スキンケアと漢方薬を併用すると効果的です．

◆西洋医学的ポイント

まず，乳児湿疹とは生後２～３週間から数カ月までの間に乳児に生じる湿疹の総称です[16]．脂漏性湿疹・乳児期に発症するアトピー性皮膚炎・新生児痤瘡などを含みます．新生児期の一過性の皮脂腺の分泌の亢進により発症します．原因として，母親および新生児のアンドロゲンが脂腺の刺激に関与していることなどが考えられています．臨床では，アトピー性皮膚炎との鑑別が問題となります[17]．日本皮膚科学会の「アトピー性皮膚炎診療ガイドライン」では，診断基準の１つに「慢性・反復性経過」があり，乳幼児では２カ月以上を慢性とします．この時期は両者を区別することは難しく，また治療法も保湿剤やステロイド外用薬を中心とした薬物療法で同じであることから，区別をせずに治療することも選択肢の１つです[18]．

◆ホームケア

入浴前に湿疹にオリーブ油を塗り，湿疹が軟らかくなった後に石鹸で洗うことで，擦らなくても脂漏が取れます．入浴後は保湿剤を塗布し，赤みが強い部分にはステロイド軟膏やローションタイプのステロイド外用剤を塗布します．

漢方薬 黄耆建中湯（おうぎけんちゅうとう），治頭瘡一方（ちづそういっぽう）

乳児脂漏性湿疹は，大半がスキンケアで早期に改善します．家族の希望があったり，乾燥が強く再燃を繰り返してアトピー性皮膚炎を疑う場合は，黄耆建中湯を内服します．発赤，丘疹に加えて滲出液がある場合は，治頭瘡一方を使用します．

症例

湿疹：3カ月 男児

病歴：乳児湿疹のために近医でステロイド軟膏と保湿剤を処方されていた．母親にアトピー性皮膚炎の既往があり，漢方薬の併用を希望され来院．

現症：体重6kg，頭・顔・耳を中心に紅色小丘疹あり，体幹を中心に乾燥が目立つ

処方：黄耆建中湯エキス1.2g / 日（分1．朝食前）

経過：スキンケアの方法も見直し，漢方薬も併用した．ステロイド軟膏を減らしても悪化することもなく，保湿剤のみでコントロールができるようになり，3カ月ほどで服薬終了．

❻ 疳の虫→抑肝散加陳皮半夏（よくかんさんかちんぴはんげ）

日本でいう疳症（疳の虫）と中医学の疳証は異なります．日本でいう疳症（疳の虫）は，日本では小児の異常行動を示します．江戸時代には，夜泣き，ひきつけ，母乳を飲まない，母乳を吐くなど，子どものさまざまな症状が疳の虫と呼ばれていました．現在では，子どもの癇癪や夜泣きといった精神症状に対して使われています．

鎌倉時代の医書『万安方（まんあんぽう）』でも取り扱いがあり，その後江戸時代でも小児の疳の虫は重要な症状とされていました．江戸時代後半には，漢方と鍼灸を併用して治療にあたったと推察されます[19]．

一方，疳証は本来，栄養不足や各種疾患の影響から胃腸機能が低下する慢性消耗性疾患を示します．

日本では「虫封じ」という言葉があるように，夜泣きや疳の虫を抑えるべく，神社でお参りする風習がありました．夜泣きなどは母親のせいではなく，虫気のせいと捉える寛容な文化があったのです[20]．未熟な母親が寛容さの中で受け入れられていた感覚を大事にしながら，そうは言っても「現代の日常生活では困る」という場合に，漢方薬で少し調節をしてあげるといいかもしれませんね．

◆西洋医学的ポイント

疳の虫という概念は西洋医学にはありません．

◆ホームケア

疳の虫にも小児鍼は非常に有効です．乳幼児には刺さない鍼を使用し，痛みのない方法で行います．

漢方薬 抑肝散（よくかんさん）または抑肝散加陳皮半夏（よくかんさんかちんぴはんげ）

疳の虫に対しては，抑肝散が有名です．小児はもともと胃腸が弱いため，抑肝散に胃腸を守る陳皮と半夏を足して抑肝散加陳皮半夏を処方しています．ぜひ，親子で一緒に飲んでみてください．慣れない育児で緊張が続くお母さんに，「虫の仕業だと思うけど」とお伝えし，ゆっくり漢方薬を飲む，その寛容さとゆとりを促すことが，子どもの疳の虫を治す一番の方法だと思います．

症例

疳の虫：10 カ月 女児

病歴：夕方になると機嫌が悪く泣き続ける．特に出かけるなど，環境が変わった日の夕方になるとキーキーすると相談．

現症：体重 8kg，診察室でもあやしても泣き止まない

処方：抑肝散加陳皮半夏エキス 1.5g / 日（分 1．朝食前）

経過：母と一緒に抑肝散加陳皮半夏を開始した（母子同服）．内服し 1 週間ほどで日中の癇癪が少し減った．1 カ月ほど経過すると，時々癇癪は起こすが，なぜ子どもが癇癪を起こしているかが理解でき，母親も対応ができるようになってきた．徐々に安定し，6 カ月ほどで服薬終了．

引用文献

1) 川島　希, 山口英明. 夜啼・驚啼に対する甘麦大棗湯の起源: 医史学的考察. 日小児東洋医会誌. 2017; 30: 43-50.
2) 友政　剛. 小児内科医からみたGERの診断と治療. 日小外会誌. 2003; 39: 149.
3) 日本小児消化管機能研究会ワーキンググループ. 日本小児消化管機能研究会 小児胃食道逆流症診断治療指針. 日小外会誌. 2006; 42: 299-306.
4) Yamada C, Hattori T, Ohnishi S, et al. Ghrelin enhancer, the latest evidence of Rikkunshito. Front Nutr. 2021; 8: 761631.
5) 日本消化器病学会, 編. 機能性消化管疾患診療ガイドライン 2021—機能性ディスペプシア(FD), 改訂第2版. FDの治療薬として, 漢方薬は有用か？ 東京: 南江堂; 2021. p.61-3.
6) Otake K, Uchida K, Mori K, et al. Efficacy of the Japanese herbal medicine rikkunshito in infants with gastroesophageal reflux disease. Pediatr Int. 2015; 57: 673-6.
7) 岩間　達. 便秘. 小児内科. 2018; 50 (増刊号): 64-5.
8) 梶恵美里. 新生児・乳児の排便障害. 小児診療. 2022; 85: 1187-90.
9) 村松俊範. 母乳栄養の2か月児です. 4日以上もうんちが出ないことがあります. 機嫌は悪くなく, おっぱいもよく飲みますが, 便秘ですか. 小児診療. 2012; 75: 1921-3.
10) 八木　実, 大滝雅博, 阿部尚弘. 漢方薬による便秘症治療. 小児外科. 2022; 54: 389-92.
11) Kimura M, Kimura I, Takahashi K, et al. Blocking effects of blended paeoniflorin or its related compounds with glycyrrhizin on neuromuscular junctions in frog and mouse. Jpn J Pharmacol. 1984; 36: 275-82.
12) 佐々木英之. 乳児痔瘻, 肛門周囲膿瘍. 小児外科. 2021; 53: 582-4.
13) Sueyoshi R, Lane GJ, Kusafuka J, et al. Combination therapy with traditional medicines for perianal abscess in children. Pediatr Int. 2019; 61: 1025-9.
14) Hanada M, Furuya T, Sugito K, et al. Evaluation of the efficacy of incision and drainage versus hainosankyuto treatment for perianal abscess in infants: a multicenter study. Surg Today. 2015; 45: 1385-9.
15) 伊勢一哉, 岡村　敦. 肛門周囲膿瘍に対する十全大補湯・排膿散及湯の効果的な内服方法. 日小外会誌. 2019; 55: 200.
16) 清水　宏. あたらしい皮膚科学. 第2版. 東京: 中山書店; 2011. p.116.
17) 長尾みづほ. アトピーですか？ 乳児湿疹ですか？(特集 子どもの肌トラブルとスキンケアQ&A) チャイルドヘルス. 2020; 23: 241-5.
18) 二村昌樹. 小児科医が行うアトピー性皮膚炎の診断と重症度評価. 日小児アレルギー会誌. 2022; 36: 7-13.
19) 青山京子, 戸田静男. 漢方と鍼灸からの小児疳についての考察. 関西鍼灸短大学報. 2001; 17: 51-62.
20) 宮中文子. 虫封じ. ペリネイタルケア. 2008; 27: 534.

参考文献

① 秋山千枝子. 乳児期における心の発達の特徴と問題への対応. 小児内科. 2013; 45: 1443-5.
② エリク・H・エリクソン, 著. 西平　直, 中島由恵, 訳. アイデンティティとライフサイクル. 東京: 誠信書房; 2011.
③ 坂上裕子, 山口智子, 林　創, 他. 問いからはじめる発達心理学―生涯にわたる育ちの科学. 東京: 有斐閣; 2014.
④ 槇佐知子.『医心方』事始―日本最古の医学全書. 東京: 藤原書店; 2017.
⑤ 江　育仁, 主編, 田久和義隆, 訳. 全訳中医小児科学: 中医薬大学全国共通教材. 疳証. 東京: たにぐち書店; 2013. p.168-81.

2 新米母

乳児期→幼児期→学童期→思春期→妊娠期・産後
新米母→職場復帰→働き盛り→更年期

出産後，お母さんたちは新たにスタートした育児と産後の体の回復で，こころも体も大忙しです．

さらに，妊娠・出産・授乳は血液を大量に必要とするため，産後は特に「血虚」といって血が足りない状態になります．

血を作り，増やすためには良質な睡眠と栄養のある食事が基本になりますが，そもそも新生児期は，夜間も３時間おきの授乳やおむつ替えで，質の良い睡眠はほとんど望めません．それに加えて，小さな赤ちゃんを「守らなければ」というプレッシャーで，お母さんのこころはいつも緊張状態にあります．

血の不足の結果として，さらに眠れなくなる・脱毛がひどい・目が疲れる・めまいがする・精神的に不安定になるなどの症状が出てくることがあります．漢方薬で，子どもと一緒にお母さんもサポートすることで，子育ての順調なスタートにつなげます．

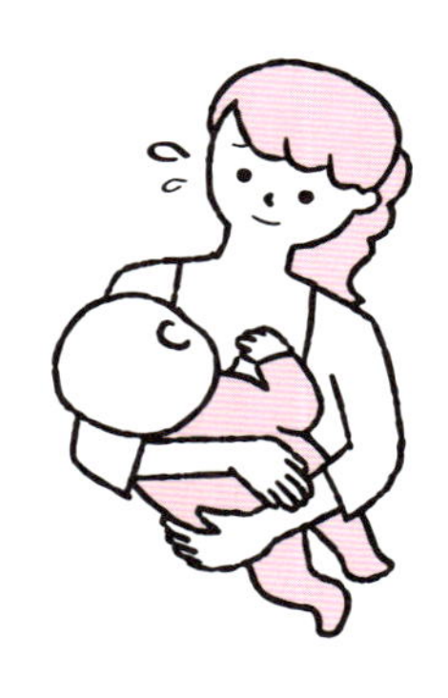

❶ 不眠→酸棗仁湯（さんそうにんとう）

子どもの夜泣きで目が覚めてしまう．または，いつ起きるかと不安でなかなか熟睡できない．そんな相談が多く寄せられます．日常診療でよく処方されるベンゾジアゼピン系薬剤は，耐性，身体依存性，持ち越し効果，健忘などの副作用が問題となっています．授乳中は副作用にもより配慮が必要であり，漢方薬がよい適応になるでしょう．

◆西洋医学的ポイント

赤ちゃんのお世話で睡眠リズムが崩れやすい時期です．長い場合は2歳頃まで夜泣きや夜間授乳が続きます．特に産後数カ月は，睡眠が大きく障害され，起床時に眠気や疲労を感じている母親は約90%，睡眠に不満を感じている母親は約70%と報告されています[1)]．産褥期においては，睡眠の分断が抑うつ発症に関係しており，産後の精神疾患に対する予防のためにも睡眠介入が必要です[2)]．

◆ホームケア

寝る前にスマートフォンの使用を控えてもらうように伝えます．問診で詳しく聞くと，授乳後目が覚めてしまい，眠れないときにスマートフォンを使用していた方々も多くいました．

子どもが少し大きくなると，いったん寝かしつけの際に子どもと仮眠し，再度起きてから家事をする方も多いのですが，これでは熟睡感が得られません．子どもと一緒に寝てしまい，朝に家事をすることを勧めています．

漢方薬 酸棗仁湯（さんそうにんとう）

酸棗仁湯は，心身の疲労，不安，熱感，貧血傾向があり疲れているのに眠れない場合に効果があります．酸棗仁湯の併用により，ベンゾジアゼピン系睡眠薬の減量・中止が可能です[3)]．

酸棗仁湯の具体的な変化としては，1カ月の内服で「翌日の目覚めですっきり感が得られるようになる・中途覚醒してもすぐに眠れるようになる」ことがあります[4)]．翌朝への持ち越し効果もありません．処方としては，2包を寝る30分から1時間前に内服します．

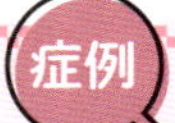

眠れない，疲れ：30 歳 女性

病歴：子どもの夜泣きで起きると，その後眠れなくなる．十分な睡眠がとれないため日中の疲れがあり，漢方薬を希望．

現症：脈：沈，舌：細・薄い・淡白舌・薄白苔，腹：腹力中等度

処方：十全大補湯エキス３包／日（毎食前），酸棗仁湯エキス２包／日（分１．就寝前）

経過：内服後より日中の疲れも軽減．さらに，「朝スッキリと目覚められるし，夜中に起きることがあっても熟睡感が得られるようになった」と喜ばれた．２カ月で疲れもなくなり服薬終了．

❷ 子育てのイライラ→抑肝散加陳皮半夏（よくかんさんかちんぴはんげ）

乳児期は，言葉が未熟ゆえに親とのコミュニケーションが十分にとれません．さらに，きょうだいの子育て，ワンオペ育児や職場復帰などで，母親にこころの余裕がなくなりがちです．結果としてイライラし，「早くしなさい」「いい加減にしなさい」と強い口調になってしまい，後から反省することもあります．

◆西洋医学的ポイント

問診の際に，イライラしたときどうやって対応するかを確認します．

念のためではありますが，虐待やマルトリートメント（不適切な養育）につながっていないか，子どもの診察を慎重に行う場合もあります．

◆ホームケア

一人で抱え込み，精神的にもいっぱいいっぱいになっている母親が多い印象です．直接的に答えにくいこともあるので，祖父母が近くに住んでいるかどうか，一人の時間を持つことができるかなど，多方面から詳しく問診します．可能な範囲での宅配サービスの利用や，保育園の一時保育の利用など，必要に応じて具体的なサポートを促します．

JCOPY 498-14592

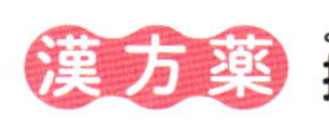 **抑肝散(よくかんさん)または抑肝散加陳皮半夏(よくかんさんかちんぴはんげ)**

月経に関係なくいつもイライラしている場合は，抑肝散や抑肝散加陳皮半夏を使用します．イライラ以外にも焦燥感，眼瞼痙攣，手足の震えにも有効です．陳皮と半夏が加わると胃腸を保護する作用が強くなるため，痩せ型で胃腸の弱り（脾虚）がある場合は，抑肝散加陳皮半夏を使います．抑肝散加陳皮半夏は，「自己否定・他者肯定」というポジションで，自分への期待が裏切られ，くよくよする「内に向けた怒り」に使用します[5]．

自分でもわかっているけれど一定の思考から抜け出せないとき，誰かに話を聞いてもらうだけでも楽になることもあります．漢方の診療では，ゆっくり話を聞き，丁寧に優しく体を触る診察形態により，患者さんがほっとする時間につながります．外来が混んでいて十分な診療時間がない場合は，スタッフに問診として聞いてもらい，後からフィードバックすることもあります．

症例

子育てのイライラ：34 歳 女性

病歴：2 歳の子どものイヤイヤ期（癇癪）のために，余裕がなくイライラしてしまう．2 歳の子どもと母親で母子同服．

現症：脈：数，腹診で腹力は中等度，胸脇苦満あり

処方：親子ともに抑肝散加陳皮半夏エキス

・母は分 2．/ 朝，子どもが起きる前，夕方，保育園に迎えに行く前

・子は分 2．/ 朝・夕食前

経過：内服開始後，母子ともに癇癪やイライラすることが減った．3 カ月ほどで定期内服は終了とし，以後は母自身がイライラするときに頓服している．

❸ 疲れ→十全大補湯(じゅうぜんたいほとう)

寝不足から気が不足した気虚となり，日中の倦怠感や疲れがあることが多くあります．さらに授乳中で大量の血を消耗し血が不足して，脱毛，不安感，目の疲れなどがある場合は，血虚にもなっています．漢方で不足を補い，疲れにくい体と元気なこころを作ると，健やかな育児につながります．

◆西洋医学的ポイント

産後うつは念頭におき，丁寧に問診をとります．明らかな慢性的疲労であれば，内分泌・肝・腎などの内臓疾患，膠原病，神経筋疾患や，不安症なども考慮する必要があります．

◆ホームケア

必ず1日のスケジュールを確認し，睡眠の見直しを行います．年子や未就学児のきょうだいが複数いる場合は特に，睡眠不足から疲労が蓄積している方も多くいます．

漢方薬 十全大補湯（じゅうぜんたいほとう）

十全大補湯はもともと病後や術後の体力の増強目的に使用されます．癌の術後や化学療法中にもしばしば併用され，免疫能の改善や副作用軽減の効果も報告されています[6]．また基礎研究でも，補体やマクロファージの活性化，抗体産生の増加など免疫反応の増強が認められます[7]．

産後と病後は，疲れや体力低下など一部重なる症状があります．疲労から抵抗力が弱り，子どもの風邪をよくもらう親も多いことから，十全大補湯でサポートするとよいでしょう．

症例

疲れ：33歳 女性

病歴：双子の育児のため，疲労が蓄積していた．また双子の兄から感冒をもらい，双子が次々と風邪をひき，そのたびに母親自身もうつっていた．子どもの受診時に疲労困憊な様子を見て，漢方薬を勧めた．

現症：脈：沈，舌：細・淡白舌，腹：腹力軟，心下痞鞕あり

処方：十全大補湯エキス3包/日（分3．毎食前）

経過：内服後より日中の疲れも軽減．育児がうまく回らないと泣けてくることがあると訴えたため，不安時に甘麦大棗湯（かんばくたいそうとう）を頓服で追加した．また双子も易感染予防として柴胡桂枝湯（さいこけいしとう）を内服し，風邪をひきにくくなった．半年ほどで母親にも余裕が生まれ，服薬終了．

引用文献

1) 渡辺綾子, 田中秀樹. 初産婦の産後早期の眠れないことへの認識とその対応. 応用心理学研究. 2020; 45: 189-97.
2) Lawson A, Murphy KE, Sloan E, et al. The relationship between sleep and postpartum mental disorders: a systematic review. J Affect Disord. 2015; 176: 65-77.
3) Miyaoka T, Kawano K, Furuya M, et al. Efficacy and safety of sansoninto in insomnia with psychiatric disorder: an open-label study. Altern Integr Med. 2015; 4. DOI: 10.4172/2327-5162.1000181.
4) 長多正美. 酸棗仁湯の睡眠障害における有用性の検討. 産婦漢方研のあゆみ. 2021; 37: 76-80.
5) 塩田敦子, 秦　利之. イライラに用いる3方剤の使い分けを交流分析における人生の基本的な構えから考える. 日東洋心身医研. 2018; 33: 38-43.
6) 今野弘之, 丸尾祐司, 馬場正三, 他. 胃癌術後補助化学療法における十全大補湯併用による免疫能改善効果. Biotherapy. 1997; 11: 193-9.
7) 小松靖弘, 武元則人, 丸山博文, 他. 十全大補湯の免疫応答に及ぼす影響. 炎症. 1986; 6: 405-8.

参考文献

① 厚生労働科学研究・障害者対策総合研究事業「睡眠薬の適正使用及び減量・中止のための診療ガイドラインに関する研究班」および日本睡眠学会・睡眠薬使用ガイドライン作成ワーキンググループ, 編. 睡眠薬の適正な使用と休薬のための診療ガイドライン―出口を見据えた不眠医療マニュアル―. https://www.jssr.jp/data/pdf/suiminyaku-guideline.pdf（最終参照日2023/3/13）

乳児期のエッセンス

安全基地の大切さ

子どもにも大人にも，本音を受け止めてもらい信じてもらえる，こころも体もホッとして自分らしくいられる場所,「安全基地」が必要です．安全基地があることで親子のこころが安定し，ひいては健やかな育児につながります．

自分の居場所を見つけ安心感を得た子は，少しずつ自信をつけて外の世界へ出発します．そして親も，子の姿を信頼して見守ることができるでしょう．

安全基地を作っていくのに役立つのが，愛着や発達の知識です．これらの知識があると，病気だけではない別の視点から家族を見ることができます．過度に「愛着」にこだわりすぎる必要はありませんが，こころにとどめておきたい，大切な視点です．

◆愛着（アタッチメント）

「愛着（アタッチメント）理論」とは，イギリス出身の精神科医であるジョン・ボウルビィ（1907 ~ 1990）が提唱した考えです．愛着とは，「特定の人と結ぶ情緒的な絆」と定義されます．

ボウルビィは 1950 年代，第二次世界大戦後のイタリアの孤児院で，戦災孤児の発達や死亡率が問題になったときに原因の調査に関わりました．彼は,「施設での子どもの死亡率は院内の感染症だけが要因ではない」という考えのもと調査を進め，その後，世話をする人がどれだけ子どもと接触したかがその子の死亡率や発達度合いに関係していることを証明しました．

これらの研究をもとに，0 歳から 2 歳までの間に，母親を中心とした養育者との間に形成される信頼関係が，子どもの発達において非常に大切なことがわかりました（表 1）(ここでは愛着形成を築く人を母親として説明しますが，肉親でなくてもよいといわれています).

表1 愛着の発達過程

第1段階（0カ月～3カ月）	誰に対しても同じような反応を示す
第2段階（3カ月～6カ月）	特定の相手に信頼や愛着を抱き始める
第3段階（6カ月～2歳）	特定の人に愛着を持つ．安全基地を拠点として外に向かう
第4段階（3歳頃から）	離れていても，こころの中に安全基地ができる

第1段階として，0カ月～3カ月頃までは，誰に対しても同じような反応を示します．

第2段階として，6カ月頃までに日々の生活で，基本的な生理的欲求に母親が応えること，つまり，お腹が空いたときやおむつが濡れたときなどに泣くとお世話をしてもらえるという流れが繰り返されることで，特定の相手（親）への信頼が増していきます．特に，「人見知り」や「後追い」は，親との愛着が形成された後から始まるといわれています．子どもにとって，親とその他の人がしっかりと区別されたことを意味します．

第3段階として，2歳頃までに愛着がしっかりと形成された子は，親を安全基地として，自ら探索行動を行うようになります．

例えば，初めての場所に足を運ぶとき，愛着が形成された子どもは，おもちゃを見るといったん母親から離れて遊ぶようになります．最初は母親が見える範囲でおもちゃに興味を示し，ある程度遊びに満足するとまた甘えに来て，そしてまた遊びに出かけるのです．これは親を安全基地として，親を拠点に冒険に出かけている姿です．この探索活動の中で，親からの分離と接近や甘えを繰り返しながら，「物理的に離れていても，こころの中にいつも親がいる」という安心感を作っていきます．

第4段階として，自立と甘えを繰り返す中で，子どものこころの中に親という安全基地が内在化されていきます．実際に基地に戻らなくても，こころに安全基地を感じるだけで，自ら安心を回復させられるようになっていくのです．内在化された安全基地をもとにして，3歳頃になると友達との関係性も築けるようになり，時に一人で，時に友人と一緒に，挑戦したり遊びに夢中になったりすることができるようになります（図1）．

逆に，愛着形成が不十分な場合を「愛着障害」と呼びます．

安全基地がないことで，誰に対しても警戒心を持たず過剰に懐くこともあれば，母との分離不安や人への警戒が強すぎたり，よい子でいることで自分を認めてもらおうとしたり，反対に万引きなどの反社会的行動を繰り返すことで親からの注目を

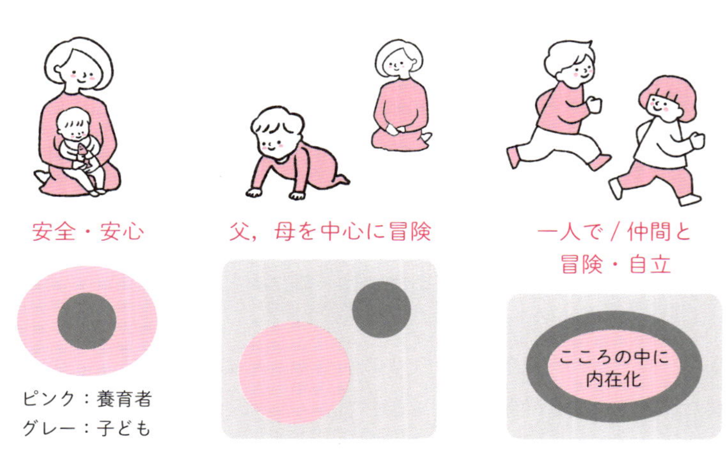

図 1　こころの中に安全基地ができる

集めたがることもあります．

愛着スタイルはその後の対人関係の基本になります．つまり，親や養育者との愛着関係が土台の部分を作り，その後の対人関係や仕事のスタイルにまで影響を及ぼす――そういわれているのです．例えば，幼少期の愛着障害は，人との距離感がうまく保てないといった成人期の対人関係の悩みにつながります．子育ては世代間で継承されることが多く，家庭内の方法が引き継がれることも，愛着パターンに変化を起こしにくい理由の 1 つです．

愛着を形成する相手は必ずしも親でなくてもよく，2 歳を過ぎた子どもであっても成人であっても，いつからでも安全基地を作り直すことができます．

子育ては母親や父親だけで担うものではありません．そのために，こころを開ける先生，見守ってくれている周りの大人，社会があります．家庭とは別の安全基地をもとに，子どものこころが安定していく場合も多数あります．

つまり，家庭が基盤になることは間違いありませんが，その周りにいつも誰かが見守ってくれる温かい眼差しが必要です．利害関係なく，ただただ素直に気持ちを聞いてもらえ，あなたがあなたの道を見つけていくために見守ってくれる，そんな居場所（サードスペース・第 3 の居場所）が子どもにも大人にも必要です．

◆愛着と自己実現

もう 1 つご紹介したい理論が，1930 年頃に活躍したアメリカの心理学者であるアブラハム・マズローが提唱した「欲求の 5 段階説」です．マズローは，精神分析だけではなく，こころの健康に関わるべく，人間の自己実現を対象にした人間性心理学を立ち上げました．欲求の５段階説は，人間の欲求を５つの階層で表し，別名で「マズローの欲求の階層」と呼ばれています．

詳細は以下の表２の通りです．

表２ マズローの欲求の階層

生理的欲求	食物，睡眠など生命維持に関わる欲求
安全の欲求	不安・混乱からの自由，身の安全への欲求
社会的欲求	家族や恋人，友達など共同体の一員に加わりたい，愛情深く迎えられたい欲求
承認欲求	自己評価（自尊心）と他者からの評価に対する欲求
自己実現欲求	人が潜在的に持っているものを開花させて，自分がなり得るすべてのものになりきる欲求

これらは必ず，低次の欲求が満たされることによって，高次の欲求が満たされると考えられています（図２）．ここでも，養育者や身近な人との信頼できる関係性を土台にして，初めて自己実現欲求が生まれると考えられます．

例えば，仕事での自己実現を考えてみましょう．給料が保障される以外に，社員としての存在を認めてもらえたり，仕事への労いがあり自尊心を保って働けるときに，新しいアイディアが生まれ，自分を信じて力を発揮しやすくなります．

子どもの場合は，食事や睡眠など生活基盤が整い，家庭や学校など安心できる場所があることが前提です．そのうえで，何かをして認められた経験や役に立った経験から，自分を承認できるようになり，自立して夢に向かって努力することができ

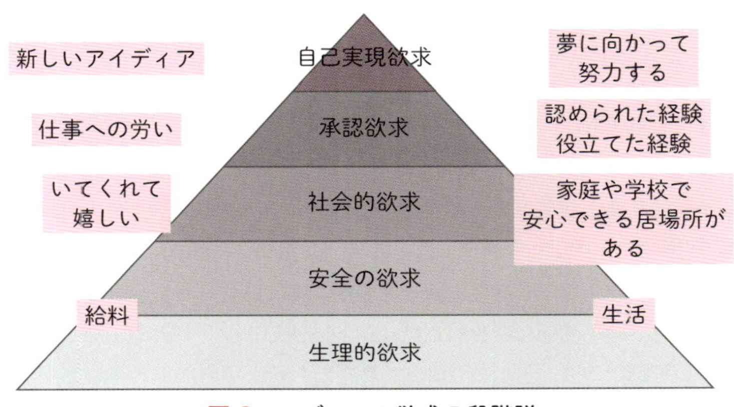

図２ マズローの欲求５段階説

るようになります．

親子の診察でも同様のことが言えます．最初は不安感でいっぱいだった子どもたちが保護者との信頼関係を再構築し，徐々に自信をつけ，羽ばたいていく様子をご紹介します．

癇癪，爪噛み：3 歳 女児

育児不安（子育てのイライラ），月経前症候群：36 歳 女性

きょうだい構成：長男（4 歳），長女（3 歳），次女（2 歳）

病歴：3 歳女児は，夕方疲れてくると手がつけられないくらいの癇癪がある．3 人きょうだいの真ん中で，保育園ではよい子を演じるお利口さんタイプ．母は，3 人目の出産後からイライラが強く，特に患児である 2 人目の癇癪にイライラするということで相談があった．

処方：子：甘麦大棗湯エキス 2.5g / 日（分 2．朝夕食前）と抑肝散加陳皮半夏エキス 2.5g / 日（分 2．朝夕食前）

母：加味逍遙散エキス 3 包 / 日（分 3．毎食前），桂枝加竜骨牡蛎湯エキス 1 包 / 日（分 1．就寝前）

経過：子は 1 週間後に爪噛みがなくなり，母は月経前のイライラが軽減．1 カ月後には子の癇癪も減り，2 カ月ほどで母の子育てのイライラが減った．親子関係も改善したため，服薬終了．

印象に残っているのは，初診時にお母さんと 2 人で話した内容です．

2 人目の癇癪の悩みを聞いたとき，「でもこの子（長女）が一番自分に似ていて，気持ちがわかります．本当はすごく優しい子なんです」と教えてくれました．

筆者が伝えたのは，「診察室を出たら一番最初に今のお話をお子さんに伝えてほしい」ということです．次の診察時には親子の雰囲気が和らいでいて本音を伝えられ，親子関係に変化があったことを感じました．

体調が良くなり漢方を終了することになった最後の診察時には，3 きょうだいとの会話やスキンシップも増え，親子関係が非常に良くなっていました．

お母さんに「今の関係に変われたポイントは何ですか？」と聞いたところ，「癇癪を起こしていたのは，子どもではなく私だったことに気がつきました」と答えられました．ご自身の子育てを振り返り葛藤や反省もあったけれど，漢方薬を飲み体とこころに余裕ができて，子どもとの関わり方が変わったそうです．外来の診察室で３きょうだいがのびのびと仲良く遊ぶ姿を見せてくれるようになり，筆者もホッとしました．

症例

学校へ行きたくないと泣く，便秘：7 歳 男児

頭痛，子育てのイライラ：37 歳 女性

最初はお母さんから治療がスタートし，学童期のお子さんについて相談を受けたケースです．愛着のサポートの例として紹介します．

病歴：母は長年続く頭痛と中途覚醒のため受診．母の診療中に，「長男が小学校入学直後から『学校へ行きたくない』と言って毎朝泣く」と相談があり，一緒に診察することになった．

処方：子：甘麦大棗湯エキス２包／日（分２．朝夕食前）

母：女神散（にょしんさん）エキス３包／日（分３．毎食前），酸棗仁湯（さんそうにんとう）エキス２包／日（分１．就寝前）

経過：母は，毎食前に半夏瀉心湯（はんげしゃしんとう），就寝前に酸棗仁湯の内服を開始．天候や季節の変わり目に頭痛が多く，五苓散（ごれいさん）の頓服を行うように伝えた．その後，ほてりが気になったので食前は女神散へ変更し，就寝前に酸棗仁湯を継続した．女神散に変更後イライラもさらに軽減し，よく眠れるようになった．

上記のように母の診療中に，長男についての相談があり，一緒に診察することになった．

甘麦大棗湯と黄耆建中湯（おうぎけんちゅうとう）を開始したが，黄耆建中湯は「美味しくない」と言ってなかなか内服できず，甘麦大棗湯を継続した．

夏休み後から「学校が楽しい」と泣かずに登校できるようになり，漢方も終了．今ではプログラミング教室やボーイスカウトなど，やりたいことを見つけて積極的に取り組み，学年が上がってからは学級委員も務めている．

筆者が診察した印象としては，とても聡明で真面目なお子さんで，非常に伸び代があると感じました．

１年生という新しい環境で不安になっていたところを，頑張り屋さんの両親は愛情があるからこそ，より頑張る方向へベクトルを向けていました．上記のマズローの欲求の階層を説明し，以下のようにアドバイスしました．

・「頑張れ，頑張れ」と外に出すのではなく，まず気持ちを受け止め，家で安心する場所を作る（例：夏休みを家族でゆっくりと楽しく過ごしてもらうなど）
・習い事は本人がやりたいことを中心にしてみる．本人の得意な分野を伸ばす
・学校の先生と連携をとり，本人の真面目な性格を理解してもらうよう努める

3カ月ほど，ご家族でゆっくり時間をかけて，親子の関係性を深めていかれました．お母さんも漢方薬でご自身の体が整い，こころにも余裕ができた結果，ご自身やお子さんの気持ちと向き合われ，子育ての方法を変えていかれました．その結果，親子間でより強固な信頼関係を作ることができました．

以上のように，不安感や緊張が減り，安心できる場所ができた子どもたちは，やりたいことに挑戦し自信をつけ，ひいては社会に羽ばたいていきます．

まるで，下記の絵のように大きな海へ漕ぎ出していく船のようなイメージです．手をつないで目的地に連れていくのではなく，子どもが自分の力で進めるように力を蓄えたら，親は信頼してそっと手を離して見守る．「疲れたらいつでも帰ってきていい．だから遠くまで行っておいで」と送り出すような，いつでも帰ってこられる基地こそ，愛着ではないでしょうか．

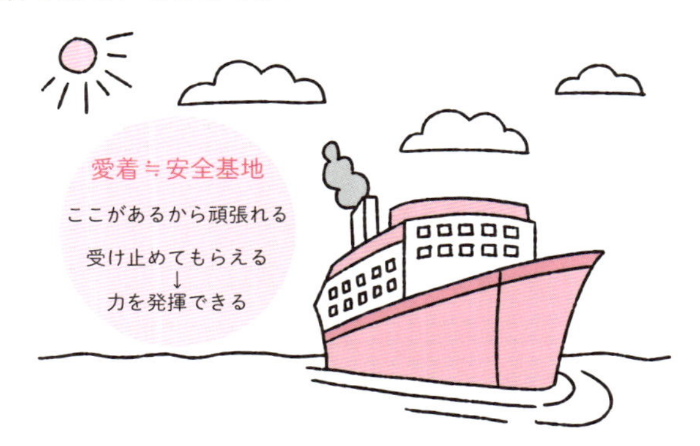

参考文献

① ジョン・ボウルビイ, 著. 作田　勉, 監訳. ボウルビイ 母子関係入門. 東京: 星和書店; 1981.
② 岡田尊司. 愛着障害 子ども時代を引きずる人々. 東京: 光文社; 2011.
③ 中野　明. マズロー心理学入門 人間性心理学の源流を求めて. 東京: アルテ; 2016.
④ 愛甲修子. 愛着障害は治りますか？ 自分らしさの発達を促す. 東京: 花風社; 2016.
⑤ 米澤好史. 愛着障害とは？—愛着の問題を理解し支援するために—. さぽーと. 2022; 69: 17-20.
⑥ 北川聡子. 社会的療育の必要な子どもの支援. さぽーと. 2022; 69: 21-3.

1 幼児期

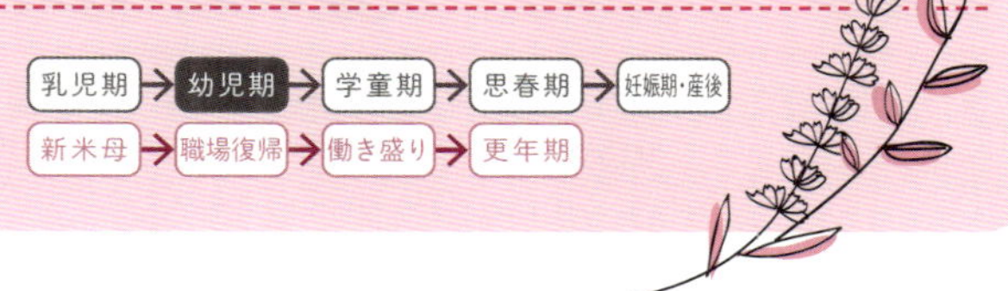

幼児期前期は，食事・排泄・睡眠といった生活習慣を身につけていきます．さらに遊びを通して五感を鍛えながら，言葉を獲得し自分の意志を徐々に伝えることができるようになります．

幼児期後期は，食事，排泄，衣服の着脱が自立し，生活リズムが定着します．そして自分と周りを区別し，周囲に対する認知を広げ，友達や周りとの関わりの中で道徳性の基本を身につけていきます．

幼児期全体を通して，自分でやってみたい気持ちを高め行動に移す一方で，衝動をコントロールすることを学びながら「自律性」を身につけます．

また，体調面では，病院に通う回数も多い時期です．繰り返す感冒，アトピー性皮膚炎，気管支喘息などのアレルギー疾患や，落ち着きのなさなど発達の相談が増えます．

親としては，子どもらしさがあり楽しい時期です．振り返ると一瞬で過ぎてしまう子育て期間を目一杯味わい尽くしてもらうためにも，漢方薬で体とこころのサポートをします．

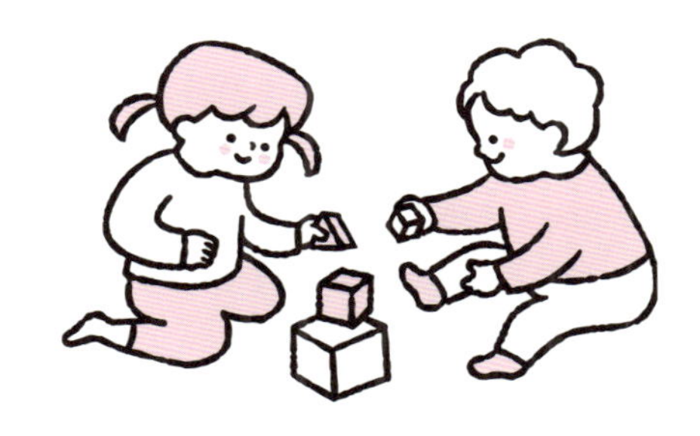

❶ 便秘→小建中湯(しょうけんちゅうとう)，大建中湯(だいけんちゅうとう)，桂枝加芍薬大黄湯(けいしかしゃくやくだいおうとう)

幼児期になるとトイレトレーニングをきっかけに便秘になる子も多くいます．乳児期からの便秘で薬を減らすと出なくなるという相談にも漢方薬が有効です．

◆西洋医学的ポイント

便が溜まって固くなり硬便となると，排便のたびに痛みが生じ，さらに便を我慢してしまう悪循環になります．継続的に直腸に便が溜まると巨大な便塊（便塞栓）になり，下着が便で汚れることもあります．便塞栓の診断は，下腹部に大きな便塊を触知する・直腸指診で直腸に硬い便を常に触知する・画像検査で直腸に大きな便の塊が確認される・トイレが詰まるほどの大きな便が排泄されるといった所見から総合的に判断します[1)]．まずは，浣腸を適宜使用し，便塞栓の改善が大切になります．

◆ホームケア

トイレトレーニングで便秘になる場合は，おむつを外すことを急ぎすぎないように伝えます．大人用のトイレを使用している場合は足台の高さの調節も大切です．

漢方薬 小建中湯(しょうけんちゅうとう)，大建中湯(だいけんちゅうとう)，桂枝加芍薬大黄湯(けいしかしゃくやくだいおうとう)

乳児期でも小建中湯を紹介しましたが，飲みやすさからも第一選択薬になります．マルツエキスと混ぜても問題ありません．冷えがある場合は大建中湯がよいでしょう．大建中湯には人参(にんじん)，乾姜(かんきょう)，山椒(さんしょう)が含まれ，お腹を温めてくれます．大建中湯に少量の酸化マグネシウムを併用すると肛門機能の改善効果がよいです[2)]．大建中湯と小建中湯を合わせ，中建中湯として使用する方法もあります．これらは，大黄製剤や刺激性下剤による腹痛や下痢を認める場合にも有効です．

小児外科領域においては，小建中湯は泌尿器疾患および裂肛や直腸粘膜脱が合併した症例にも有効です[3)]．大建中湯は直腸知覚を改善させる働きがあり，直腸肛門奇形術後の便秘改善にも有効です[4)]．

長引く頑固な便秘には大黄を含む桂枝加芍薬大黄湯を使用します．特にブリストルスケールが 1 ～ 2 の硬い便に使用するとよいでしょう． ☞参考：便秘（p.271）

JCOPY 498-14592

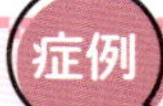

便秘：2歳 男児

病歴：トイレトレーニングを開始してから，排便間隔が３～４日に１回になり排便時に痛くて泣くようになった．ポリエチレングリコールの内服がどうしても難しく，酸化マグネシウムに変更．しかし，2～3日に1回ほどで便が硬い（ブリストルスケール2）状態が続いていた．

現症：体重14kg，腹：腹力中等度，冷えあり，腹直筋攣急あり，下腹部に便塊を触知する

処方：大建中湯エキス2.5g／日，小建中湯エキス2.5g／日（分2．朝夕食前）

経過：最初は飲める分だけでよいと伝え，リンゴジュースなどに混ぜて飲むことで水分摂取量を増やすようにした．内服を開始後，ブリストルスケール2から４と便の性状が改善し，食欲も増えた．その後は2日に1回ほどで便が出るようになり，３カ月ほどで服薬終了．

コラム **薬を飲みたくない**

自我が強く出てくるため，「薬を飲みたくない」という声も出やすい時期．子どもを尊重しながら，「よく頑張っているね」と労いの声をかけつつ，親御さんと二人三脚で進んでいきます．

❷ 下痢→六君子湯（りっくんしとう），人参湯（にんじんとう）

軟便や下痢が続くと，おむつかぶれによる皮膚炎にもかかりやすくなります．整腸剤などの処方で改善しない場合は，漢方薬もよい選択になります．

◆西洋医学的ポイント

急性の下痢は感染性腸炎の場合が多いですが，抗菌薬などの内服歴，海外渡航歴などの確認も必要です．2週間以上継続する下痢の場合は炎症性腸疾患などほかの器質的疾患を除外したうえで，漢方薬を処方しながら経過を見ます．

◆ホームケア

スマートフォンなどで写真を撮ってきてもらうと色や形を共有できるため，記録

として持参してもらうよう伝えます．便の色や性状は診断のヒントになります．

漢方薬 **六君子湯（りっくんしとう），人参湯（にんじんとう）**

慢性的な下痢が継続する場合は六君子湯を使用します．診察所見では，振水音といって，お腹を軽く叩くとぽちゃぽちゃ音が聞こえる場合に使用するとよいでしょう．顔色が悪く，お腹の冷えがあれば人参湯を使用します．☞参考：腹痛・下痢(p.279)

症例

下痢：3歳 男児

病歴：2週間前に感染性腸炎に罹患し，その後も下痢が持続していた．

現症：体重15kg，舌：淡白舌，腹：冷えあり，振水音なし

処方：人参湯エキス3g/日（分1．朝食前）

経過：話を聞くと，冷たい飲み物が好きだったが，下痢が治るまでは少し控えていただくように伝えた．人参湯を開始し1週間で，軟便から普通便に変化した．元気もよく食欲もあったため服薬終了．

❸ アトピー性皮膚炎→抑肝散加陳皮半夏（よくかんさんかちんぴはんげ）

アトピー性皮膚炎治療の基本はステロイド軟膏の塗布や保湿剤でしっかりとスキンケアを行います．幼児期はストレスなどによる掻破行動で悪化することが多く，漢方薬で悪化要因を減らすことが大切です．

◆西洋医学的ポイント

乳幼児期に発症したアトピー性皮膚炎を出発点として，次から次へと食物アレルギー，気管支喘息，アレルギー性鼻炎など他のアレルギー疾患を発症していく現象をアレルギーマーチと呼びます．その予防のためにも早期の治療が大切です．

◆ホームケア

スキンケア指導をすると，多くの患者さんが保湿剤や薬の使用量について，「こんなに使うんですね」と驚かれます．自宅で継続することが大切であり，保護者が使用しやすいように保湿剤やステロイド外用剤の剤形をローションタイプや泡のもの

に工夫するとよいでしょう．スキンケア指導や吸入指導などは，アレルギーエデュケーターやアレルギー疾患療養指導士など専門の知識を持った医療スタッフとの連携も大切です．

漢方薬 抑肝散加陳皮半夏（よくかんさんかちんぴはんげ）

心因性ストレスによる掻破行動はアトピー性皮膚炎を増悪させます．叱られたりストレスがかかったりすると皮膚を掻いてしまう場合は，抑肝散加陳皮半夏を使用します．悪化要因となるストレスに対して漢方薬を使用することで，アトピー性皮膚炎の症状を改善させることが可能です[5, 6]．さらにアトピー性皮膚炎の痒みは，神経成長因子（NGF）の増加と神経反発因子（Semaphorin 3A）が減少する結果，表皮の角層直下へのC線維の侵入が関与しています[7]．抑肝散加陳皮半夏は，このNGFにより誘発された神経突起伸長に対して濃度依存的に抑制活性を示し，抗瘙痒作用を示すことが示唆されています[8]．

他に，体質改善を目的とした鑑別は3章のアトピー性皮膚炎で説明します．☞参考：アトピー性皮膚炎（p.291）

症例

アトピー性皮膚炎の悪化：2歳 女児

病歴：1カ月前に第2子が生まれた．母への甘えの気持ちから，赤ちゃんがえりや癇癪も増えていた．母も産後で忙しく，スキンケアが十分にできなかったこともあり，皮膚の状態が悪化した．特に入浴後で体が温まり，眠くなると掻破行動が増える傾向にあった．

現症：体重 15kg，舌：紅舌，皮膚：全身に掻破痕が目立ち，頸部・肘・膝裏に紅斑と丘疹を認める

処方：抑肝散加陳皮半夏エキス 3g / 日（分2．朝夕食前）

経過：内服開始後，寝つきが良くなりぐっすり眠れているような印象があった．睡眠中の掻破行動もなく，機嫌が悪くなることも減った．イライラが減った結果，掻破行動も少なくなり皮疹が悪化することがなくなった．3カ月ほど継続し，服薬終了．

❹ 気管支喘息→柴朴湯(さいぼくとう)，麻杏甘石湯(まきょうかんせきとう)

気管支喘息もステロイド吸入を始めとした西洋医学的な治療が基本です．コントロールが不良であったり，治療のステップダウンで再燃する場合に漢方薬がよい適応となります．

◆西洋医学的ポイント

反復性喘鳴の鑑別として，気管・気管支軟化症，血管輪，鼻副鼻腔炎，声帯機能不全，胃食道逆流症などがあります．これまでの喘鳴のエピソード，夜間の咳嗽，運動時や冷たい空気を吸ったときの咳の様子などを問診で確認することが大切です．

診察では，風車を使用すると笛様音（wheezes）聴取をしやすくなります．アレルギー性鼻炎と気管支喘息の合併も多く，後鼻漏の確認も行います．

◆ホームケア

コントロールが不良の場合は，ステップアップを行う前に適切な吸入が行えているかを確認します．ネブライザーで吸う場合は，泣いていると薬剤が肺に届きません．就寝中など落ち着いているタイミングや，テレビを見せながら吸入するなど，呼吸が安定するように吸入することが大切です．吸入補助具を使用している場合は，マスクがしっかりと密着しているか，マウスピースをしっかり口にくわえているか，呼吸を確実にカウントできているかなどを丁寧に確認します．

漢方薬　柴朴湯(さいぼくとう)（非発作時），麻杏甘石湯(まきょうかんせきとう)（発作時）

ポイントは，発作時と非発作時で漢方薬を使い分けることです．非発作時には，柴朴湯を使用します．柴朴湯は小柴胡湯(しょうさいことう)と半夏厚朴湯(はんげこうぼくとう)を合わせた処方です．半夏厚朴湯が含まれるため，ストレスで発作を起こしやすい子に有効です．気管支喘息にはさまざまなサイトカインが関係しますが，柴朴湯は好酸球に関連するサイトカインの抑制，および気道上皮の好酸球の接着分子の発現を抑制します[9]．

発作時用には麻杏甘石湯を処方しておき，咳嗽が出てきたタイミングで飲むように伝えます．特に痰が絡んだ湿性咳嗽に有効です．麻杏甘石湯には，麻黄が含まれます．主成分のエフェドリンが気管支拡張作用により咳をとめ，去痰にも働きます．

症例

気管支喘息：5歳 女児

病歴：気管支喘息のためモンテルカストナトリウムを内服していた．感冒に罹患すると，咳が長引く傾向があり，家族が漢方薬を希望された．

現症：体重 20kg，舌：淡紅舌，腹：平

処方：柴朴湯エキス 4g / 日（分 2．朝夕食前），感冒時に麻杏甘石湯を内服するように渡しておいた

経過：軽い咳が出た時点で麻杏甘石湯を内服すると夜間も悪化せずに眠れ，ご家族も喜ばれた．咳が長引くことも減り，柴朴湯は 2 カ月ほどで服薬終了．感冒時にはすぐに麻杏甘石湯を飲み，発作に結びつくことなく経過している．

❺ 風邪をよくひく（虚弱体質）→黄耆建中湯（おうぎけんちゅうとう），柴胡桂枝湯（さいこけいしとう）

特に，保育園に入って数カ月の間は鼻汁，咳嗽，発熱などを繰り返します．なかなか治りきらないうちに次の風邪をひくことも多く，ワーキングマザーにとっても大問題です．体を丈夫にする漢方薬の存在を伝えると，親御さんにも喜んでいただけます．

◆西洋医学的ポイント

上気道炎を繰り返している場合が大半ですが，熱源がハッキリしない発熱の場合は免疫不全症，自己炎症性疾患，リウマチ性疾患，腫瘍性病変，尿路感染症，遺伝性疾患，詐病なども念頭におく必要があります．

◆ホームケア

両親も繰り返し子どもから風邪をもらって疲労している可能性があります．親子で一緒に漢方薬を飲み免疫力を高めることができます．

漢方薬 黄耆建中湯（おうぎけんちゅうとう），柴胡桂枝湯（さいこけいしとう）

アトピー性皮膚炎や湿疹ができやすいなど皮膚トラブルが多い場合は，黄耆建中湯を使用します．扁桃腺が腫れやすく，微熱が続きやすい場合は柴胡桂枝湯を使用します．繰り返す上気道炎に対する柴胡桂枝湯の報告例は複数あり[10~12]，なかには

柴胡桂枝湯の中止後にも有効性が続くことも示唆されています[11]． ☞参考：虚弱体質（p.250）

症例 **よく熱を出す：1歳 男児**

病歴：1歳から保育園に入り，1～2カ月に1回鼻汁，咳嗽を伴う発熱のエピソードがある．その都度仕事を休まなくてはいけないため家族も困っており，漢方薬を希望．

現症：体重 9kg，顔色少し青白い，腹：腹直筋攣急が軽度あり

処方：柴胡桂枝湯エキス 2g / 日（分 2．朝夕食前）

経過：内服し，1カ月頃から熱を出さなくなった．継続していた鼻汁，咳嗽も落ち着いた．半年ほどで服薬終了．

❻ 反復性中耳炎→十全大補湯（じゅうぜんたいほとう），柴苓湯（さいれいとう）

耳管の解剖学的な特徴や，繰り返す上気道感染から，幼児期は中耳炎を反復する傾向があります．小児急性中耳炎診療ガイドラインにも，反復性中耳炎に対して十全大補湯の有効性が記載されています[13]．

◆西洋医学的ポイント

反復性中耳炎は，急性中耳炎を繰り返す病態であり，「過去6カ月以内に3回以上，12カ月以内に4回以上の急性中耳炎に罹患する場合」と定義されます[13]．中耳貯留が遷延する場合は鼓膜換気チューブを留置します．肺炎球菌に対する IgG2 欠損症に対しては，免疫グロブリンの投与が有効です．

◆ホームケア

上気道炎と同様に，鼻汁吸引が大切になります．後鼻漏は鼻の奥に溜まっているため，吸引の方向性が大切です．なるべく水平方向に入れ，少し上下に動かしながらしっかりと吸引できる場所を探すことが大切です．

漢方薬 十全大補湯（じゅうぜんたいほとう），柴苓湯（さいれいとう）

ランダム化比較試験での検討が行われ，十全大補湯の併用群のほうが急性中耳炎

の平均罹患回数の有意な減少が認められています[14]．加えて，1カ月あたりの鼻風邪の平均罹患回数，1カ月あたりの抗菌薬の平均投与回数においても併用した群のほうが，有意な改善が認められました[14]．

滲出性中耳炎を繰り返す場合には，小柴胡湯（しょうさいことう）と五苓散（ごれいさん）を合わせた柴苓湯も有効です．

症例

中耳炎を繰り返す：2歳 女児

病歴：1歳頃から滲出性中耳炎，急性中耳炎を繰り返している．

現症：体重14kg，腹：腹力中等度，冷えあり

処方：十全大補湯エキス2.5g / 日（分2．朝夕食前）

経過：内服し，鼻汁が出ても中耳炎になることが減った．風邪をひきにくくなり，3カ月ほどで服薬終了．

❼ 慢性鼻炎→辛夷清肺湯（しんいせいはいとう），葛根湯加川芎辛夷（かっこんとうかせんきゅうしんい）

いつも鼻閉があり，口呼吸や口臭が気になるという相談もあります．去痰薬のみではなかなか治りにくく，漢方薬が効果的です．

◆西洋医学的ポイント

繰り返す鼻炎や慢性的な鼻閉の場合は，アデノイド肥大やアレルギー性鼻炎，副鼻腔炎の除外が必要です．

◆ホームケア

睡眠中の鼻閉の程度やいびきの様子を知るために動画を撮り，診察で確認することも有効です．

漢方薬 辛夷清肺湯（しんいせいはいとう），葛根湯加川芎辛夷（かっこんとうかせんきゅうしんい）

辛夷清肺湯は，とても辛みがあるため，なかなか飲みにくい薬ですが，早い場合は1日から2日で効果が出ます．明らかに鼻汁が減少するので，効果を感じた親御さんの協力が得られれば，継続内服が可能になります．最初の一歩の服薬指導が非常に大切な処方です．冷やす方向性が強い薬が入っていますので，暑がりの子ども

に使います．一方で冷え症の子どもには温める作用がある葛根湯加川芎辛夷を使います．急性鼻炎の場合に，西洋薬との併用も可能です．

症例

鼻汁が治らない：2歳 男児

病歴：1カ月前から鼻汁が続き，感冒薬を飲み続けているが変化がない．夜間鼻閉のため眠りが浅くなっていた．

現症：体重13kg，舌：淡紅舌，胸部：鼻閉音あり

処方：辛夷清肺湯エキス2.5g/日（分2．朝夕食前）

経過：苦い薬であるが飲めば効果が期待できることを説明した．ココアに混ぜてしっかりと飲むことができ，初日の夜から鼻閉が改善したことを喜ばれ，家族も継続を希望された．徐々に鼻汁の量も減り，3週間内服して服薬終了．

❽ 神経発達症の疑い（癇癪，多動，落ち着きのなさなど）→甘麦大棗湯（かんばくたいそうとう）＋大柴胡湯去大黄（だいさいことうきょだいおう）

言語の遅れ，歩行などの運動発達の遅れは，周囲も気がつきやすく健診でも専門医へ紹介することになります．一方で，癇癪や多動などは，疾患との線引きが難しく，相談窓口も少ないのが現状です．発達の遅れの場合は，成長発達の経過を観察することになります．しかし，ひどい癇癪や多動には，家族も困惑するものです．相互にイライラして，子どもの癇癪がさらに酷くなる場合もあります．さらに，しつけと称して脅したり，心理的な虐待などマルトリートメント（不適切な養育）にもつながりやすくなります．日常生活で誰にでも起こりうることですが，様子を見る以外にも方法があるということはとても心強いことです．

◆西洋医学的ポイント

癇癪は，イヤイヤ期との区別が難しい場合があります．子どもの癇癪が二語文発話の時期「イヤイヤ期」にあるか，癇癪に波や日差・場所差があるか，親の子どもへの要求水準が高すぎないか，子どもの自閉スペクトラム症（ASD）特性の強さなどを確認することが重要です[15]．

◆ホームケア

小さい頃，特に言葉が未発達な時期は，癇癪を起こすことで自分の感情を表現します．つまり，どんな子どもも時々癇癪を起こすものです．

気持ちを代弁して受容すると落ち着くこともありますが，大人も感情的になっている場合は難しいものです．子どもを強く叱ったり，説得したりすると逆効果になります．そんなときは,「タイムアウト」といって，時間と場所，人を変えることが大切です．大人も子どもも気持ちを落ち着けられるようになります．罰ではないので，暗いところに閉じ込める必要はありません．年齢×1分を目安に，少し離れたところで見守ることが必要です[16]．

漢方薬 甘麦大棗湯（かんばくたいそうとう），大柴胡湯去大黄（だいさいことうきょだいおう）

単剤で使用するのではなく2剤併用になります．夜泣きや夜驚症など睡眠障害がある場合は，朝食前と就寝前で処方します．量は0.3～0.4g /kgほどまで増量することもあります．大柴胡湯去大黄も甘くない薬なので，服薬指導を丁寧に行います．

症例

癇癪：5歳 男児

病歴：ASDのグレーゾーンといわれ，経過観察をしている．嫌なことがあったり，納得がいかないと癇癪を起こす．30分ほど大声で叫び続けることもある．周囲の人も本人が怒っている理由がわからないこともあった．

現症：体重18kg，落ち着いて診察はできない

処方：大柴胡湯去大黄エキス4g / 日，甘麦大棗湯エキス4g / 日（分2．朝食前，帰宅後）

経過：夕方保育園から帰ると特に機嫌が悪くなるため，帰宅後すぐに内服するように伝えた．内服し1カ月ほど経過したのち，理由があるときは怒るが，叫ぶ回数も減り，家族も落ち着いてきたことを実感した．半年ほどのち朝食前に減薬．家族の希望もあり内服継続中．

⑨ チック→抑肝散加陳皮半夏（よくかんさんかちんぴはんげ）

重症のチック症状は，薬物療法や認知行動療法が検討されますが，日常診療で相談を受ける多くのチック症状には，西洋薬では有効なものがありません．「様子を見ましょう」という他に，何か手だてがあるというのは医師にも家族にも非常に心強いことです．

◆西洋医学的ポイント

チックとは，突発的，急速，反復性，非律動性，情動的な運動あるいは発声と定義されています[17]．肩をすくめる，頭部を突発的に動かす，瞬きをする，顔をぴくつかせる，両足を蹴る，頭部を倒して片方の肩をすくめる運動チック，喉や鼻を鳴らしたり，「ウッ，バカ」など単語を連発する音声チックがあります．多彩な運動チック，および1つ以上の音声チックの両方が1年以上継続している場合を，「Tourette症」といいます．

◆ホームケア

教科書的には指摘をしてはいけないと記載してあります．しかし，見守る家族にとっては気になることも多く，チックにより母親がイライラしていることもあります．母親の育児ストレス軽減のために母子同服がお勧めです．子どもの頸部チック症状に対して，抑肝散を祖母・母・子で同服した報告もあります[18]．祖母が育児に関わる家庭も多く，家族療法として世代を越えて飲む方法も有効です．チック症には鍼灸も有効です．

漢方薬 抑肝散加陳皮半夏（よくかんさんかちんぴはんげ）

母子同服として親子で抑肝散加陳皮半夏を内服します．症状が強い場合は，癇癪などと同様に，0.3 ~ 0.4g/kg/日まで増量します．

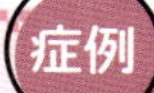

目をパチパチさせる：4 歳 男児

病歴：運動会の練習前から目をパチパチさせることが増えた．本人も気にしていた．

現症：体重 18kg，診察室でも緊張が強い，舌：淡紅舌，腹：胸脇苦満あり，腹直筋攣急軽度あり

処方：抑肝散加陳皮半夏エキス 4g / 日（分 2．朝夕食前）

経過：初回は 2g / 日（朝食前のみ）で開始したが，夕方もチック症状が目立つため，朝夕食前に増量した．また母の治療も勧め，抑肝散加陳皮半夏を内服した．少しずつチック症状が減り，運動会が終了した時点で内服を終了した．母は，イライラしたときのお守り用に頓服すると調子が良いといい，症状に合わせて継続している．

コラム **鼻出血に対する鍼治療**

鼻出血には黄連解毒湯(おうれんげどくとう)が有効ですが，味が苦いため飲めないお子さんもいます．

そのようなときは小児鍼もお勧めです．子どもには刺さない鍼を使うため，痛みもありません．鼻出血に対しては，刺絡(しらく)といって指の先にあるツボに治療をする方法もあります[19]．

引用文献

1）中山佳子．小児の慢性便秘症の診断・治療．小児臨．2021; 74: 373-7.
2）八木　実，大滝雅博，阿部尚弘．漢方薬による便秘症治療．小児外科．2022; 54: 389-92.
3）薄井佳子，小野　滋．小児外科外来における排便障害に対する小建中湯の応用．小児外科．2016; 48: 673-5.
4）Takagi A, Yagi M, Tanaka Y, et al. The herbal medicine daikenchuto ameliorates an impaired anorectal motor activity in postoperative pediatric patients with an anorectal malformation — a pilot study. Int Surg. 2010; 95: 350-5.
5）黄　昌弘，弓立達夫．アトピー性皮膚炎患者の痒みおよび精神症状の改善に着目した抑肝散加陳皮半夏の効果．皮膚科学．2009; 8: 244-8.
6）二宮文乃．心身症としてのアトピー性皮膚炎—気剤の併用が有効であった 6 症例の報告—．日東洋医誌．2008; 59: 799-807.
7）Tominaga M, Takamori K. Sensitization of Itch Signaling: Itch Sensitization—Nerve Growth Factor, Semaphorins. In: Carstens E, Akiyama T, editors. Itch: Mechanisms and Treatment.

Boca Raton: CRC Press/Toylor & Francis; 2014.
8) 中村元一, 村山千明, 範本文哲. 抑肝散加陳皮半夏の痒みに対する基礎的検討. Phil 漢方. 2015; 57: 40-1.
9) Tohda Y, Nakajima S. Effects of Saibokuto on bronchial asthma. J Trad Med. 2005; 22 (suppl): 189-200.
10) 秋葉哲生, 荒木康雄, 中島　章, 他. 柴胡桂枝湯長期服用による易感冒児の改善効果について. 日東洋医誌, 1991; 41: 149-55.
11) 甲賀正聰. 易感染（反復気道感染）と柴胡剤. 日小児東洋医会誌. 1997; 13: 71-5.
12) 峯　真人. 集団保育施設での感染症罹患児に対する柴胡桂枝湯の効果. 漢方診療. 1993; 13: 28-31.
13) 日本耳科学会, 日本小児耳鼻咽喉科学会, 日本耳鼻咽喉科免疫アレルギー感染症学会, 編. 小児急性中耳炎診療ガイドライン 2024 年版. 第 5 版. 東京: 金原出版; 2024.
14) Ito M, Maruyama Y, Kitamura K, et al. Randomized controlled trial of juzen-taiho-to in children with recurrent acute otitis media. Auris Nasus Larynx. 2017; 44: 390-7.
15) 山崎知克, 山崎晃子, 岩崎美奈子. がまんができない・かんしゃく:「思い通りにならないとかんしゃくを起こす」「とにかく言うことを聞かない」など. 小児科. 2022; 63: 1257-61.
16) 市河茂樹.「かんしゃくにタイムアウト」. In: 市河茂樹, 編. 外来で診る子どもの発達障害 どこまでどのように診るか？. 東京: 羊土社; 2021. p.281-2.
17) 金生由紀子. チック, Tourette 障害. 小児内科. 2018; 50（増刊号）: 832-3.
18) 磯島　玄. 子どもの頸部チック症状に対して, 抑肝散を祖母・母親・子同服した症例. 日東洋心身医研. 2013; 28: 94-7.
19) 鈴村水鳥. 小児鍼（特集 子どもの味方・漢方処方箋）. チャイルドヘルス. 2016; 19: 433-8.

参考文献

① エリク・H・エリクソン, 著. 西平　直, 中島由恵, 訳. アイデンティティとライフサイクル. 東京: 誠信書房; 2011.
② 坂上裕子, 山口智子, 林　創, 他. 問いからはじめる発達心理学―生涯にわたる育ちの科学. 東京: 有斐閣; 2014.

2 職場復帰母

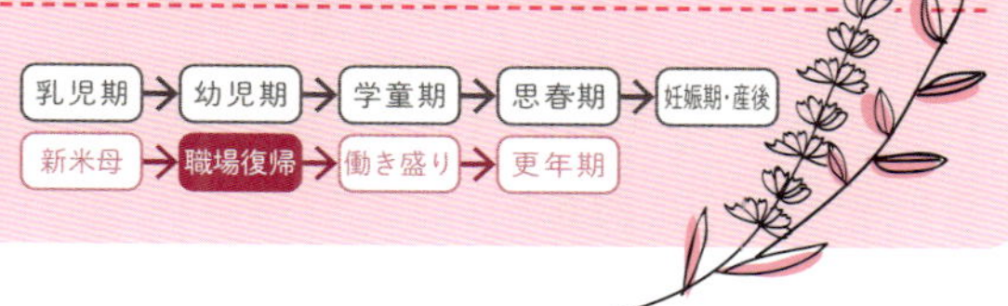

職場復帰といっても，ある日突然「完全」復帰できるわけではありません．「こんなに小さいのに預けていいのか」と悩みながら，いくつもの保育園を見学に行き，申し込み，慣らし保育をして，仕事に復帰するのです．社会とつながる時間が嬉しいのも束の間，すぐに子どもが風邪をひき，保育園から呼び出しがあったりします．その都度，職場に休みを申請し，次第に罪悪感すら感じるようになります．

社会における子育てへの理解が進んだといっても，仕事と子育ての両立のスタートには，気力・体力ともに必要です．日々自転車操業で，気力・体力ともに限界に近いお母さんたちがいます．

親が疲弊すると子どもに対してもイライラが募り，仕事も家庭も思うようにいかず，「何のために働いているのか」を見失いやすくなります．

女性が働くことはとても素晴らしいことです．そして子どもたちは，その後ろ姿をしっかりと見ています．家庭も自分の人生も大切にできるように，日々のセルフケアに漢方を取り入れ，自身の力を最大限発揮して社会に貢献してほしいと願っています．

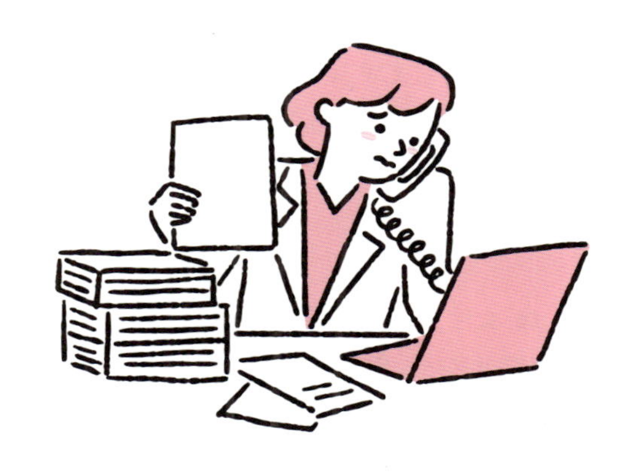

❶ 倦怠感・疲労→補中益気湯（ほちゅうえっきとう），十全大補湯（じゅうぜんたいほとう）

「休んでも疲れが取れない」「すぐに疲れる」などの訴えは多いものですが，疲労や倦怠感は数値化しにくく，西洋薬ではなかなか特効薬がありません．漢方医学では疲れやすい状態を気が足りない「気虚」，血が足りない「血虚」と考えます．気とは生命エネルギーであり，血は臓器に栄養と潤いを与え，安定した精神活動の源になります．気と血を増やす漢方薬により，元気な体を作ることができます．

◆西洋医学的ポイント

まれではありますが悪性腫瘍，自己免疫疾患，炎症性疾患，内分泌疾患，慢性疲労症候群など他の疾患も念頭におき，必要に応じて専門家に紹介します．

◆ホームケア

外来では，1日のスケジュールを確認する際に，1日のうちの元気の度合いや疲れ具合を数値化してもらいます．

例えば，朝起きたらしっかり眠れたことで元気になっているので+5，子どものお迎えの後は疲れて -3 など，より客観的に今の状態を把握してもらうようにします．数値化することで，治療前後の変化もわかりやすくなります．

漢方薬 補中益気湯（ほちゅうえっきとう），十全大補湯（じゅうぜんたいほとう）

日中や食後の眠気，疲れやすさ，風邪をひきやすい，胃腸が弱いなどがあれば気が不足している気虚と考え，補中益気湯を処方します．補中益気湯が，炎症性サイトカインの調節やマクロファージなどの免疫担当細胞の活性化などにより免疫調節にも働くため[1)]，易感染性が改善します．

上記に加えて，めまいや目の疲れなど，血が足りない血虚の症状も認める場合には，気と血を両方とも補う十全大補湯もよいでしょう．

症例

体がだるい：31 歳 女性

病歴：第２子を出産し職場復帰後から，毎日疲れが取れず，体のだるさが続く．食欲はあるが，ゆっくり座って食べる時間がなく，食後の眠気もある．

現症：ため息が多い，痩せ型，舌：淡白舌，脈：弱，腹：腹力中等度

処方：補中益気湯エキス 7.5g / 日（分 3．毎食前）
経過：内服後から朝起きたときにスッキリとした感覚になり，夕方も疲れにくくなった．食後の眠気も改善し，作業効率が上がったと喜ばれた．半年ほど継続し服薬終了．

❷ ストレス→甘麦大棗湯（かんばくたいそうとう），香蘇散（こうそさん）

ストレスのない現代人はいないように思いますが，お母さん方と話すと，ストレスというより「余裕のなさ」を感じます．どれだけストレスがかかっているかは，「食事，睡眠，排泄」が順調に営めているかを 1 つの基準にするとよいでしょう．特に女性は心理的ストレス（うつ，精神的症状）とそれに近い身体的症状（頭痛，めまい，胃痛など）を呈することが多い[2]ため，身体症状から精神的な側面にアプローチできるのは漢方治療の魅力です．

◆西洋医学的ポイント

産後の復帰時には，まだ夜間の授乳が続いていたり，産後のホルモンバランスが整っていない時期も含まれます．社会的・心理的ストレスがかかることで，視床下部–下垂体–副腎皮質系（hypothalamic-pituitary-adrenal axis：HPA axis）ならび，視床下部–交感神経–副腎髄質系（sympathetic-adrenal-medullary axis：SAM axis）を介し，さまざまな身体的変化が生じます．慢性化することで，不眠や食欲低下にも結びつきやすくなります．生活に支障がある場合は，女性診療科などでカウンセリングを勧めることもあります．

◆ホームケア

疲労や倦怠感の場合と同様に，お母さんたちの 1 日のスケジュールを確認します．睡眠時間，食事時間，仕事後の子育ての時間を丁寧に聞くことで，ご自身が「疲れている」ことを実感することにもつながります．

漢方薬 甘麦大棗湯（かんばくたいそうとう），香蘇散（こうそさん）

ストレスによって落ち込んだり不安になる人には，甘麦大棗湯を頓服で飲んでもらいます．不定愁訴が多く抑うつ感がある場合には，香蘇散も有効です[3]．蘇葉（シソの葉）が入っているため，気の巡りが改善します．若い世代から高齢者まで非常に使いやすい薬です．

どちらも，毎日飲むというよりは化粧ポーチなどに入れておいて，ストレスがかかったときのレスキュー薬のような役目として使ってもらいます．

働く女性には上記を使用することが多いですが，他にも六君子湯[4]，半夏瀉心湯[4]，半夏厚朴湯[4]，抑肝散[5]，加味帰脾湯[6]など複数の漢方がストレス緩和に効果的です．

症例

ストレスでイライラしたり落ち込む：35歳 女性

病歴：職場で管理者となり，責任が増えた．仕事内容は好きだが慣れない業務が増え，ストレスからイライラしたり落ち込むことが増えた．

現症：疲れた印象あり，舌：淡紅舌，白膩苔あり，脈：緊

処方：香蘇散エキス３包／日（分３．毎食前）

経過：最初は３包／日（分３）で内服を開始．１カ月ほどで気分も安定してきたため２包／日（分２．朝夕食前）へ減薬した．繁忙期に眠りが浅くなり酸棗仁湯２包／日を就寝前に追加投与した．半年ほどで不安感がなくなり，不安や緊張が強くなったときのみ頓服している．

❸ 月経困難症→当帰芍薬散・桂枝茯苓丸

月経困難症は，月経中の下腹部痛に代表される諸症状により日常生活に支障をきたす状態です[7]．症状は腹痛，腰痛，全身のだるさ，頭痛など多岐にわたります．鎮痛薬など対症療法を行う人が多いですが，漢方薬で体質から改善すると，月経痛以外にも頭痛やめまいなど他の症状も改善します．

◆西洋医学的ポイント

女性のライフスタイルの変化により，出産年齢が上がっています．出産までの月経回数の増加は，腹腔内が逆流月経血に曝露される機会の増加と子宮内膜症病変が妊娠によって萎縮する機会の減少によって，子宮内膜症の発症リスクが高まります[8]．産後に月経痛が酷くなったという相談も多く，症状の程度が強い場合は初診時から，軽症の場合でも漢方薬を開始し２～３カ月で変化が見られないときは，器質的疾患の除外のために婦人科受診を勧めます．

◆ホームケア

ご自身で経血の色や塊など月経の状態を確認してもらいます．漢方薬を開始すると，経血の色が綺麗になり塊も減ります．

漢方薬 当帰芍薬散・桂枝茯苓丸

妊娠出産を経た女性の月経困難症は血が不足している血虚と血の流れが悪い瘀血をともに認めるケースが多いです．その割合はさまざまですが，血虚＞瘀血の場合は，当帰芍薬散３包／日＋桂枝茯苓丸１包／日と，一律に１日３回で処方するのではなく，少し桂枝茯苓丸を加えるような形をとっています．反対に瘀血＞血虚の場合は，桂枝茯苓丸３包／日＋当帰芍薬散１～２包／日と調節します．

症例

月経痛：35 歳 女性

病歴：産後から月経痛が悪化した．婦人科にて子宮内膜症を指摘され，挙児希望があり，漢方薬を希望された．

現症：手足の冷えあり，顔色は色白，舌：淡白舌，舌下静脈怒張あり，腹：腹力中等度，回盲部とＳ状結腸部に瘀血の圧痛点あり

処方：当帰芍薬散エキス３包／日（分３．毎食前）

経過：１カ月後は，少し月経痛は改善したがまだ痛みが継続していた．桂枝茯苓丸を２包／日追加した．２カ月後の診察では回盲部とＳ状結腸の圧痛が軽減していた．３カ月ほどで月経痛も軽快した．桂枝茯苓丸を徐々に減薬し，当帰芍薬散のみ継続中．

❹ 月経前症候群→加味逍遙散，加味帰脾湯，四物湯

月経前症候群（premenstrual syndrome: PMS）とは，月経前３～10日前に起こる精神的あるいは身体的症状で，月経開始後速やかに消退あるいは軽快するものと定義されます[7]．特に精神症状が強いものを月経前不快気分障害（premenstrual dysphoric disorder: PMDD）といいます．日本では月経のある女性の約70～80%が月経前になんらかの症状があり，生殖年齢女性の6.5%が医学的介入が必要な中等症以上のPMSまたはPMDDと推定されています[7]．

◆西洋医学的ポイント

身体症状が主体のPMSには経口避妊薬や低用量エストロゲン・プロゲスチン配合薬を[7]，PMDDには選択的セロトニン再取り込み阻害薬を使用します．PMDDは，産後うつ病，更年期のうつ病との関連性もいわれています[9]．

◆ホームケア

PMSは気の流れを改善させることが大切です．しかし，職場の冷房やデスクワークで同じ姿勢をとり続けると，冷えや運動不足になり，さらに気血の流れが悪くなり，症状の悪化にもつながります．膝掛けを利用したりレッグウォーマーを使ったり，5分でいいので一人で散歩したり，YouTubeなどにあるストレッチをすることで症状の改善につながると伝えています．

漢方薬 加味逍遙散(かみしょうようさん)，加味帰脾湯(かみきひとう)，四物湯(しもつとう)

月経前のイライラは気の流れが滞っている気滞と考え，加味逍遙散が有名です．確かに使用する機会も多いのですが，実際の臨床では加味帰脾湯や四物湯など，気や血を補う薬のほうがよく効く方もいます．実際には，育児と仕事の両立で気虚や血虚がベースにあり，結果として気血の不足から気の流れが悪くなっている人が多いのです．過去の報告でも強い気虚や不眠がある抑うつ傾向の患者に加味帰脾湯を投与し，PMSおよび月経痛の改善を認めた報告もあります[10]．

問診での鑑別は「イライラしている時間と不安になる時間どちらが多いですか？」と聞きます．本人がより強く訴える主訴に対して，まず処方するとよいでしょう．

症例

月経前にイライラする，腹痛と下痢を繰り返す：29歳 女性

病歴：産後からPMSが悪化し，特に月経前に子どもにもイライラするようになった．1歳半の子どもの夜泣きも続いており，1日に3～4回起きる．元来，胃腸虚弱あり，腹痛や下痢で悩んでいたため，子とともに受診．

現症：脈：沈，脈力弱い，舌：淡白舌，白膩苔あり，腹：腹力中等度，振水音あり

処方：六君子湯(りっくんしとう)エキス3包/日，加味逍遙散エキス3包/日（分3．毎食前）

経過：1週間後には，胃腸の調子が良くなり顔色も改善した．内服し月経前のイライラも抑えられるようになり，子どもへのイライラもほぼなくなった．2カ月ほど継続し，調子が良いため服薬終了．

コラム 月経関連の不調の重要性

毎月の月経期間が1週間の人の場合は，1年では合計12週間，約3カ月も月経中として過ごすことになります．月経困難症に加えてPMSがある場合は，月の半分ほどをイライラなどの不調で過ごすことも．体調不良が続くと余裕がなくなり，子どもにも優しくできないと悩まれる方もいます．PMSの背景には，不安感や気持ちが通じない寂しさがあり，キャパシティーがいっぱいになりわかってもらえない辛さなどから，イライラしてしまう構図があると考えます．漢方でサポートしたい分野です．

❺ 機能性ディスペプシア→六君子湯（りっくんしとう）

仕事復帰後，帰宅と同時に育児と家事が待っているため，疲れ切ってしまい食事が疎かになっているお母さんも多くいます．時間に追われて急いで食べたり，仕事の合間にお腹が空いてチョコレートやお菓子の間食をしたりすることで，胃腸に負担がかかります．それが積み重なり，胃腸（脾胃）を弱めてしまうケースも多くあります．

◆西洋医学的ポイント

機能性ディスペプシアとは症状の原因となる器質的，全身性，代謝性疾患がないのにもかかわらず，慢性的に心窩部痛や胃もたれなどの心窩部を中心とする腹部症状を呈する疾患です[11]．近年，自律神経や視床下部–下垂体–副腎皮質系（hypothalamic-pituitary-adrenal axis：HPA axis）との関連，腸脳相関や腸内細菌叢の重要性も明らかになってきています．ガイドラインではエビデンスレベルAとして六君子湯の使用が推奨されています[11]．

◆ホームケア

胃もたれや食欲不振があっても，子どもと一緒にご飯を食べなければいけないと思い込み，無理をして食べている人も多くいます．胃腸の不調があるときは無理をしないように伝え，どうしても食べなければいけない場合はお味噌汁など温かいスープ類をとるように伝えます．

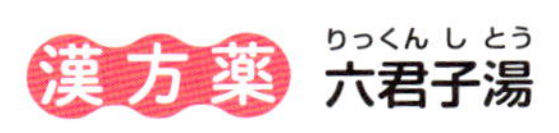

漢方薬 六君子湯（りっくんしとう）

機能性ディスペプシアは六君子湯を使用します．六君子湯にはHPA axisや交感神経系の機能亢進，ストレス性胃知覚過敏や食欲不振を改善するなど抗ストレス作用を発揮します[12]．特にストレスが強い場合は，六君子湯に香蘇散（こうそさん）を加え，香砂六君子湯（こうしゃりっくんしとう）という漢方として使用します．香蘇散でストレスによる気の滞りをさらに改善します．

症例 胃もたれ，食欲がない：33歳 女性

病歴：もともと幼少期から胃腸虚弱があった．胃もたれと食欲不振のため消化器内科を受診し，諸検査で異常を認めず西洋薬を継続していたが，改善傾向が乏しく漢方薬を希望された．

現症：脈：脈力が弱い，舌：淡白舌，白膩苔あり，腹：腹力中等度，振水音あり

処方：六君子湯エキス３包／日（分３．毎食前）

経過：１週間後には，胃腸の調子が良くなり食欲も増加．排便も毎日出るようになった．３カ月ほど継続し，調子が良いため服薬終了．

引用文献

1）Takayama S, Kikuchi A, Makino T. et al. Basic pharmacological mechanisms and clinical evidence of the efficacy of Hochuekkito against infectious diseases and its potential for use against COVID-19. Traditional & Kampo Medicine. 2021; 8: 3-21.
2）金井篤子. 働く女性のキャリア・ストレスに関する研究. 社会心理学研究. 1993; 8: 21-32.
3）Ito N, Hirose E, Ishida T, et al. Kososan, a Kampo medicine, prevents a social avoidance behavior and attenuates neuroinflammation in socially defeated mice. J Neuroinflammation. 2017; 14: 98.
4）Naito T, Itoh H, Takeyama M. Some gastrointestinal function regulatory Kampo medicines have modulatory effects on human plasma adrenocorticotropic hormone and cortisol levels with continual stress exposure. Biol Pharm Bull. 2003; 26: 101-4.
5）Ueki T, Mizoguchi K, Yamaguchi T, et al. Yokukansan, a traditional Japanese medicine, decreases head-twitch behaviors and serotonin 2A receptors in the prefrontal cortex of isolation-stressed mice. J Ethnopharmacol. 2015; 166: 23-30.
6）松田理英, 西沢幸二, 井上　治, 他. 自律神経失調症モデル（SARTストレス）マウスに対する加味帰脾湯の作用. 日薬理誌. 1992; 100: 157-63.
7）日本産科婦人科学会, 編. 産婦人科専門医のための必修知識. 2022年度版. 東京: 日本産科婦人科学会事務局; 2022.

8) 百枝幹雄. 子宮内膜症の現状. 産と婦. 2019; 7: 787-91.
9) 大坪天平. 女性特有のうつについて—月経関連障害と更年期障害について—. 女性心身医. 2020; 24: 294-8.
10) 山﨑麻由子, 木村容子, 佐藤　弘. 強い気虚, 不眠がある抑うつ傾向の患者に加味帰脾湯を投与したところ月経前症候群のみならず月経痛にも奏効した 3 症例の検討. 日東洋医誌. 2014; 65: 273-7.
11) 日本消化器病学会, 編. 機能性消化管疾患診療ガイドライン2021—機能性ディスペプシア(FD) 改訂第 2 版. 東京: 南江堂; 2021. https://www.jsge.or.jp/committees/guideline/guideline/pdf/fd2021r_.pdf (最終参照日 2024/7/31)
12) Oka T, Okumi H, Nishida S, et al. Effects of Kampo on functional gastrointestinal disorders. Biopsychosoc Med. 2014; 8: 5.

幼児期のエッセンス

楽しく遊ぶことで発達をサポートしよう

◆楽しく遊ぶことで発達をサポートしよう

遊びは，子どもの力を引き出すのに最適な手段の1つです．

子どもたちは,「やりたいこと」や「知りたいこと」を見つけ，挑戦する力をしっかりと持っています．子どもの力は大人が無理に引っ張り出すものではなく，子どもの中にある力を信頼し，子ども自身が引き出すことを支える姿勢が大切です．

◆子どもが夢中になることを大切にする

子どもは五感を通して遊びこむことで，子どもたちの非認知能力（こころや社会に関する力）が育ちます[1]．

親から見ると,「何をしているのだろう？」と思うような行為や時に困る行動にも，大きな意味があります．

例えば,「ティッシュをすべて箱から出す」「道路の白線の上をあえて歩きたがる」「ボタンを押したがる」「小石を集める」．ある時期に子どもは，これらの行為を一例として，特定の行動を繰り返します．繰り返しを通して自らの興味を徹底的に満たすことで，集中力がつき，やり遂げたことによる満足感が得られるようになります．「自らやりたくてたまらない時期」――これを，モンテッソーリ教育では「敏感期」といいます．子どもたちはこの敏感期に，必要な発達過程を獲得するといわれています．

※非認知能力（EQ）とは

知能指数（IQ）やテストの結果に反映されるような数値で表される力ではなく,「想像する力」「粘り強さ」「やり抜く力」「コミュニケーション能力」「問題解決する力」「行動力」「我慢する力」など生きる力のことです．

※モンテッソーリ教育とは

20世紀初めにイタリアの医師であるマリア・モンテッソーリが考案した教育法．子どもには自ら育つ力があるという考え方が前提です．子どもの発達を観察し，内在する力を発揮できる環境を整えることが，大人の役目だといわれています．

◆夢中になることを支援する遊びの工夫

そこで大人として，子どもが安心して没頭できる環境を用意し，サポートすることが大切です．

例えば，ティッシュをすべての箱から出してしまう場合は，1つのティッシュ箱を子ども用として渡し，何度もティッシュを出せるようにしてあげます．また，箱に薄い布を入れて引っ張り出して遊べるようなおもちゃ（引っ張りボックス）などを作って渡します．

大人にできることは，子どもが集中し，こころゆくまで楽しめるような環境を作ることです．結果として，その時期に伸ばしておきたい発達を支援できるようになります．

◆五感を使った遊びの大切さ

遊びの内容としては，外遊びが大切です．特に3歳から6歳は，感覚が敏感になる時期といわれています．外に出ると，触覚，視覚，嗅覚，味覚，聴覚といった五感が刺激されます．砂を触る，草木を見る，空気の温度や雨の日の匂いを肌で感じる，花の蜜を吸ってみる，虫や鳥の音を聞くなど，室内では得られない感覚を磨くことができます．

五感というのは，情報の窓口になります．シャッターが閉じ締め切った窓からは良いものが入ってきません．子どもたちは，五感を通じた実体験を土台として，その先にある抽象的な概念を掴むことができます．乳幼児期は，リアリティのある体験を積むことが非常に大切です．

筆者は上記のように，外へ出て散歩をしたり，公園や自然の中で遊ぶ大切さをよく伝えています．できれば，山や川や海で自然体験をして四季の移ろいを親子で感じられるといいですね．

自然の中の遊びには，正解も失敗もありません．子ども自身が遊びを見つけて展開していく経験を積むこともできます．

例えば，どんぐり遊びや落ち葉遊びを紹介します（図1）．乾いた葉っぱと濡れた葉っぱを触ったときの感触の違いや，落ち葉の匂い，どんぐりの形や大きさの違い，食べることができるどんぐりの味わい，落ち葉を踏んだときの「カサカサ」という音など——外遊びは子どもの五感を刺激するのに最適です．

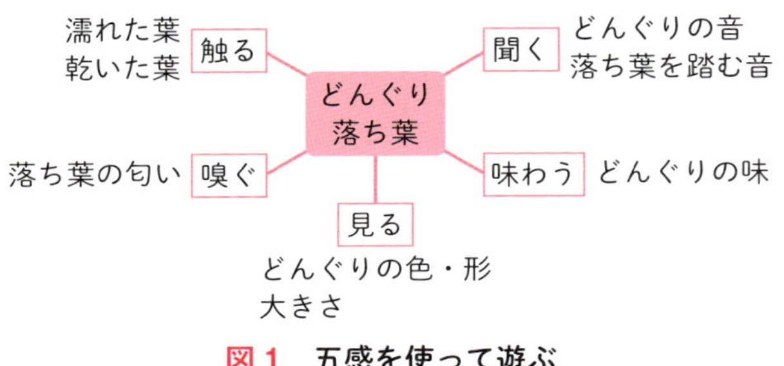

図 1　五感を使って遊ぶ

◆症状別・効果的な遊びと解消方法

病気や不調のときこそ，遊びを通して少しでも改善できると，親にも子にもストレスが少なくなります．同じ親目線でのアドバイスにはなりますが，患者さんにも喜ばれることが多いので，ここでご紹介します．

例 1：チック

子どものチックに対して，もちろん漢方薬を処方することもありますが，よくお伝えするのは「広い公園や自然の中で思い切り遊ばせてあげてください」というアドバイスです．

特に初期のチックは，東洋医学的には気の流れが悪い気滞と考えます．体を動かすと，滞りがなくなり気の流れが良くなるため，外遊びや運動が非常に効果的です．

例 2：歩くのが遅い

発達の遅れの相談があった場合，西洋医学的な評価も行いますが，異常がない場合に「3 カ月後まで少し様子を見ましょう」となることも多くあります．しかし，自宅で様子を見る間，ご両親は「これでいいのかな？」と不安な気持ちでいっぱいです．

そのため家で遊んでいる様子の動画を撮っていただくようにお願いし，外来ではその動画を見たうえで，遊びを通して発達を促すポイントを伝えています．

例えば，つかまり立ちをしている中で，体全体がぐらぐら揺れていて，体幹の強化が必要だと思った場合は，バランスボールの上に座らせてゆらゆら遊ぶ・ギッコンバッタンなどの体全体を使った遊びをする・下肢をよく触り歌を歌いながら膝の曲げ伸ばしをする，といった具体的なアドバイスを伝えます．

さらに，歩くために空間認識能力をつけることも必要です．空間認識能力向上のため，視野を広げるとよいと判断した場合は，マグネットなどを子どもの視線より少し高い壁に貼り付け，それをとるような遊びを提案します．こういった遊びを継続することで歩行の助けになります．

例3：夜泣き，癇癪

夜泣きや癇癪の改善においても，もっと自由に遊ぶ時間を設けることが大切です．ぐっすりと眠れていなければ，イライラや癇癪を起こしやすくなります．1日のスケジュールを確認するときに，「外で遊んでいますか？」と聞くと，「買い物に行っています」と言われることがあります．買い物も外に出ることの1つになりますが，スーパーなどの室内施設で得られる刺激の種類は，外遊びから得られるものとは異なります．忙しいときは，家の周りを散歩するだけでも構いません．できる範囲で外に出て，季節を感じてみることを提案します．

家でずっと遊んでいて遊びに飽きている子が，外遊びで思い切り体を動かす．結果としてお腹が空いてたくさん食べて，心地よい疲れのもとぐっすり眠れる．そんな子どもの姿は，容易に想像できると思います．現代では習い事などで忙しいお子さんもたくさんいます．時には家族で目一杯遊び，リフレッシュする時間をとってあげるとメリハリがついてよいでしょう．

引用文献

1) 大豆生田啓友，大豆生田千夏．非認知能力を育てるあそびのレシピ 0歳～5歳児のあと伸びする力を高める．東京: 講談社; 2019. p.3.

参考文献

① 坂上裕子，山口智子，林　創，他．問いからはじめる発達心理学―生涯にわたる育ちの科学．東京: 有斐閣; 2014.

② 鴨下賢一，編著．池田千紗，小玉武志，髙橋知義，著．発達が気になる子の脳と体をそだてる感覚あそび あそぶことには意味がある！ 作業療法士がすすめる68のあそびの工夫．東京: 合同出版; 2017.

③ 相良敦子．お母さんの「敏感期」 モンテッソーリ教育は子を育てる，親を育てる．東京: 文藝春秋; 2007

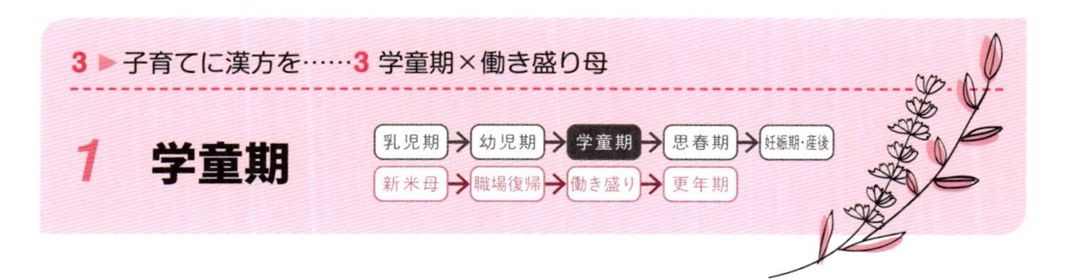

1 学童期

学童期は，集団生活でルールを身につけながら，言語や自然などに興味を持ち，自ら課題に挑戦し学習することで「勤勉性」を身につける時期です．この時期に時間を忘れて好きなことに没頭し，やり遂げる体験や，同年代の仲間と想いを分かち合う経験を積むことは，子どもを一生支える大きな財産になります．

親の生活面でのサポートはほぼ終了し，体も丈夫になり病気になる回数は減ります．一方で，過敏性腸症候群や心身症など精神面の考慮が必要な不調が増えるため，漢方薬でサポートするとよいでしょう．

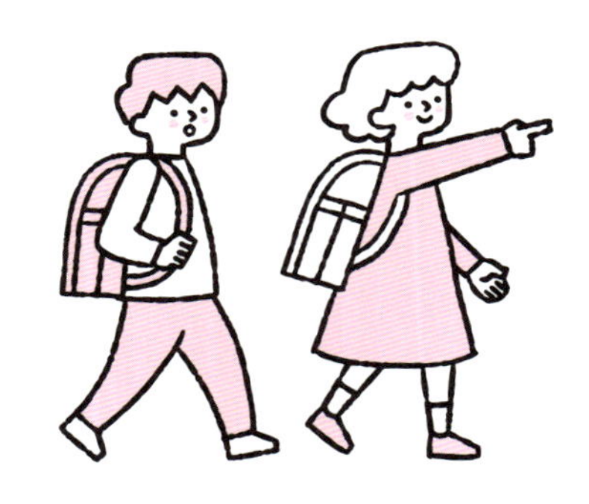

コラム 9歳の大切さ

筆者は9歳頃に起こる不調には，特に大切に向き合うようにしています．9歳頃のさまざまな問題は，次の思春期へのターニングポイントになることが多いからです．その背景には，4つあります．①10歳の壁といわれるように，学校の勉強も抽象的な概念が増え難しくなること，②友人関係がより複雑になること，③前思春期としてホルモンのバランスが変わり始めること，④親子関係も素直に甘える段階から大人と少し距離をとるようになることが考えられます．

精神科医の田中康雄先生は，「小学校三，四年生は，小学校の全生活上で，もっとも重要な時期と言いきってよい．小学校三，四年生は，大人に多くを支えられ指示されてきた一，二年生と，一定の距離と批判性をもって大人と向き合う五，六年生の狭間，ある意味"繭"の時期でもある」[1]と表現されており，とても共感します．

❶ 過敏性腸症候群→桂枝加芍薬湯（けいしかしゃくやくとう），桂枝加芍薬大黄湯（けいしかしゃくやくだいおうとう）

過敏性腸症候群（irritable bowel syndrome: IBS）は，症状の原因となる器質的疾患を伴わず，排便と関連する反復性腹痛と便通異常（下痢・便秘）を主症状とする機能性消化管疾患（functional gastrointestinal disorders: FGIDs）の1つです[2]．

好発年齢は，学童期から若年成人です．ストレスにより増悪する傾向があり[3]，腹痛を主訴に病院を受診する小児の中で過敏性腸症候群の診断がつく例は少なくありません．診断基準は表1になります．

表1 Rome IVによる小児過敏性腸症候群の診断基準

以下のすべての項目を満たすこと
1. 腹痛が1カ月につき少なくとも4日以上占め，下記の1項目以上と関連する腹痛がある 　a. 排便に関係する 　b. 排便頻度の変化に関連する 　c. 便形状（外観）の変化に関連する 2. 便秘のある小児においては，便秘の改善によって腹痛が改善しない 　（改善する場合は過敏性腸症候群ではなく，機能性便秘症とする） 3. 適切な評価の後に，症状は他の疾患では説明できない

※少なくとも最近2カ月は基準を満たす
（Hyams JS, et al. Gastroenterology. 2016; 150: 1456-68[4] より）

◆西洋医学的ポイント

排便パターンから，便秘型，下痢型，混合型に分けられ，治療は整腸薬や便通改善薬などの薬物治療や，精神療法です．便秘と腹痛がある場合は，まず便秘の治療を優先させます[4]．診断基準にもあるように，便秘の治療で腹痛が治る場合は，機能性便秘症と診断します．

症状の持続から学校で頻回にトイレに駆け込むことへの不安を抱え，行き渋りへ結びつくこともあり，早期の介入が大切です．

◆ホームケア

脂質，カフェイン類，香辛料や牛乳などの冷たい飲み物で症状が起こりやすくなります[2]．ペパーミントオイルが痛みの程度を軽減させる報告もあります[5]．

漢方薬 桂枝加芍薬湯（けいしかしゃくやくとう），桂枝加芍薬大黄湯（けいしかしゃくやくだいおうとう）

下痢型，および混合型には桂枝加芍薬湯を使用します．成人例の報告ですが，臭化メペンゾラートと比較して，便通異常，腹痛，ガス症状と腹鳴が有意に改善した報告もあります[6]．便秘型の場合は大黄が含まれた桂枝加芍薬大黄湯がよいでしょう．

Rome Ⅳでは，過敏性腸症候群と食後の胃もたれなどの上部消化器症状を中心とした機能性ディスペプシアがオーバーラップすることを容認しており[4]，上部消化器症状が強い場合は六君子湯（りっくんしとう）を使用します． ☞参考：腹痛・下痢（p.279）

症例

便秘と下痢を繰り返す：10 歳 女児

病歴：学年が上がり，腹痛がよく起こるようになった．夏休み前から便秘と下痢を交互に繰り返すようになった．

現症：体重 33kg，脈：平，舌：淡紅色，腹：お腹全体に冷えあり，腹直筋攣急あり，下腹部に便塊を触知する

処方：桂枝加芍薬湯エキス 2 包 / 日（分 2．朝夕食前）

経過：内服し，腹痛が激減したので本人も喜んでいた．話し合いながら，緊張するときの対応を身につけていき，夏休み明けからも順調に登校できたので，服薬終了．

JCOPY 498-14592

❷ 季節性アレルギー性鼻炎(花粉症)・通年性アレルギー性鼻炎→小青竜湯(しょうせいりゅうとう),越婢加朮湯(えっぴかじゅつとう)

スギ花粉症を中心として,アレルギー性鼻炎は発症の低年齢化が進み,有病率は増加傾向にあります[7].鼻汁・鼻閉を中心に生活の QOL を大きく下げます.アレルギー性鼻炎に対する小青竜湯のエビデンスは複数の報告があります[8~10].漢方薬は眠気を起こさず,喘息発作の初期や感冒時にも有効です.

◆西洋医学的ポイント

鼻副鼻腔炎との合併も多く慢性的な経過をとることも多いものです.また,鼻と気管支はつながっており(one way one disease),鼻炎と気管支喘息との関連も大切です.

薬物治療は抗ヒスタミン薬,ロイコトリエン拮抗薬,鼻噴霧用ステロイド薬などがあります.最重症の季節性アレルギー性鼻炎には,ヒト化抗 IgE モノクローナル抗体が適応になります.アレルギー免疫療法の舌下免疫療法も 5 歳以上の小児に適応があります.☞参考:鼻汁(p.255)

◆ホームケア

鼻腔に炎症があると粘膜機能が低下するので,室内の加湿は有効です.ダニ,ハウスダストが原因の通年性アレルギー性鼻炎は,掃除など環境の整備も大切です.

漢方薬 小青竜湯(しょうせいりゅうとう),越婢加朮湯(えっぴかじゅつとう)

小青竜湯は流れ出るような水様性鼻汁やくしゃみがあり,流涙,顔が青白くむくむタイプに有効です.プラセボ群とのランダム化比較試験でも有効性が確認され[11],動物実験では卵白アルブミンをマウスの鼻腔内に投与したアレルギー性鼻炎モデルにてくしゃみ回数,血中 OVA 特異的 IgE 濃度を有意に抑制し[12],肥満細胞からのヒスタミン遊離および脱顆粒の抑制も報告されています[13].錠剤もあり,粉薬が苦手な子どもにも使えます.

目の痒みや喉の痒みなど粘膜症状が強い場合は,越婢加朮湯がよいでしょう.鼻腔粘膜の所見で発赤が著明で,腫脹が強い場合に使用します.麻黄の量が多いので長期連用は避け,頓服で使用することもあります.

小青竜湯も越婢加朮湯も麻黄が入った漢方薬です．麻黄による胃もたれをきたす場合は食後内服に変更します．エフェドリンの交感神経興奮作用により眠りにつきにくくなる子もいるので，朝や昼の内服がよいでしょう．☞参考：小青竜湯（p.222）

症例

アレルギー性鼻炎：11 歳 男児

病歴：7 歳より通年性アレルギー性鼻炎および，季節性アレルギー性鼻炎と診断され，舌下免疫療法，抗ヒスタミン薬の内服や点鼻を行ってきた．花粉の飛散期は鼻閉や目の痒みなどの症状が強く，日常生活で困るほどだった．

現症：体重 35kg，脈：数，舌：紅舌で潤いが多い，腹：振水音をごく軽度認める

処方：越婢加朮湯エキス 2 包 / 日（分 2．朝夕食前）

経過：内服 3 日目から目の痒みもスッキリし，夜間の鼻閉も改善した．2 週間後からは朝食前のみに減らした．花粉の飛散期の終了とともに服薬終了．

❸ 車酔い→五苓散（ごれいさん）

修学旅行など行事で遠出をする場合にも有効です．予防として車に乗る前に飲むことがポイントです．家族内で困っている例が多く，効果があったときには非常に喜ばれます．

◆西洋医学的ポイント

起立性調節障害の症状にも含まれます．

◆ホームケア

車内の換気は大切です．飴などで気を紛らわすのもよいでしょう．

漢方薬 五苓散（ごれいさん）

車に乗る 1 時間ほど前に内服するとよいでしょう．五苓散の利尿作用からトイレに行きたくなることもあるので，少し前に飲んでおきます．

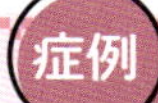

車に酔う：11 歳 男児

病歴：車に乗ると気持ちが悪くなると相談があった．10～20 分ほどで嘔気を感じるため日常生活でも困っていた．

既往歴：自閉スペクトラム症（ASD）

現症：体重 35kg，脈：数，舌：淡紅舌・歯痕あり，腹：振水音あり

処方：五苓散エキス 1 包/回（車に乗る 30 分から 1 時間前）

経過：車に乗る 1 時間ほど前に五苓散を内服するようにしたところ，嘔気が減った．徐々に短時間の乗車では吐き気もなくなり，長距離移動のときのみ頓服している．

❹ 受験生の漢方→柴胡桂枝湯（さいこけいしとう），抑肝散加陳皮半夏（よくかんさんかちんぴはんげ）

最近は，中学受験をする子どもも増えています．夜遅くまでの通塾は大変ですし，疲れて風邪をひきやすくなっている子もいます．またストレスからイライラや不眠が生じて困っている子どもたちに処方すると，本人も家族も気持ちが楽になります．漢方の助けも借りて，子どもたちが本来の力を十分に発揮できますように．

◆西洋医学的ポイント

受験のストレスで病院を受診するケースはほぼありませんが，腹痛や頭痛などの背景になることはよくあります．

◆ホームケア

子どもを信じて見守ることは，簡単ではありません．親だからこそ我が子の成功を強く願い，焦燥感に駆られることもあるでしょう．親も子も，焦るときこそ，基本的な生活習慣（食事，睡眠）が大切になります．特に就寝時間が遅い場合は，朝型に切り替える提案をします．

漢方薬 柴胡桂枝湯（さいこけいしとう），抑肝散加陳皮半夏（よくかんさんかちんぴはんげ）

風邪をひきやすい，ストレスで頭痛や腹痛が度々起こる場合は，柴胡桂枝湯を使用します．ストレスでイライラしてしまう場合は，抑肝散加陳皮半夏がよいでしょう．

受験期のイライラ：12 歳 男児

病歴：受験生のため通塾で忙しく，家庭でもイライラするようになった．ご家族より相談があり漢方薬を処方．

現症：体重 47kg，脈：平，舌：紅舌，腹：胸脇苦満あり，左の腹部大動脈の動悸を触知

処方：抑肝散加陳皮半夏エキス 2 包（分 2．朝夕食前）

経過：意識して休む時間や体を動かす時間も作るようにお伝えし，漢方薬を開始した．また，眠れないときは就寝前に内服しても問題ないことも伝えた．漢方薬があるほうが本人も落ち着くと言っており，受験が終わるまで服薬し終了．

引用文献

1) 田中康雄. 僕の児童精神科外来の覚書 子どもと親とともに考え, 悩み, 実践していること. 小学三, 四年生という大切さ. 東京: 日本評論社; 2022. p.175-9.
2) 中山佳子. 過敏性腸症候群. 小児臨床. 2021; 74: 1778-81.
3) Devanarayana NM, Mettananda S, Liyanarachchi C, et al. Abdominal pain-predominant functional gastrointestinal diseases in children and adolescents: prevalence, symptomatology, and association with emotional stress. J Pediatr Gastroenterol Nutr. 2011; 53: 659-65.
4) Hyams JS, Lorenzo CD, Saps M, et al. Functional disorders: children and adolescents. Gastroenterology. 2016; 150: 1456-68.
5) Kline RM, Kline JJ, Di Palma J, et al. Enteric-coated, pH- dependent peppermint oil capsules for the treatment of irritable bowel syndrome in children. J Pediatr. 2001; 138: 125-8.
6) 水野修一. 過敏性腸症候群に対する桂枝加芍薬湯の効果. Pharma Medica. 2007; 25: 39-41.
7) 岡野光博. ガイドラインのワンポイント解説 鼻アレルギー診療ガイドライン 2020 年度版（改訂第 9 版）. アレルギー. 2021; 70: 166-70.
8) 岡崎英登, 川本英子, 原田康夫. 鼻アレルギーに対する漢方エキス製剤（小青龍湯）の臨床効果. 耳鼻臨床. 1981; 74: 367-80.
9) 山際幹和. 小青竜湯（TJ-19）の鼻アレルギー患者の鼻閉塞に対する効果. 耳鼻臨床. 1997; 補 92: 38-42.
10) 荻野　敏, 原田　保, 入船盛弘, 他. 通年性鼻過敏症に対する小青竜湯の臨床効果─証との関係─. 耳鼻展望. 1991; 34: 1-7.
11) 馬場駿吉, 高坂知節, 稲村直樹, 他. 小青竜湯の通年性鼻アレルギーに対する効果─二重盲検比較試験─. 耳鼻臨床. 1995; 88: 389-405.
12) Ikeda Y, Kaneko A, Yamamoto M, et al. Possible involvement of suppression of Th2 differentiation in the anti-allergic effect of Sho-seiryu-to in mice. Jpn J Pharmacol. 2002; 90: 328-36.
13) 松本達始, 石田　稔, 八田千広, 他. 小青竜湯エキスのラット肥満細胞からのヒスタミン遊離および脱顆粒抑制作用. 耳鼻展望. 1991; 34: 289-93.

参考文献

① 佐野修吉. エリクソンの industry は「勤勉性」でいいのか?: 学童期におけるその意味と意義を問い直す (特集 エリクソン再考—第 IV 段階から第 V 段階への移行をめぐって—). 心理科学. 2009; 30: 1-10.
② 佐々木正美. 子どもの心が見えてくる—エリクソンに学ぶ—. 学童期. 愛知: ゆいぽおと; 2021. p.60-74.
③ 木村康子. 小青竜湯. 小児診療. 2014; 77: 1017-21.

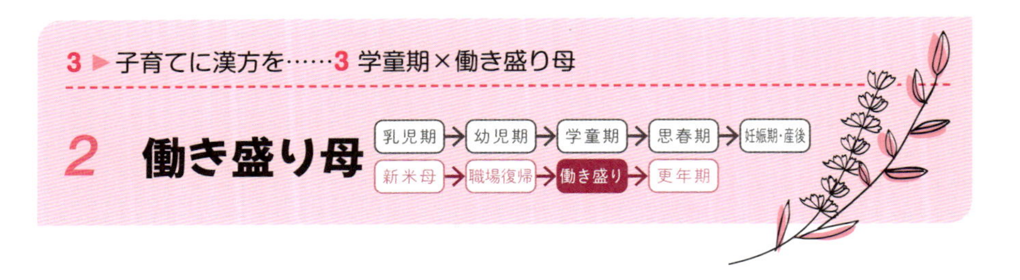

3 ▶ 子育てに漢方を……3 学童期×働き盛り母

2 働き盛り母

30代後半から40代にかけては，まさに働き盛りの年代です．年齢的にも少し無理ができるので，仕事や育児，または家事や育児を，フル回転で頑張っているお母さんが多いもの．子どもたちは，お母さんが頑張るその姿をちゃんと見ています．

お母さん自身がこころも体も大切にし，疲れ切ってしまうことがないように．溢れるエネルギーで，家族と一体になって何事も楽しめるように．漢方の力で支えます．

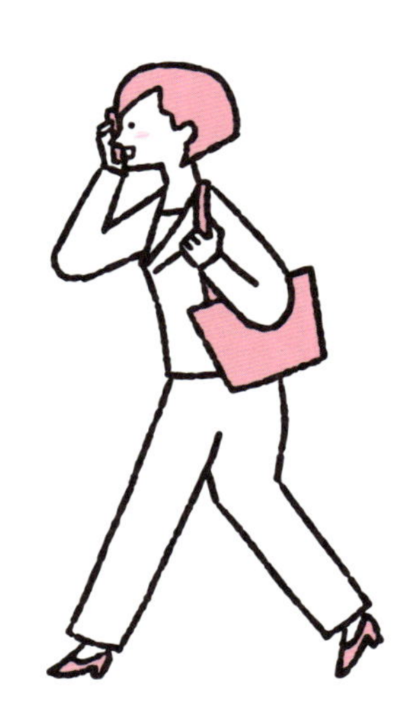

❶ 肩こり→桂枝茯苓丸（けいしぶくりょうがん）

スマートフォンやパソコンなど画面を見る時間が長くなりストレートネックとなったり，体を動かす機会が少なかったりして，肩こりが起こるケースが増えています．在宅勤務が増え，通勤分の運動が減るなど，生活スタイルの変化も大きいでしょう．女性全般に多い症状ですが，主訴として来院することは少なく，付随する症状の 1 つとして訴えがあります．

◆西洋医学的ポイント

「なで肩」や胸郭出口症候群，可動域の制限を伴う四十肩，上腕部のしびれなどがあれば，整形外科にも相談が必要です．

◆ホームケア

筆者は，短時間でいいので体を動かすことが大切だと伝えています．今は You-Tube などで自宅で気軽に取り組めるヨガやストレッチなどの動画もあるので，うまく活用していけるといいですね．

漢方薬 桂枝茯苓丸（けいしぶくりょうがん）

肩こりと頭痛を合併する場合には桂枝茯苓丸がよいでしょう．のぼせや下肢の冷え，めまい，月経不順を認める場合に適応があります．桂枝茯苓丸は血の流れの停滞（瘀血）の血液循環を改善する薬です．ビタミン E との併用で，肩こり，冷え症，月経異常に対して単独群よりも早く効果を認めます[1)]．

診察では舌下静脈の怒張，腹診で瘀血の圧痛点である臍周囲の圧痛や鼠径部の圧痛を認めます．

症例

肩こり：35 歳 女性

病歴：仕事が忙しくデスクワークが多くなっていた．肩こりと頭痛が悪化し，漢方薬を希望．

現症：舌：暗紅色・舌下静脈怒張あり，腹診：腹力中等度，S 状結腸部に瘀血圧痛点あり

処方：桂枝茯苓丸エキス 3 包 / 日（分 3．毎食前）

経過：内服開始し月経痛が軽くなったと喜ばれた．肩こりは10→5程度にはなったがまだ残るということでストレッチなどを行うように伝えた．仕事と育児の両立を労いつつ，減薬しながら半年で服薬終了．

❷ むくみ→防已黄耆湯（ぼういおうぎとう），芎帰調血飲（きゅうきちょうけついん）

他の疾患と同様に基礎疾患の除外は大切ですが，基礎疾患がない浮腫に対しては西洋薬では治療薬が乏しく，漢方薬が有効です．漢方治療においては，主に水分の偏在と考え，水の分布を調節する利水剤を使用します．

◆西洋医学的ポイント

浮腫とは，生理的な代償能力を越えて，組織間隙に水分が過剰に貯留した状態です[2]．体重変化，靴下の痕の有無，尿量の変化を問診で確認します．診察では性状と分布の確認が大切です．圧痕があるかどうか，全身性浮腫なのか局所性浮腫なのかを確認します．全身性浮腫の場合は西洋医学的な原因検索を優先させます．

◆ホームケア

踵の上げ下げや，クリームを使用したマッサージなどもよいでしょう．自分のための時間がとりにくい年代なので，5分ほどで十分なことを伝えておきます．

漢方薬 防已黄耆湯（ぼういおうぎとう），芎帰調血飲（きゅうきちょうけついん）

防已黄耆湯は水太りの肥満傾向で，むくみが気になる女性に使用します．変形性膝関節痛，多汗症，肥満傾向の人の月経異常[3]や手汗の改善にも有効です．患者さんからは，内服を開始してから尿量が増えたと言われます．理由として，「体の中の余分な水が尿として出るから」だと説明しています．エストロゲン様作用を示し肥満の軽減にもつながります[4]．

産後の不調に使用されることが多い芎帰調血飲は，気血両虚および瘀血からなるさまざまな症状に使われます．疲労が目立つタイプのむくみによいでしょう．うっ血を伴う下肢静脈瘤，歩行障害をきたす下腿浮腫[5]にも使用します．

JCOPY 498-14592

症例

むくみ，膝関節節痛：41 歳 女性

病歴：膝関節の痛みに対して整形外科を受診していたが改善がないこと，むくみの治療のため漢方薬を希望された.

現症：舌：淡白舌・胖大・歯痕あり，下肢のむくみがあり

処方：防已黄耆湯エキス 3 包 / 日（分 3．毎食前）

経過：内服し 2 週間ほどで痛みが軽減した．また既往歴に多嚢胞性卵巣症候群があり，薬による排卵を長年継続していたが，内服中に自然妊娠した．妊娠がわかり服薬終了.

❸ 冷え症→人参湯（にんじんとう）

冷えは西洋医学的な検査や治療はなく，客観的評価がしにくいですが，東洋医学では冷えに対する治療があります．冬場だけではなく，夏場の職場の冷房による冷えで困っている女性もいます．冷えが原因で血流が滞り，免疫力低下，自律神経失調，ホルモンバランス異常を引き起こすこともあります[6]．また，頭痛や腹痛などの痛みの原因や，不妊症の治療においても重要です[7]．各臓器の微小循環を調節することで，内臓全般の機能，免疫やアレルギー，ホルモン分泌などを調節します．その結果，基礎代謝が改善し，体温が上昇し，体調が良好となります[7].

◆西洋医学的ポイント

甲状腺機能低下症や貧血，関節リウマチなどの器質的疾患を念頭におきながら診察します.

◆ホームケア

体を温め血流を良くすることが大切です.

「ゆっくりお風呂に入る時間はありますか？」と聞くと，「家族が入り終わった後，最後にささっと入ります」などと答える方も多いです．なるべくシャワーだけで済まさず，しっかりと入浴することを勧めています．お風呂場に両足が入る程度のたらいを用意し，頭を洗っている間に足湯をするように勧めることもあります.

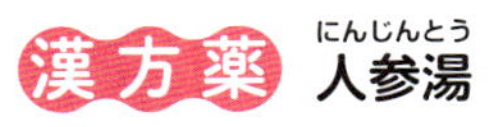

人参湯

冷え症は４つのタイプに分けられます．①全身が冷えるタイプ，②手足が冷えるタイプ，③お腹が冷えるタイプ，④手足と腰が冷えるタイプです．

①全身が冷えるタイプには十全大補湯や真武湯，②手足が冷えるタイプには当帰芍薬散，当帰四逆加呉茱萸生姜湯，桂枝茯苓丸，③お腹が冷えるタイプには人参湯，④手足と腰が冷えるタイプには八味地黄丸などを主に使用します．30 ～ 40 代に多いのは①～③で，④は腎虚といい更年期以降の方に増えます．

実際には，丁寧に診察をすると手足だけが冷えている方は少なく，大半の方々に腹診で冷えを認めます．冷えを指摘すると意外と無自覚です．

このようなケースは，人参湯をファーストチョイスとして使用して，お腹から温めることで手足もポカポカ温まるようになります．

他の要因として，30 ～ 40 代はストレスで気の流れが悪くなる場合もあります．これらに対しては，加味逍遙散や香蘇散などを使用します．

症例

冷え症，胃腸虚弱：38 歳 女性

病歴：長年続く冷えと胃腸虚弱で悩んでいた．給食を作る仕事のため，夏場は冷房が強く，冬場は冷え，すぐに風邪をひいていた．

現症：手足がとても冷たい．脈：平，舌：淡白舌，腹診：腹力弱，心下痞鞕あり

処方：人参湯エキス３包 / 日（分３．毎食前）

経過：内服後２週間ほどでお腹の調子が良くなり，胃痛や胃もたれが改善した．嬉しくなり，油物を食べるとこれまで通り下痢をしてしまった．半年ほど継続し，夏場になった時点で月経前の不調に合わせて当帰建中湯へ変更した．冬になり冷えが強くなった時点で再度人参湯へ戻した．１年前と比較してカイロの使用量が減り，手足も温かくなり，風邪もひきにくくなった．調子が良いため継続中．

JCOPY 498-14592

❹ 片頭痛→呉茱萸湯（ごしゅゆとう），桂枝茯苓丸（けいしぶくりょうがん）

他の疾患と同様に，ストレス・冷え・月経，長時間のパソコン作業やデスクワークにより片頭痛や緊張性頭痛を引き起こします．OTC 薬に代表される複合鎮痛薬などの頭痛治療薬を３カ月を超えて定期的に乱用した結果として，1 カ月に 15 日以上起こる頭痛である「薬剤の使用過多による頭痛」（medication-overuse headache：MOH）にも，漢方薬は効果があります．漢方薬は MOH の予防にもなりますが，原因薬剤からの離脱の成功に寄与することもできます[8]．

◆西洋医学的ポイント

片頭痛の急性期治療はアセトアミノフェン，非ステロイド性抗炎症薬，トリプタン，エルゴタミン，制吐薬です[9]．近年，新規予防薬としてカルシトニン遺伝子関連ペプチド（calcitonin gene-related peptide：CGRP）および，CGRP 受容体を標的としたモノクローナル抗体，急性期治療薬として選択的 5-HT_{1F} 受容体作動薬が承認されました[9]．

◆ホームケア

ご自身で痛みが起こりやすいポイントを把握してもらうことが大切です．仕事で気を張っている人，週末になると頭痛がする人は，仕事で非常にエネルギーを使っており，休みの日にホッとして気が緩むことで痛みが発生することもあります．頭痛ダイアリーで記録すると，悪化要因だけでなく漢方内服後の変化も客観視しやすくなります．

漢方薬 呉茱萸湯（ごしゅゆとう），桂枝茯苓丸（けいしぶくりょうがん）

呉茱萸湯に，呉茱萸，大棗（たいそう），生姜（しょうきょう）と，温めて痛みと吐き気を取る生薬の組み合わせからなるために，冷えによって悪化しやすく，時に嘔吐を伴う片頭痛に使用します．より呉茱萸湯に反応しやすい特徴として「（他覚的）足冷」，「胃内停水」，「胸脇苦満」，「臍傍圧痛」，「腹部動悸」の５項目が有用です[10]．

月経関連頭痛においては，月経痛の治療として桂枝茯苓丸を開始したところ，瘀血の症状として出ていた頭痛が改善する例もあります．☞参考：頭痛（p.285）

症例

片頭痛：37 歳 女性

病歴：若い頃から肩こりと頭痛が酷かった．仕事が忙しくなり頭痛の頻度が増えてきたため，漢方薬を希望された．ひどいときは嘔吐しそうになり，冷えで悪化する傾向があった．

現症：足の冷えあり，脈：数，舌：淡白舌・白膩苔(はくじたい)あり，腹診：腹力中等度，臍傍に瘀血の圧痛あり

処方：呉茱萸湯エキス 3 包 / 日（分 3．毎食前）

経過：頭痛の頻度は減少し，嘔吐も起こらなくなった．疲れてくると頻度が増えるため，生活リズムの改善にも努めていただいた．改善とともに飲み忘れも増え，自己調節しながら半年ほどで服薬終了．

引用文献

1) 佐藤信紘, 竹井謙之, 池嶋健一, 他. 冷え症・肩こり等の不定愁訴に対する NT21 細粒（桂枝茯苓丸＋ビタミン E）の効果について. 東方医. 2003; 19: 23-43.
2) 伊藤秀一. 浮腫. 小児内科. 2018; 50（増刊号）: 28-9.
3) 佐藤泰昌, 高井紀子, 田上慶子, 他. 女性患者に対する“防已黄耆湯”の応用疾患の多様性. 産婦漢方研のあゆみ. 2012; 29: 37-9.
4) 山口朋子, 羅　鳳琳, 橋本統星, 他. 肥満症に用いられる 3 種の漢方薬の女性ホルモン様作用と脂肪蓄積抑制効果. 診療と新薬. 2023; 60: 179-87.
5) 山口英明.【口訣と温故知新（2）】. 高齢者の下腿浮腫と芎帰調血飲加減. 漢方の臨床. 2014; 61: 1827-31.
6) 加藤士郎, 松崎靖司. 女性のトータルケアに役立つ漢方治療. 産婦漢方研のあゆみ. 2019; 36: 1-9.
7) 中山　毅, 俵　史子, 村林奈緒, 他. 不妊女性の漢方療法は, 冷えと胃腸症状を考慮することが必要である. 産婦漢方研のあゆみ. 2019; 36: 21-5.
8) 石川理恵, 川村　強, 河野順子.「薬剤の使用過多による頭痛」における漢方薬の併用は原因薬剤からの離脱成功に寄与する. 日頭痛会誌. 2022; 48: 585-90.
9) 間中信也, 山王直子, 團野大介, 他. 片頭痛治療の新時代―治療ゴールとアルゴリズムの提案―. 新薬と臨. 2024; 73: 3-17.
10) 小田口浩, 若杉安希乃, 伊東秀憲, 他. 呉茱萸湯 responder の漢方医学的所見に関する統計学的検討. 日東洋医誌. 2007; 58: 1099-105.

学童期のエッセンス

子どもの養生

◆子どもの養生

病気になって慌てて治療するのではなく，常日頃から体とこころを整えておくことが大切です．漢方では，病気を未然に防ぐ「養生」に重きを置いています．子どもの養生のポイントは，睡眠，食事，運動をしっかりとし，こころが伸びやかであることです．これにより気血水のバランスが整い，栄養が行き渡り免疫力が高まって，余分なものを排泄できるため，病気の予防になります．どんな時代の変化にも生き抜いていく力がつくでしょう．

18世紀初め、江戸時代に儒学や医学に精通していた貝原益軒(かいばらえきけん)により健康についての指南書である『養生訓』が出版されました．もともと体が弱かった益軒は，健康に気をつけ，自身も養生に心がけて実践していたといわれ，83歳で没する前に『養生訓』を出版しています．その内容は，病気にならないように予防し，心身の健康を保つ責任は自分自身にあることや，病気を未然に防ぐための知識である体の養生とこころの養生について具体的に記載されています．

ここでは，病気にならないための，子どもにとっての養生法について説明します．

気と血が十分に作られ，そして気血水の３つがスムーズに流れるためには，「作る，流す，減らしすぎない」の３つのポイントが大切です．

◆気血水を作るものと減らすもの

① 食事，睡眠でしっかりと気を作ること

「気」と「血」をしっかり作るためにも食事と質の良い睡眠は欠かせません．

② 運動により作った気を全身に流すこと

十分に作られたエネルギーや体の潤いである「気血水」を体の隅々まで流すことが大切です．幼児期のエッセンス（p.58）でも述べたように，しっかりと体を動かすと，全身に気が流れ循環します．

③ 感情により減らしすぎないこと

「気を遣う」「気疲れ」「気が塞がる」などの言葉に代表されるように，感情を抑え

気血水を作るものと減らすもの

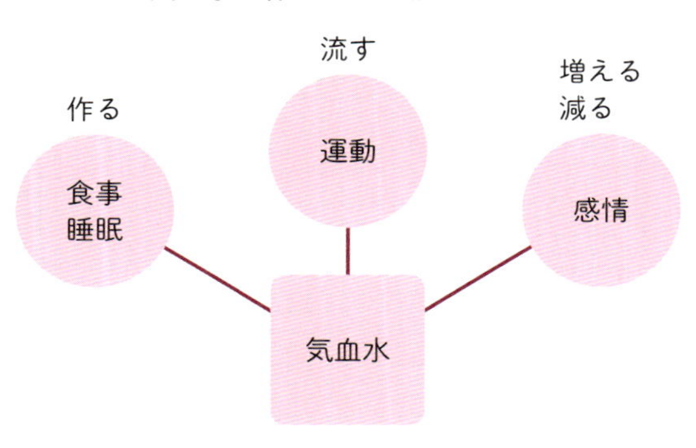

込んだり他人に気を遣いすぎたりすることが，「気」を消耗させる原因になります．子どもらしく感情を伸びやかに表現することで，気を停滞させないことが大切です．

「睡眠，食事，運動を心がけ，伸びやかなこころで生活する」ことが大切です．個食，ゲームによる外遊びの減少，乱れやすい睡眠リズム，子どもが触れ合う遊びの機会が減っているなか，土台となる睡眠，食事，運動を忘れてはいけません．

◆健やかな体とこころがもたらすもの

食事，睡眠，排泄の３つの柱を整え，健やかな体とこころを作ることで，どんなときでも心身ともに健やかに過ごすことができます．病気になったら病院へ受診することで解決するのではなく，土台を整えて本来の力を発揮し，病気にならない，病気になっても軽いうちに対応できるようなリテラシーが広がることを願っています．

めまぐるしく変化する時代だからこそ，幸せな未来をともにつくっていけるよう，土台である体をしっかりと整えていくことが大切です．

参考文献

① 澤田節子. 貝原益軒の『養生訓』にみる健康術ーセルフケアをめぐってー. 東邦学誌. 2011; 40: 87-100.
② 伊藤ちぢ代. 貝原益軒『養生訓』の「健康」観をめぐって. 日本大学大学院総合社会情報研究科紀要. 2005; 6: 128-37.

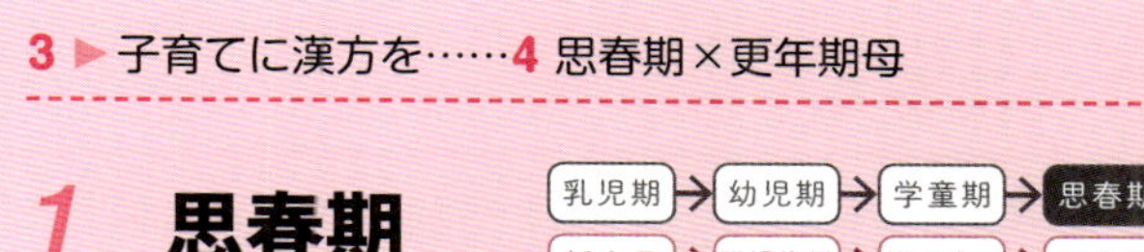

1 思春期

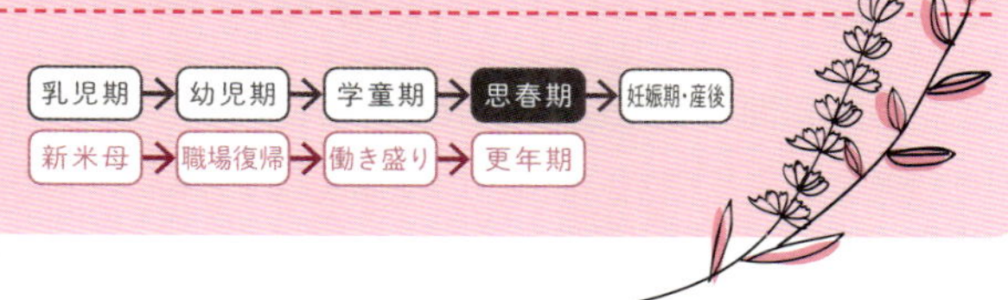

思春期は，こころと体の発達がバラバラで足並みが揃っていません．

自己への意識が強くなり，親や友達と異なる内面の世界に気がつくとともに，自分の生き方を模索するようになる,「アイデンティティ」の獲得時期です．そのため，他者から自分を認められることに敏感になり，仲間同士の評価を意識します．意識しすぎるがゆえに，交流に消極的になる面や，言語化が未熟なゆえ自分の葛藤を言葉にしづらく，言葉数が少なくなることもあります．

身体は，ホルモンバランスが大きく変わり二次性徴が発現します．女児は月経が始まり，将来の妊娠に向けて大きく変化します．男児も声や体つきが変わり，子どもらしい外見からは卒業します．大きな体の変化に伴い，起立性調節障害のような自律神経疾患も増える時期です．

思春期は，大人の入り口に立ってはいますが，不安・孤独・焦りなどと一人で向き合い葛藤しながら，将来の目標に向かって頑張ろうとする，逞しくも少しおぼつかない時期です．必死にもがく子どもを前にした思春期の外来診療はとても難しく，漢方薬が大きな力になります．

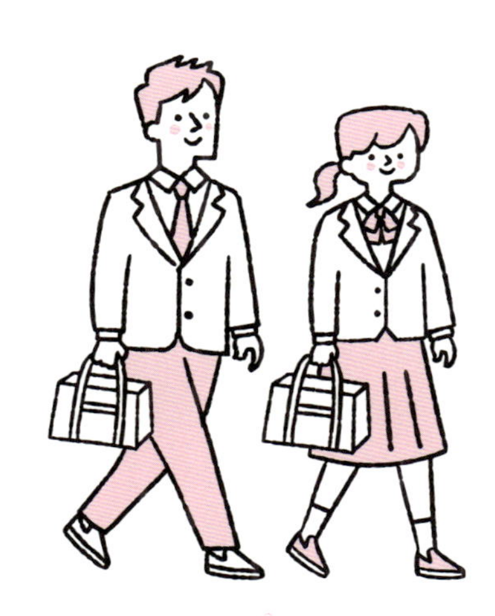

❶ 月経困難症→桂枝茯苓丸（けいしぶくりょうがん）

最初の1年間は周期も安定しにくく，子宮頸管が未熟で細いため，経血が出づらく月経痛も起こりやすい時期です．初経から間もない中高生における月経困難症は学校生活に支障をきたし，学業のみならず，身体，心理面へ悪影響を及ぼします[1)]．子宮頸管の成長とともに自然軽快することもあり経過観察されることも多いですが，鎮痛薬のみで対応できないこともあり，漢方薬が選択肢として有効です．

◆西洋医学的ポイント

思春期女性の半数以上が月経関連のなんらかの症状を経験するといわれていますが[1)]，特に若年時から月経痛が強い場合は，子宮内膜症を発症するリスクも高いことがわかっています[2)]．

◆ホームケア

10代の女性は婦人科の診察に抵抗があり，月経に関する質問をするのが恥ずかしいと感じていることも．月経は女性として大切な現象であること，症状がある場合は他の疾患と同様に治療対象となることを丁寧に説明します．

漢方薬 桂枝茯苓丸（けいしぶくりょうがん）

どうしてもエキス剤の味に抵抗感が強い年代のため，錠剤がある桂枝茯苓丸を第一選択にします．飲み忘れも多いので，忘れてしまった場合は食後でも服用可能だと伝えています．

虚証の患者さんには当帰芍薬散（とうきしゃくやくさん）を処方する機会も多いのですが,「当帰」がセリ科の植物のため, 10代の子どもには，匂いが嫌だとよくいわれます（20代になるとすんなり飲んでくれるようになります）． ☞参考：月経困難症（p.334）

症例

月経痛：13歳 女児

病歴：12歳で初潮があり，月経痛は鎮痛薬にて対応していたが，月経周期も不安定であったため漢方薬を希望.

現症：体重50kg，体格はしっかりしている，脈：平，舌：紅舌・舌下静脈怒張あり，腹：腹力あり，回盲部に瘀血圧痛点あり

処方：桂枝茯苓丸料エキス錠 12 錠 / 日（分 2．朝夕食前）
経過：錠剤の量が多く飲みづらそうではあったが，なんとか内服できた．月経痛がひどいときは安中散（あんちゅうさん）を頓服で追加した．3カ月ほどで月経周期も整い，痛みが軽減したので，6 錠 / 日（分 1．朝食前）に減らした．5カ月ほどで服薬終了．

❷ 頭痛→五苓散（ごれいさん），呉茱萸湯（ごしゅゆとう）

頭痛は，腹痛と並んで訴えの多い疾患です．原因疾患のない「一次性頭痛」のうち，群発頭痛は激しい頭痛のため西洋医学を優先します．片頭痛，緊張型頭痛が，漢方治療の適応になります[3)]．

◆西洋医学的ポイント

小児・思春期の一次性頭痛で有病率が高いものは片頭痛と緊張性頭痛です．片頭痛の急性期の薬物療法は，イブプロフェン，アセトアミノフェンです．頭痛発症からできるだけ早期に十分量使用します．イブプロフェンなどで効果がない場合は，トリプタン製剤の使用を考慮します（15歳未満は保険適用外）[4)]．片頭痛の予防薬は確立したものは乏しく，非薬物療法を中心とした加療にて改善しない場合に，副作用の少ない薬剤を少量ずつ増量します[4)]．緊張性頭痛はマッサージ，運動などの非薬物療法が中心です．

◆ホームケア

スマホやゲームなどを長時間で見ていたり，夜ふかしの傾向があったりする場合はもちろん改善すべきですが，正論を言っても通じないのが思春期の難しさです．生活面においては，本人が必要性を感じるまで急がずゆっくりとサポートします．

漢方薬 五苓散（ごれいさん），呉茱萸湯（ごしゅゆとう）

天候に左右される頭痛であれば，五苓散単独で効果があります．冷えが強い場合は，五苓散と呉茱萸湯を一緒に飲むとよいでしょう．両者をともに飲むことで，一次性頭痛と二次性頭痛の鑑別にも有効であること，内服 10 分後には 85.6％まで頭痛軽減効果が認められたこと，効果があった患者のうち 88.2％は 10 分以内に頭痛が半分以下に改善したという報告もあります[5)]．呉茱萸湯は，独特の匂いがあり苦味も強いため，ミロ®などに混ぜて飲むことを勧めます．

症例

頭痛：15歳 女児

病歴：片頭痛のため頓服で鎮痛薬を使用していた．天候が悪くなると頭痛が悪化するため母親がインターネットで検索し五苓散を購入して飲んでいた．

現症：体重48kg，顔色良好，脈：平，舌：淡白舌，歯痕あり，腹：振水音あり

処方：五苓散エキス2包/日（分2．朝夕食前）

経過：内服後より尿量が増加し，学校でトイレに行く回数が増えて困っていたので，朝食前のみに減らした．内服を継続し，頭痛の頻度も減ったため，天候が悪くなるときのみ頓服している．

❸ ニキビ→荊芥連翹湯（けいがいれんぎょうとう）

見た目を気にする年齢になってくるため，ニキビの治療に対しては積極的になってくれます．苦い漢方薬が多いですが，思春期ならではの気持ちを大切に，綺麗になった部分を褒めながら治療を進めていきましょう．

◆西洋医学的ポイント

面皰が主体となる初期段階ではアダパレン，過酸化ベンゾイル，両者の配合剤を使用します．炎症の程度に応じて，クリンダマイシン/過酸化ベンゾイル配合剤，外用抗菌薬，内服抗菌薬を使用します[6]．

◆ホームケア

規則正しい生活や食事，正しいスキンケアが必要です．

漢方薬 荊芥連翹湯（けいがいれんぎょうとう）

荊芥連翹湯は，苦味があるものの，解毒を目的に作られた漢方薬です．ストレスで悪化し，化膿しやすく，皮膚がカサカサして浅黒い皮膚を指標とします．10代から20代の男性でホルモンバランスにより皮脂の増加が関与し，顔面紅潮が強い尋常性痤瘡例には清上防風湯（せいじょうぼうふうとう）も有効です[7]．月経前に悪化する女性のニキビには，駆瘀血剤である桂枝茯苓丸加薏苡仁（けいしぶくりょうがんかよくいにん）がよいでしょう．

JCOPY 498-14592

保険適用のある病名についてですが，荊芥連翹湯，清上防風湯のみが「痤瘡」に対して保険適用が通っており，十味敗毒湯（じゅうみはいどくとう）は「化膿性皮膚疾患」に対して適用があります．

症例

ニキビを治したい：15 歳 女児

病歴：受験期に入り，生活リズムも夜型になりニキビが増えた．

現症：体重 50kg，皮膚がカサカサしている，脈：平，舌：紅舌，薄白苔あり

処方：荊芥連翹湯エキス 2 包 / 日（分 2．朝夕食前）

経過：味に慣れるまでに時間がかかったが，オブラートに包むなどしてなんとか内服した．次第に，ニキビができてもすぐに治るようになり，本人も効果を感じていた．3 カ月ほどで服薬終了．

❹ 起立性調節障害→半夏白朮天麻湯（はんげびゃくじゅつてんまとう）

10 ～ 16 歳によく見られ，起立時の立ちくらみやめまい，動悸などに加え腹痛や頭痛などさまざまな症状が生じる疾患です．午前中の活動性が低くなることや倦怠感や頭痛で日中の活動量が減り，睡眠覚醒リズムが崩れ，さらに周囲からの孤立感が強まり，不調の期間が長期化します．結果として不登校につながりやすくなるため，早期からの介入が必要です． ☞参考：起立性調節障害（p.314）

◆西洋医学的ポイント

怠けではなく,「身体疾患」であることを本人と保護者にしっかりと伝えます．専門医紹介の目安は，4 週間のガイドラインに沿った治療によって症状がまったく改善しない場合，初診時からすでに 1 カ月以上の不登校が生じている場合です[8]．

◆ホームケア

循環血液量を増やす目的で水分（1.5L）と塩分摂取（10 ～ 12g / 日が目安）を勧め，日常生活リズムを整えることが大切です．

漢方薬 半夏白朮天麻湯（はんげびゃくじゅつてんまとう）

めまいや立ちくらみ，動悸など診断基準の大症状に対して効果があります．胃腸

が弱く，冷え，頭痛があり疲れやすい人に使用します．構成生薬に天麻が含まれ，抗痙攣作用，抗不安作用，抗炎症作用，鎮痛作用があるため，特に慢性頭痛を認める場合に有効です[9]．

症例

めまい，立ちくらみ，夏場（6 月）に体調が悪い：14 歳 女児

病歴：中学に上がり，立ちくらみ，頭痛などの体調不良を訴えるようになった．特に 6 月に体調が悪く，暑さが和らぐと改善することを感じていた．

現症：体重 49kg，顔色が悪い，脈：数脈，舌：淡白舌，腹：振水音あり，腹直筋攣急が軽度あり

処方：半夏白朮天麻湯エキス 2 包 / 日（分 2．朝夕食前）

経過：内服開始後より，頭痛や立ちくらみが減り，朝起きられるようになった．学校で保健室に行く回数も減った．経過良好であり，冬場に漢方薬を中止し，再燃傾向があれば再開することを伝えた．

コラム 思春期の子どもとの関わり

思春期は大人との距離をとりたくなる時期です．だからこそ，目の前の子どもにとって信頼される大人でありたいと特に気を遣って，誠実に話をしています．正論を押し付けても伝わりません．「あなたは大切な存在だよ」「だからこそ，自分を大切にしてね」とこころからの想いを伝えることで，少しずつ耳を傾けてくれるようになります．信頼関係を築くことは簡単なことではありませんが，成人期へと向かって必死に進む姿を，一歩下がって応援する気持ちでサポートしたいですね．

コラム 子育ての正解とは

子育ては，これから社会に出ていく人を育てる，大仕事です．誰もが，子育てで不安が生じると，どこかにある正解を探したくなります．でもそんなときは，2 つのことを伝えるようにしています．1 つ目が，インターネットに書いてあることも誰かの正解であって，我が子には当てはまらない場合があること．2 つ目は，お母さんの正解は目の前の我が子とともに作り上げていくものだということです．

実際のところ，子育てに悩む患者さんはとても多くいます．

その原因は，２つあります．１つ目は，日本では子育てを学ぶ場所が非常に限られていること．２つ目は，世代間の伝承として，自分が受けてきた子育てを繰り返すこと．子育てはある意味家庭に依存する部分が大きく，自分自身の子育てを客観的に見ることが非常に難しいのです．

私たちは「正解」を求める教育を受けてきました．しかし，子育てには正解がありません．

日々の生活では，子どもと親のそれぞれの感情があり，その日の精神状態や疲労感も反映されます．また，子どもとの関係性は成長とともに変わるもので，これをやったらうまくいくという簡単な方法論はありません．

「正解」は変わらないものではなく，しなやかに変わるものなのかもしれません．「父，母として『自分は』何を大切にしたいか」という唯一無二の家族の答えを，目の前の子どもと向き合いながら，じっくり導いていくとよいのではないでしょうか．

引用文献

1）鶴田統子, 西村史朋. 若年者の過多月経を伴う月経困難症に漢方薬を用いた２例. 産婦漢方研のあゆみ. 2022; 38: 123-7.

2）Treloar SA, Bell TA, Nagle CM, et al. Early menstrual characteristics associated with subsequent diagnosis of endometriosis. Am J Obstet Gynecol. 2010; 202: 534. e1-6.

3）橋本倫太郎. 機能性頭痛. 小児診療. 2022; 85: 79-86.

4）日本神経学会, 日本頭痛学会, 日本神経治療学会, 監修. 頭痛の診療ガイドライン 2021. 東京: 医学書院; 2021.

5）松田　正. 頭痛. 小児科. 2020; 61: 294-300.

6）尋常性痤瘡・酒皶治療ガイドライン策定委員会. 日本皮膚科学会ガイドライン 尋常性痤瘡・酒皶治療ガイドライン 2023. 日皮会誌. 2023; 133: 407-50. https://www.dermatol.or.jp/uploads/uploads/files/guideline/zasou2023.pdf（最終参照日 2024/7/19）

7）具志明代, 郡山千早, 吉永　亮, 他. 標準的皮膚科治療に抵抗性の痤瘡に対する漢方治療の有効性の検討. 日東洋医誌. 2016; 67: 123-30.

8）起立性調節障害ワーキンググループ: 小児起立性調節障害診断・治療ガイドライン. In: 日本小児心身医学会, 編. 小児心身医学会ガイドライン集 日常診療に活かす５つのガイドライン. 改訂第２版. 東京: 南江堂; 2015. p.25-72.

9）栗原栄二. 起立性調節障害に伴う頭痛, 登校困難に対して漢方治療が有効だった男児例. 日東洋心身医研. 2017; 32: 48-51.

参考文献

① 田中英高. 思春期の子どもの健康問題をどう発見するか（特集 小児科医が担う思春期医療）. 小児内科. 2016; 48: 281-6.

② エリク・H・エリクソン, 著. 西平　直, 中島由恵, 訳. アイデンティティとライフサイクル. 東京: 誠信書房; 2011.

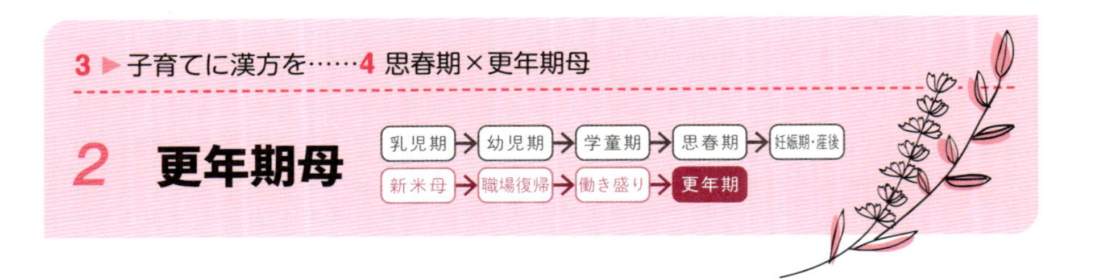

2 更年期母

日本産科婦人科学会は「閉経の前後5年間を更年期といい，この期間に現れる多種多様な症状のなかで，器質的変化に起因しない症状を更年期症状と呼び，これらの症状のなかで日常生活に支障を来たす病態を更年期障害とする」と定義しています[1)].

更年期の不調の理由は体調面だけではなく，介護や死別，定年退職した夫との関係，孫の世話など，娘・妻・母・祖母として，女性が複数の役割を担う必要が出てくる背景もあります．実に，更年期不定愁訴女性の7割が精神的なストレスを自覚しており，家族間での対人関係，子どもに関する解決を迫られる問題，両親の介護に関する問題をかなりの比率で抱えています[2)].

人生100年時代と考えると50歳前後はまだ折り返し地点です．残念ながら，年を重ねたことによる不調を元に戻すことはできませんが，その変化を緩やかにしてうまく付き合っていくことは可能です．どの年齢においても，その人らしい人生が歩めるように，サポートしていきたいものです．

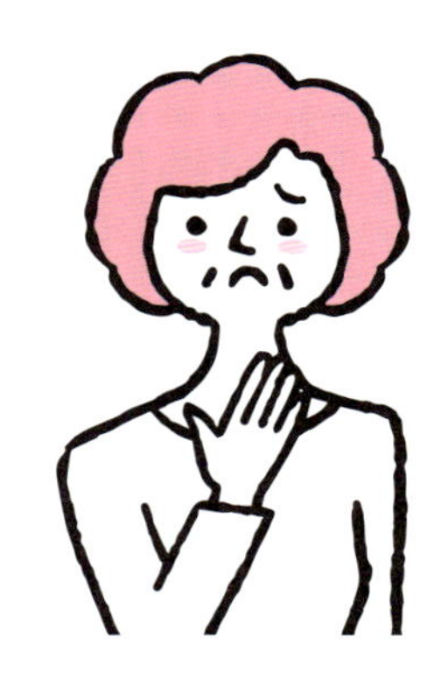

◆更年期障害の概論（※ 1 ～ 6 の症状に共通）

はじめに，表 1 の 1 ～ 6 の各項目は更年期障害の主要な症状です．共通する要素が多いため，概論をまず記載します．

表 1 更年期障害の主要な症状

1. 精神症状（不安感，抑うつ）
2. 不眠
3. ホットフラッシュ・のぼせ
4. 多汗
5. 動悸・めまい
6. 夜尿症

更年期障害の症状は，自律神経症状（のぼせ，発汗，息苦しさ）や，抑うつ気分や不安感，むくみ，頻尿，関節痛など多岐にわたります．

西洋医学的な治療は，薬物療法としてホルモン補充療法（hormone replacement therapy：HRT）（エストロゲン製剤，黄体ホルモン製剤，エストロゲン・黄体ホルモン合剤），向精神薬（選択的セロトニン再取り込み阻害薬，セロトニン・ノルアドレナリン再取り込み阻害薬など），サプリメント，プラセンタなどがあります．非薬物療法として，生活習慣の指導，カウンセリング，認知行動療法があります．

漢方薬も更年期障害の治療を担う大切な薬物療法です．漢方療法と HRT の自覚症状寛解率はほぼ同等であるが，精神神経症状においてはより漢方薬が有効であるという報告[3]や日本産科婦人科学会女性ヘルスケア委員会全国調査によると，当帰芍薬散（とうきしゃくやくさん），加味逍遙散（かみしょうようさん），桂枝茯苓丸（けいしぶくりょうがん），抑肝散（よくかんさん），補中益気湯（ほちゅうえっきとう）における有効率は各種エストロゲン製剤よりもやや低い傾向にありましたが，有害事象経験率は，それぞれ当帰芍薬散（3.1%），加味逍遙散（4.0%），桂枝茯苓丸（2.8%），抑肝散（2.2%），補中益気湯（1.3%）と各種エストロゲン製剤より低い傾向にあった報告[4]など複数の報告があります．

更年期といっても閉経前後 5 年間（45 ～ 55 歳）を指しますので，始まったばかりのときと，まさに症状のピークでは困り具合も異なります．

約 10 年間のホルモンのバランスの変化に応じて，漢方薬と西洋薬のバランスをうまくとりながら，少しでも軽やかに乗り切っていくことが大切だと考えます．症状が軽い間は漢方薬で対応し，ピーク時には西洋医学と漢方薬を併用することも 1 つの方法です（図 1）．また，HRT は慎重投与が必要なケースや，増加する可能性のある疾患として冠動脈疾患，脳卒中，静脈血栓塞栓症，乳がん，卵巣がんなどがあります[5]．症状に応じて漢方薬を併用しながら，HRT の使用期間を短くすることも可能です．

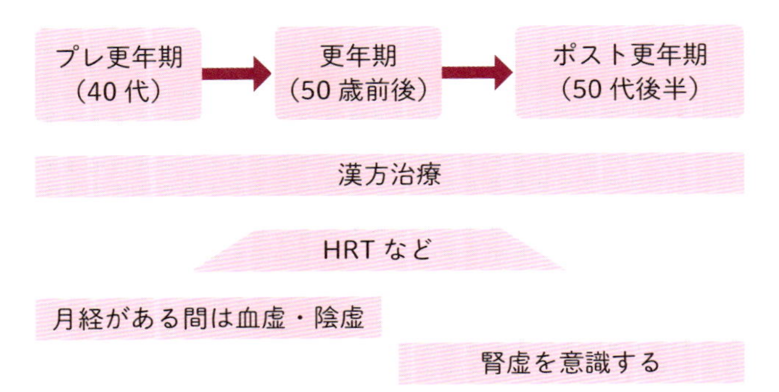

図 1　更年期

女性のホルモンバランスが影響して起こる精神不安や苛立ちなどの精神神経症状および，身体症状を血の道症と呼びます．特に婦人科 3 大処方である当帰芍薬散，桂枝茯苓丸，加味逍遙散は複数の報告があります[6-12]．まずはこの 3 つの処方からスタートしても問題ありません (表 2)．

当帰芍薬散は，水を巡らし，血を補う薬です．症状は，痩せ型で色白，手足の冷え，虚弱体質，頭痛，めまい，肩こり，貧血，むくみ，下腹部痛を特徴とします．舌は淡白舌で，腹診で振水音を認めます．

桂枝茯苓丸は，血を巡らす薬です．症状は，体力があり，上半身は熱く下半身が冷える，のぼせ，肩こり，めまい，頭痛，手足の冷えが特徴です．舌は暗紅色で舌

表 2　婦人科 3 大処方

	当帰芍薬散	桂枝茯苓丸	加味逍遙散
特徴	水を巡らせる 血を補う	血を巡らせる	気を整える 血を巡らせる
体質	虚弱体質	体力あり	体力中等度
適応	痩せ型で色白・手足の冷え・頭痛・めまい・肩こり・貧血・むくみ・下腹部痛	上半身は熱く下半身が冷える・のぼせ・肩こり・めまい・頭痛・手足の冷え	自律神経失調・ホットフラッシュ・不安・不眠
認めることがある所見	舌：淡白舌，歯痕 腹：振水音	舌：暗紅色，舌下静脈怒張 腹：瘀血の圧痛点	舌：紅点 腹：胸脇苦満

下静脈怒張があり，腹診で瘀血の圧痛点を認めます．

加味逍遙散は，気を整え，血を巡らす薬です．体力中等度で，自律神経失調症，ホットフラッシュ，不安や不眠といった神経症的傾向を特徴とします．舌は紅点があり，腹診で胸脇苦満を認める場合に使用します．特に主訴が多数あり，訴えがコロコロ変わる場合によいでしょう．

血の問題以外にも，加齢に伴い腎虚（腎の弱り）や，陰虚（陰液の不足）が現れやすく，3大処方を基本としながら，腎虚や陰虚を同時に治療すると症状がより安定します．できれば不調を感じ始めた40代から漢方薬で体のケアをしておくと，症状の変化のスピードがゆるやかになります．

❶ 精神症状（不安感，抑うつ）→半夏厚朴湯（はんげこうぼくとう），加味帰脾湯（かみきひとう）

漢方の問診では，身体症状と同列に精神面の問診項目があります． ☞参考：問診(p.137)

「気持ちが落ち込みますか？」と聞くと答えにくい方もいますが，身体症状と同じ条件で確認すると「イライラします」「急に涙がでます」などの返答をされる方も多いです．更年期世代は落ち込む，不安といった抑うつの症状が目立ちます．

◆西洋医学的ポイント

うつ病や甲状腺機能異常などが鑑別にあがります．特に甲状腺疾患は多汗，不眠，動悸など更年期障害と同様の症状を起こしやすく注意が必要です．

◆ホームケア

昭和の時代を生きてきた女性たちは，時代背景も異なることから，我慢することを重ねてきた方が多くいらっしゃいます．長く蓄積した夫婦間の不満や，介護によるストレスを紙に書き出すように伝えています．思考や感情を整理することで，現状を俯瞰して見られるようになります．

漢方薬 半夏厚朴湯（はんげこうぼくとう），加味帰脾湯（かみきひとう）

気分が塞ぎ込みがちな場合は半夏厚朴湯を使用します．「喉の異物感」への効果が有名ですが，更年期の抑うつや不眠に対しても有効です[13]．不安感が強く不眠につながる場合は加味帰脾湯を処方します．

気持ちが落ち込む：50 歳 女性

病歴：閉経に伴い自分が歳をとったことを感じるようになった．また親の介護も重なり，気持ちが落ち込むことが増えた．

現症：脈：沈，舌：淡紅舌，腹：心下痞鞕あり

処方：半夏厚朴湯エキス 3 包 / 日（毎食前）

経過：少しずつ気持ちの落ち込む頻度が減り，落ち込んでも回復できるようになってきたと喜ばれた．本人の希望もあり 1 年ほど継続して服薬終了．

❷ 不眠→清心蓮子飲（せいしんれんしいん）

1 日のスケジュールを確認すると，成人した子どものご飯を作って帰宅を待っていたり，ご主人の帰宅を待って寝るため 24 時過ぎに就寝する方も大変多くいます．毎日は無理だとしても，体調不良がある場合は週 3 回でもいいので，先に寝るのはどうですか？ と提案します．

「家族のために」と周りを優先してしまうことも多いかもしれませんが，ご自身が健康を取り戻し，人生を楽しむことこそが，家族全体の幸せにもつながるのではないでしょうか．

◆西洋医学的ポイント

心疾患，呼吸器疾患，睡眠時無呼吸症候群，内分泌疾患などの身体疾患，交代勤務などの環境からくる不眠，ストレスや精神疾患，アルコールやカフェインのとりすぎなどを念頭において診察します．

◆ホームケア

早く眠れる環境を整えることが大切です．最初から目標時間を伝えると，就寝できないギャップに気持ちが疲れてしまうので，「まずは，1 週間で 10 分早くお布団に入ってください．1 カ月で 30 分ずつ早くしましょうね」と伝えています．

漢方薬 清心蓮子飲（せいしんれんしいん）

加齢による陰虚を考慮して，滋陰剤である清心蓮子飲を処方します．精神面にも作用するため，心配事が多い場合や神経性頻尿，夜間尿にも有効です．夜間の中途

JCOPY 498-14592

覚醒時に汗をたくさんかいている場合は，ホットフラッシュが原因で起きていると考え，黄連解毒湯(おうれんげどくとう)をごく少量（1/2 包），就寝前に追加投与することもあります．

症例

不眠，めまい，動悸：49 歳 女性

病歴：3 年前から寝つきが悪く，すぐに目が覚めてしまう．明け方にやっと 2～3 時間眠れていた．めまい，動悸もあり．

現症：舌：淡紅舌・薄白苔あり，脈：平，腹：心下痞鞕あり・臍上悸あり・小腹不仁あり

処方：清心蓮子飲エキス 1 包 / 日，黄連解毒湯 1/2 包 / 日（就寝前）
漢方薬と併用して，照海と太衝にお灸を勧めた．

経過：夜間の寝つきが改善し，考え事で眠れない日が減った．よく眠れるようになるとめまいや動悸も少なくなった．半年ほど継続し，眠れないときに頓服し，経過良好．

❸ ホットフラッシュ，のぼせ →加味逍遙散(かみしょうようさん)，温経湯(うんけいとう)，滋陰降火湯(じいんこうかとう)

突然やってくるホットフラッシュとのぼせは外からはわかりにくく，患者さんの訴えが頼りになります．症状が悪化する要因（時間帯，精神的な緊張の有無など）を丁寧に聞いて，生活に合わせて内服することが大切です．

◆西洋医学的ポイント

甲状腺疾患などの器質的疾患の他に，カルシウム拮抗薬の服用歴も大切です．カルシウム拮抗薬は，副作用で顔面紅潮，動悸，頭痛，全身倦怠感などが現れます．

◆ホームケア

短い時間でも，湯船にしっかり浸かることをお勧めしています．

ホットフラッシュは表面的には熱が過剰であるように見えますが，足首を触ると非常に冷えていることが多くあります．このような場合は上熱下寒といって，熱のバランスが悪くなっています．下肢の冷えを取り血流を改善するためにも入浴を勧

めます．

漢方薬 **加味逍遙散（かみしょうようさん），温経湯（うんけいとう），滋陰降火湯（じいんこうかとう）**

加味逍遙散は，のぼせ，動悸，ほてり，上半身の発汗などに効果があります．また更年期の不安にも有効です[14]．

もし加味逍遙散で改善がない場合は，陰液の不足である陰虚を考え，温経湯や滋陰降火湯を処方します．陰虚とは陰液が減少し相対的に熱が勝つ状態で，冷えが目立たずのぼせ，イライラ，熱感，手足のほてり，口の渇きなど熱の症状が中心です．舌は紅色で乾燥して苔が少なく，鏡面舌（鏡のようにテカテカ光る）を示します．

温経湯の使用は足腰の冷え，手足はほてり，唇の渇きやひび割れを指標にします．滋陰降火湯は，口の渇き，のぼせ，ほてりがひどい場合に使用します．

症例 **動悸，めまい，ホットフラッシュ：49 歳 女性**

病歴：1 年前より動悸，めまいが強くなっていた．ホットフラッシュが酷く，夜間も着替えをしなければならないほど汗をかく．

現症：脈：数・緊，舌：鏡面舌，腹：腹力中等度・胸脇苦満軽度・小腹不仁あり

処方：苓桂朮甘湯（りょうけいじゅつかんとう）エキス 3 包 / 日（毎食前），滋陰降火湯エキス細粒 2 包 / 日（朝・就寝前）

経過：内服し 1 週間後にめまいと動悸は，10 → 3 ～ 4 に減少した．夜間の汗も減り，覚醒することもなくなった．症状に合わせて減薬をしながら継続中．

❹ 多汗→防已黄耆湯（ぼういおうぎとう）

「汗で化粧もできない」「こんなに汗をかいてしまうから，人前に出るのが恥ずかしい」と患者さんに言われたときに，更年期障害は女性にとって女性性が揺らぎかねないものなのだと知りました．そして漢方の内服により，汗が改善したときのほっとされた表情が忘れられません．いくつになっても綺麗でいたいという女性の思いも尊重したいと考えます．

◆西洋医学的ポイント

前述の器質的疾患に加え，ダイエット薬の使用などで無理な体重減少などがない

かも確認します.

◆ホームケア

③のホットフラッシュと同様です．のぼせと思うと，温めてはいけないような気がしますが，冷えの改善のためにも大切です.

漢方薬 防已黄耆湯（ぼういおうぎとう）

防已黄耆湯は, 色白で水太りがあり, 下半身がむくんでいる場合に処方します. 汗を止める作用がある黄耆は，多汗の際にポイントとなる生薬です．他に，関節痛や関節リウマチにも使用します.

症例

多汗，手汗：48歳 女性

病歴：多汗と手汗が気になり，特に人前に出ると汗をかきやすいことに悩んでいた.

現症：脈：平，舌：淡白舌・胖大・歯痕あり，腹：腹力中等度，下半身に水太りの傾向あり

処方：防已黄耆湯エキス３包／日（分３．毎食前）

経過：内服後より汗が 10 → ４程度に減り喜ばれた．３カ月ほどで服薬終了.

❺ 動悸，めまい→四物湯（しもつとう）＋苓桂朮甘湯（りょうけいじゅつかんとう）（連珠飲）

動悸やめまいは日常生活の妨げになりやすい症状です．突然のめまいが怖くて運転ができなくなり，外出が困難になる方もいます．更年期障害だと思っても甲状腺疾患など器質的疾患が隠れている場合もありますので，必要に応じて専門家にコンサルトします.

◆西洋医学的ポイント

甲状腺疾患，脳血管疾患，メニエール病，貧血などが鑑別にあがります.

◆ホームケア

睡眠不足は動悸やめまいを助長させます．不眠と動悸・めまいが合併している場

合は，睡眠を整えることも意識して就寝前に不眠用の漢方を追加します．

漢方薬 **四物湯（しもつとう）＋苓桂朮甘湯（りょうけいじゅつかんとう）（連珠飲）**

四物湯と苓桂朮甘湯を合わせると連珠飲という処方になります．日本で生まれた処方ですが，中年以降の女性のめまいや動悸，立ちくらみ，息切れに非常に効果があります．

症例

めまい，動悸：49 歳 女性

病歴：立ち仕事が多く疲れるとめまいや動悸があった．内科を受診するも異常を指摘されず漢方薬を希望された．

現症：顔色は色白い，脈：平，舌：淡白舌，爪にひび割れが多い

処方：四物湯エキス３包／日，苓桂朮甘湯エキス３包／日（分３．毎食前）

経過：２週間で動悸，めまいが減った．調子が良いのでそのまま継続していたところ，爪や髪も綺麗になったと喜ばれた．半年ほどで服薬終了．

❻ 夜間尿→八味地黄丸（はちみじおうがん），清心蓮子飲（せいしんれんしいん）

不眠の原因が夜間尿であることも多く，起きてしまう原因を丁寧に問診することが大切です．特に，女性は夜間尿などの症状を恥ずかしいと思う方が多いもの．問診で聞くとその訴えが出てくる場合もあります．

◆西洋医学的ポイント

尿意切迫感，尿失禁や日中の頻尿，残尿感などの確認も行います．過活動膀胱，腹圧性尿失禁，膀胱炎など下部尿路感染症を疑った場合は，泌尿器科にコンサルトします．

◆ホームケア

夜間尿に対する漢方を就寝前に処方し，その漢方を飲むことで夜間のお手洗いが近くなることを避ける必要があります．「就寝前と書いてはありますが，お手洗いが近くなるようであれば１時間くらい前に飲んでトイレに行ってから寝てください」と説明を加えます．

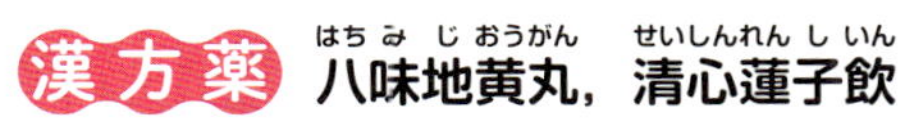

八味地黄丸は加齢に伴い，手足が冷え，腰痛や足の痛みや神経痛がある場合に有効です．腹診では小腹不仁を認めます．精神的な要因が関係する膀胱症状には清心蓮子飲が有効です[15]．

症例

夜間尿：55 歳 女性

病歴：閉経後より夜間尿が増え，一晩で２～４回あり睡眠不足を感じていた．

現症：脈：弱，舌：暗紅色，腹：腹力中等度・小腹不仁あり

処方：八味地黄丸エキス１包／日（分１．就寝前）

経過：八味地黄丸を１日３回で内服したところ胃部の不快感があったため，就寝前のみに変更した．その後は消化器症状はなかった．夜間尿は，１カ月ほどで０～１回ほどに減った．１年ほど続け，服薬終了．

コラム **お灸指導について**

更年期障害は，漢方とお灸を併用することも多くあります．診察時にツボの左右差も確認し，お灸指導を並行して行っています．よく使用するツボは照海です．患者さんも喜ばれることが多く，漢方薬と相乗効果で改善を認めます．

引用文献

1）日本産科婦人科学会，編．産科婦人科用語集・用語解説集．改訂第３版．日本産科婦人科学会．2013.
2）後山尚久．漢方による女性の健康管理．心身医．2018; 58: 390-6.
3）高松　潔．更年期障害治療における漢方薬の位置付け―更年期障害に対する漢方療法の有用性の検討―三大漢方婦人薬の無作為投与による効果の比較―．産婦漢方研のあゆみ．2006; 23: 35-42.
4）寺内公一，岡野浩哉，小川真理子．わが国の更年期障害治療における漢方薬使用の現状―日本産科婦人科学会女性ヘルスケア委員会全国調査より―．産婦漢方研のあゆみ．2022; 38: 63-70.
5）日本産科婦人科学会，日本産婦人科医会．産婦人科診療ガイドライン 婦人科外来編 2023．東京: 日本産科婦人科学会事務局; 2023.
6）田中栄一，斉藤英和，広井正彦．更年期婦人の不定愁訴に対する漢方薬による治療―漢方単独療

法とトフィソパム併用療法との臨床効果の比較―. 漢方診療. 1997; 16: 22-4.
7) 寒川慶一, 荻田幸雄. 更年期障害と薬用人参. 治療学. 1994; 28: 57-62.
8) 太田博明. 更年期障害治療における漢方療法とホルモン補充療法の位置付け. 産婦漢方研のあゆみ. 2001; 18: 21-9.
9) 荻田幸雄, 藤本征一郎, 後山尚久, 他. 桂枝茯苓丸の非エキス化製剤「TK-061」の更年期諸症状に対する効果―テイコク桂枝茯苓丸料エキス顆粒との比較検証―. 臨婦産. 2002; 56: 799-810.
10) 樋口　毅, 飯野香理, 柞木田礼子, 他. 更年期障害の諸症状に対する加味逍遙散, ホルモン補充療法の効果比較―無作為割付研究の結果より―. 日女性医会誌. 2012; 20: 305-12.
11) Yasui T, Matsui S, Yamamoto S, et al. Effects of Japanese traditional medicines on circulating cytokine levels in women with hot flashes. Menopause. 2011; 18: 85-92.
12) Ushiroyama T, Ikeda A, Sakuma K, et al. Comparing the effects of estrogen and an herbal medicine on peripheral blood flow in post-menopausal women with hot flashes: hormone replacement therapy and gui-zhi-fu-ling-wan, a Kampo medicine. Am J Chin Med. 2005; 33: 259-67.
13) 佐藤智子, 佐野敬夫. 更年期障害治療における半夏厚朴湯の有用性. 産婦漢方研のあゆみ. 2019; 36: 16-20.
14) Toriizuka K, Kamiki H, Ohmura NY, et al. Anxiolytic effect of Gardeniae Fructus-extract containing active ingredient from Kamishoyosan (KSS), a Japanese traditional Kampo medicine. Life Sci. 2005; 77: 3010-20.
15) 相見三郎. 漢方における心の証―清心蓮子飲の運用について―. 日本東洋医学会誌. 1974; 25: 56-9.

参考文献

① 日本産科婦人科学会, 編. 産婦人科専門医のための必修知識 2022年度版. 東京: 日本産科婦人科学会事務局; 2022.
② 神崎秀陽, 編. 更年期・老年期外来ベストプラクティス 誰もが知りたい104例の治療指針. 東京: 医学書院; 2012.

思春期のエッセンス

思春期診療のコツ（母子を分けて話を聞く）

◆思春期診療では母子を分けて話を聞く

筆者は思春期診療の際に，あえて親子を分けて話を聞く時間を持つようにしています．子どもを一人の人として尊重し，親と子の各々が抱える思いを知るためです．

親の前で言えない話，子どもの前で言えない話もあります．それを，どこかでいったん吐き出すことが必要です．思春期は学校の勉強が難しくなり，友人関係も複雑になります．身体的症状をきっかけとして不登校が生じやすくなる時期でもあり，問題を丁寧に解決することで，子どもたちのこころもグッと伸びていきます．子どもではあるけれど，一人の人として尊重する意味も込めて，子どもたちと 1 対 1 で話をする時間を持つと，より信頼関係も築きやすくなります．

例：不登校

親は口では「学校は無理をしなくていい」と伝えていても，本音は長期的な仕事の調節が必要であったり，将来への不安もあります．そんな思いを持ってはいけないと時に自分を否定しながら子どもに寄り添うわけですが，親も人間です．率直な感情をなかったことにする必要はありません．いったん，その気持ちを誰かに受容してもらうことで，親自身のこころが整理され，次に進めることがたくさんあります．

一方，子どもは子どもで悩んでいます．「親に迷惑をかけていて本当に申し訳ない」と涙しながら伝えてきた子もいますし,「死にたいと思っている」と直接話してくれた子も複数人いました．

この本音を一度どこかで吐き出す作業が必要だと思っています．信頼関係が作られるまで難しいケースもありますが，漢方治療を通して丁寧に向き合う姿勢を続けていると，子どものほうから「先生と二人で話したい」と言ってくるケースも多いです．

筆者は児童精神科医ではないので，専門家に紹介しながら漢方治療を担うケースが多いですが，親子から出てきた本音を，許可が得られれば通訳者として双方に伝えるようにしています．そんなふうに思っていたのかと驚く親御さんが大半です．

医療者としていくら正論を言っても届かないケースは，一度相手の思いを聞いてみるといいかもしれません．相手の中に抱える思いを知り，そのうえですり合わせをしながら，時間をかけて落とし所を探っていく．人と人が信頼関係を作るまでに時間はかかりますが，思春期の子どもたちにとって，そういった場所が1つでも持てる経験は，将来誰かと関係性を結ぶうえでの土台になるかもしれません．

◆親と話した内容は子どもにも説明する

ポイントは，親と話した内容は，簡単でいいので子どもに必ず伝えることです．子どもは診察室の外で，耳をダンボにして「何を話しているのだろう？」と緊張しながら待っています．

「今，お母さんとこういう話をしてね」と少しでいいので内容を伝えると，ホッとした顔になりますよ．

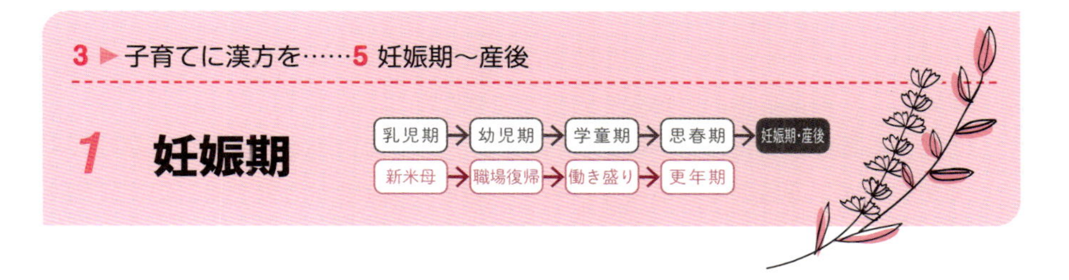

1 妊娠期

いつの時代も，妊娠出産は女性の大仕事です．どれだけ医療が発展しても，妊娠出産は母親にしかできません．

昔は医療も発達していなかったので,「産む力」を強くすることがとても大切でした．出産で命を落とす人も多数いたことから「母子ともに安産でありますように」と願う気持ちもより強かったのでしょう．安産のサポートに漢方薬は非常に役に立っていたと思われます．

妊娠中の薬の処方は，専門外であると余計に気を遣うものです．しかし，ポイントを押さえれば，漢方薬は妊娠期も非常に有効です．日本の少子化対策に少しでも役に立ち，健やかな出産につながりますように．

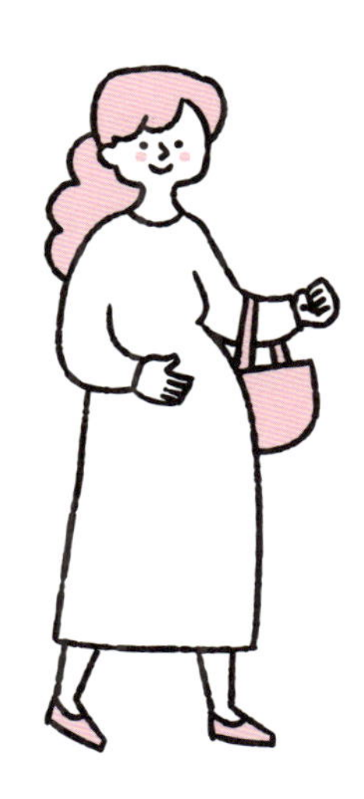

漢方薬は古くから安胎薬としても使用されてきました．妊娠期として一般的には薬を飲みにくい時期にも，問題なく内服できる処方もあります．

一方で，妊娠中，特に器官形成期（妊娠 3 ～ 11 週）は，不必要な投与は避けるようにしています．妊娠中に慎重投与が必要な処方にも注意が必要です．子宮に胎児がいて，お腹に血が集まる状態は，広い意味で考えれば瘀血とも考えられます．駆瘀血剤は血を流して滞りを取る薬になるので，入門編では使用しないほうがよいと考えます．

◆妊娠中の慎重投与が必要な生薬と処方

日本で承認されている漢方製剤の添付文書で，大黄，芒硝，紅花，桃仁，牡丹皮，牛膝，附子を含む製剤においては，「妊婦または妊娠している可能性のある婦人には投与しないことが望ましい」と記載されています[1)]．それらを含む代表的な処方には，大黄牡丹皮湯，調胃承気湯，大承気湯，桃核承気湯，通導散，桂枝茯苓丸，温経湯，加味逍遙散，疎経活血湯，牛車腎気丸，防風通聖散などがあります[1)]．

不妊症の治療として，桂枝茯苓丸などを処方している場合は，妊娠がわかったら中止するように伝えています．

❶ 妊娠中の風邪→香蘇散

妊娠中は胎児への影響を心配し，内服を避ける傾向がありますが，香蘇散は妊娠中でも安心して使えます．

◆西洋医学的ポイント

妊娠母体は異物である胎児を拒絶しない免疫寛容のメカニズムと同時に，細菌やウイルスなどの病原体を排除する免疫活性の両方を有し，これらの巧妙なバランスにより妊娠を維持しています[2)]．

◆ホームケア

第 2 子以降の妊娠では，上の子から風邪をもらうことも多いものです．一人でゆっくり休む時間を確保するのは難しいため，睡眠をいつもより長めにとるように勧めます．

漢方薬 香蘇散（こうそさん）

初期の感冒時には，香蘇散をお勧めします.「蘇葉」とは紫蘇の葉のこと．匂いを嗅ぐとスッとする感覚があると思いますが，気を巡らせる作用があります．気持ちが落ち込みやすいときも効果があり，特に COVID-19 やインフルエンザなど感冒に敏感になっている妊婦さんには適切です．また胃腸を整える働きもあるので，お腹が圧迫されて胃もたれがある場合にもよいでしょう．ポイントは，頭痛や頭重感，寒気を感じたら，すぐに飲むことです．

症例

妊娠中の風邪：38 歳 女性

病歴：子どもの風邪がうつり，鼻汁，咳嗽，倦怠感がある．

現症：脈：浮，舌：淡紅舌

処方：香蘇散エキス 3 包 / 日（分 3．毎食前）

経過：香蘇散を 4 日間内服．発熱もなく，症状も改善したため服薬終了．

❷ つわり→小半夏加茯苓湯（しょうはんげかぶくりょうとう）

妊娠 6 ～ 12 週頃に，悪心，嘔吐，めまい，食べ物などの匂いが気になるなどの症状を呈するつわりがあります．妊娠悪阻は，つわりが重症化し，体重減少，脱水，電解質異常を呈する状態です[3)]．

◆西洋医学的ポイント

治療は，少量頻回の食事摂取，水分補給の他に，輸液，ビタミン B_6 の内服，制吐薬があります．妊娠悪阻に合併して，ビタミン B_1 の欠乏により Wernicke 脳症のリスクがあり注意が必要です．

◆ホームケア

東洋医学ではつわりは，もともと虚弱体質の人が妊娠し，胃腸の力が弱り気の流れが上昇するために起こると考えます．当たり前のようですが，睡眠と休息がとても大切です．

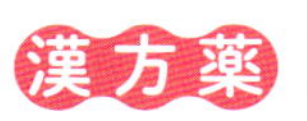

小半夏加茯苓湯（しょうはんげかぶくりょうとう）

半夏，生姜，茯苓の3つの生薬からなる処方です．茯苓で胃内の水を除き，半夏で嘔吐を改善します．つわりのときは味覚に敏感になることもあるため，小半夏加茯苓湯を水で溶いたものを氷にして舐める方法もあります．生姜をすりおろしたしぼり汁を数滴入れて飲むとさらに効果的です．宋代に出版された『婦人大全良方』には，半夏が妊婦に禁忌とされていますが，小半夏加茯苓湯は胎児に対する健康被害は報告されていません[1)]．また，妊娠悪阻に対する治療について121,287人の妊婦のDPCを解析した結果，胎児の先天奇形，低体重，早産の割合は無処置群，西洋医学使用群，小半夏加茯苓湯を含む漢方薬使用群で有意差はなく，漢方薬使用群は予定外の入院が減り，総医療費も低くなっています[4)]．

症例

妊娠悪阻：32歳 女性

病歴：妊娠8週．2人目の妊娠中．つわりがきつく，食欲がないため漢方薬を希望．

現症：脈：滑，舌：淡紅舌，腹：中等度・心窩部に冷えが軽度あり

処方：小半夏加茯苓湯エキス3包/日（分3．毎食前　飲める範囲で）

経過：内服開始し，1週間ほどで午前中は食事がとれるようになった．徐々に改善し，妊娠12週頃にはつわりも落ち着き服薬終了．

❸ 切迫早産→当帰芍薬散（とうきしゃくやくさん）

漢方薬は古くから安胎薬としても使われてきました．切迫早産はもちろんのこと，妊娠中の下腹部痛や流産の既往があり不安が強い女性にも処方が可能です．

◆西洋医学的ポイント

切迫早産の定義は「妊娠22週以降37週未満に下腹痛（10分に1回以上の陣痛），性器出血，破水などの症状に加えて，外側陣痛計で規則的な子宮収縮があり，内診では子宮口開大・頸管展退などBishop scoreの進行が認められ，早産の危険が高いと考えられる状態」です[3)]．分娩週数が早いほど，新生児合併症の頻度や程度も高くなるため，妊娠期間を少しでも正期産に近づけることが大切です．

◆ホームケア

早産となった場合は，NICU などに長期で入院する場合もあり，産後のサポートも重要です．成長発達を相談できるかかりつけ医を見つけたり，市町村の発達センターなどサポートを事前に知ることも大切です．

漢方薬 当帰芍薬散（とうきしゃくやくさん）

当帰芍薬散は，子宮収縮抑制効果があり，古くから安胎薬として使用されてきました[5]．当帰芍薬散とリトドリン塩酸塩の併用で頻脈や不整脈などの副作用が軽減されることも報告されています[6]．流産予防の効果もあり，iNKT 細胞の過剰な活性化を抑制してサイトカイン産生を制御することがわかっています[7]．冷え症やむくみの改善，貧血にも効果があるため，妊娠中のマイナートラブルにもよいでしょう．

症例

切迫早産の予防：32 歳 女性

病歴：第 3 子妊娠中．第 1 子および 2 子でいずれも切迫早産で入院していた．妊娠 3 カ月であり，まだ上の子どもが小さいため，入院を避けたいと希望があり来院．

現症：顔色：色白い，脈：滑，舌：淡紅舌，腹：冷えなし

処方：当帰芍薬散エキス 3 包 / 日（分 3．毎食前）

経過：無事に妊娠 5 カ月の安定期に入り，その後，切迫早産の徴候もなく無事に出産した．

❹ 鉄欠乏性貧血→人参養栄湯（にんじんようえいとう），当帰芍薬散（とうきしゃくやくさん）

妊娠中の貧血には鉄剤投与が勧められますが，便秘や悪心で服用できない場合もあり，漢方薬も選択肢となります．

◆西洋医学的ポイント

妊娠中は鉄欠乏性貧血になりやすい時期です．Hb が 11.0g/dL 未満，Ht が 33% 未満を妊婦の貧血としています[3]．妊娠中は，鉄の需要が非妊娠時の約 3 倍に増加します．母体の赤血球増加，胎児，胎盤，臍帯に鉄が必要とされ，十分に鉄が補給されないと鉄欠乏性貧血をきたします．また，妊娠末期までに 1,000 ~ 1,500mL

の循環血液量が増加します[8]．血液量が増えると相対的に希釈され，Hb 値，Ht 値はさらに低下します．

つわりや胃もたれなどで食べられない時期も含めると，さらに鉄血乏性貧血になりやすい傾向があります．

◆ホームケア

効果的に栄養がとれるように栄養指導を受けることもお勧めです．

漢方薬 人参養栄湯（にんじんようえいとう），当帰芍薬散（とうきしゃくやくさん）

妊娠中の鉄欠乏性貧血は，東洋医学的には，胃腸が弱いタイプ（脾虚）の女性に多く起こります．

なぜなら脾には気血を作る働きがありますが，妊娠によって脾に負担がかかり，気血を作りにくくなるからです．加えて鉄剤の内服で便秘，嘔気，胃もたれなどの胃腸障害を起こしやすくなり，さらに血が作りにくくなります．

人参養栄湯は，人参，白朮（びゃくじゅつ），陳皮（ちんぴ），甘草が含まれ胃腸を守る作用があり，妊娠時の貧血症によく使用されています．鉄剤との併用も可能で，鉄剤単独投与に比べて人参養栄湯併用群は有意に改善度が高いことが示されています[9]．前述した当帰芍薬散においては，妊娠中の貧血に対し当帰芍薬散を 4 週間投与すると，赤血球数，Hb 値，Ht 値のいずれも，鉄剤投与群の 8 週間投与と同等の改善が得られたことが報告されています[10]．

症例

妊娠中の鉄欠乏性貧血：34 歳 女性

病歴：不妊治療により妊娠．初期からつわりが酷く食事量が低下していた．中期に入り少しずつ食欲は回復したが，健診にて鉄欠乏性貧血を指摘され鉄剤の内服を開始した．内服後より，嘔気のため食事摂取量が低下した．

現症：顔色は色白，眼瞼結膜蒼白あり，Hb 10g/dL，Ht 30%，MCV 80fL，フェリチン 5ng/mL

処方：人参養栄湯エキス 3 包 / 日（分 3．毎食前）

経過：内服を開始し胃腸の不調が改善．さらに疲れやすさや冷え症も良くなり喜ばれた．漢方薬と併用して鉄剤を 1 錠 / 日から再開したところ以前のような強い嘔気はなく，Hb 値も 11g /dL と少しずつ改善した．

JCOPY 498-14592

❺ 便秘症→桂枝加芍薬湯（けいしかしゃくやくとう）

妊娠中の便秘は，腸管粘膜刺激も少ない酸化マグネシウムを中心とした薬物療法が行われます．しかし，症状が十分に改善されない例もあり，いきんで排便することで痔核なども多くなります．

◆西洋医学的ポイント

子宮増大による圧迫と，プロゲステロンの増加による消化管平滑筋の弛緩で便秘になりやすくなります．

◆ホームケア

こまめな水分摂取，適度な運動，食物繊維の摂取はご存知の方が多いと思います．無理なく継続することが大切なので，まずは水筒を持ち歩く，ストレッチから始める，野菜を意識して食べるところから始めます．

漢方薬 桂枝加芍薬湯（けいしかしゃくやくとう）

便秘に対する漢方薬は，大黄が含まれているものが多く注意が必要です．大黄は子宮収縮作用があり，早期流産の危険性があります．そこで，大黄を含む潤腸湯（じゅんちょうとう），桃核承気湯，麻子仁丸（ましにんがん），大承気湯は使用しないようにします．桂枝加芍薬湯は大黄を含まないため，第一選択薬として使いやすい薬です．妊婦における下痢型の過敏性腸症候群にも有効です[11]．

症例

便秘：32 歳 女性

病歴：妊娠中期に入り排便回数が２～３日に１回になり，酸化マグネシウムを内服するも，残便感もありガスも多くスッキリした感じがなかった．

現症：脈：滑，腹：ガスが多い・便塊を触知する

処方：桂枝加芍薬湯エキス３包 / 日（分３．毎食前）

経過：内服後より，ガスが減り残便感が改善した．２日に１回ほどの排便感覚になり症状も改善し２カ月ほどで服薬終了．

引用文献

1) 日本東洋医学会漢方医学書籍編纂委員会, 編. 漢方医学大全. 生薬・漢方薬における医薬品情報学. 東京: 静風社; 2022. p.153-63.
2) 森田恵子, 津田さやか, 齋藤　滋. 妊婦の免疫学的特徴. 小児内科. 2020; 52: 8-13.
3) 日本産科婦人科学会, 編. 産婦人科専門医のための必修知識 2022 年度版. 東京: 日本産科婦人科学会事務局; 2022.
4) Michihata N, Shigemi D, Sasabuchi Y, et al. Safety and effectiveness of Japanese herbal Kampo medicines for treatment of hyperemesis gravidarum. Int J Gynaecol Obstet. 2019; 145: 182-6.
5) 後山尚久. 不育症と漢方. 臨床婦人科産科. 2004; 58: 1159-65.
6) 水野正彦, 佐藤和雄, 森　崇英, 他. 切迫早産管理におけるツムラ当帰芍薬散・塩酸リトドリン併用療法の臨床評価. 産と婦. 1992; 59: 469-80.
7) 藤井達也, 永松　健, 藤井知行. 流産と漢方―免疫学的視点からのアプローチ―. 産婦漢方研のあゆみ. 2017; 34: 20-3.
8) 塩崎宏子, 泉二登志子. 鉄欠乏性貧血の検査と診断. 日内会誌. 2010; 99: 1213-9.
9) 柳堀　厚, 宮城美香子, 堀　正行, 他. 鉄欠乏性貧血に対する人参養栄湯の効果. 臨と研. 1995; 72: 2605-8.
10) 赤瀬朋秀, 望月眞弓, 佐川賢一, 他. 疫学的手法も用いた漢方薬の薬効および経済性の評価―鉄欠乏性貧血に対する当帰芍薬散の効果―. 産婦漢方研のあゆみ. 1996; 13: 62-5.
11) 木下哲郎. 妊婦における過敏性腸症候群と思われる症状に対する“桂枝加芍薬湯”の使用経験. 産婦漢方研のあゆみ. 2010; 27: 43-4.

2 産後

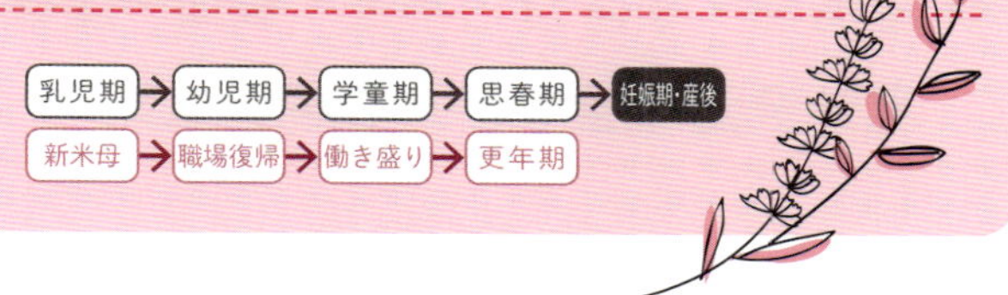

実際に出産による体へのダメージを回復しながら，出産したその日から母親としての仕事が始まるのはやはり大変なことです．たとえ慣れたといわれる第2子以後の出産も，生まれたその子との育児は初めてです．

また，出産に対する満足度が産後数カ月の女性の不安や抑うつを抑制したり，母子関係や次の妊娠に対する意欲などに影響を与えることもわかっています[1)]．

困った症状があっても，自分のことは二の次にしがちな産後に，漢方薬という手段があることを伝えるだけでもお母さんたちはホッとするもの．自分に目を向け，自身を大切にするための一助として，活用いただけるとよいでしょう．

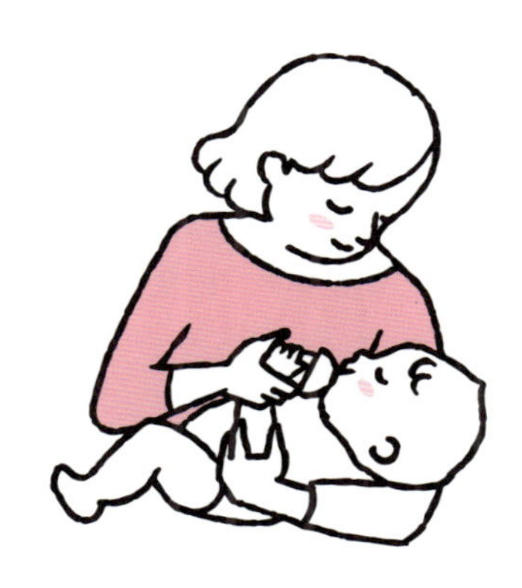

❶ 産褥熱・子宮復古不全・貧血・産後精神障害・乳汁分泌不全など→芎帰調血飲（きゅうきちょうけついん）

産後はホルモンの急激な変化と，新たに始まる新生児との慣れない生活で体もこころも疲れやすい時期です．一人で頑張りすぎず，漢方薬の力も借りて順調な育児のスタートにつなげます．

◆西洋医学的ポイント

産褥とは，分娩が終了し，妊娠・分娩に伴う母体の生理的変化・機能的変化が妊娠以前の状態に戻るまでの6〜8週間ほどの期間です[2]．エストロゲン・プロゲステロンが急激に減少し，心身ともに大きく変化します．産褥熱には抗菌薬投与，子宮復古不全にはメチルエルゴメトリンマレイン酸塩投与や子宮内遺残物の除去，乳汁分泌不全には乳房マッサージ，早期からの頻回の授乳などが治療の中心になります[2]．産後うつ病はエジンバラ産後うつ病質問票でスクリーニングを行います．

◆ホームケア

昔から「床上げ21日」という言葉があるように，養生期間としてゆっくりと過ごすことが大切です．

漢方薬 芎帰調血飲（きゅうきちょうけついん）

産後の漢方薬で，知っておくと非常に便利な処方があります．それは，芎帰調血飲です．「産後一切の諸病」に用いることができるといわれており，産褥期に起こるすべての症状に対して使用できます．具体的には，産褥熱，貧血，乳汁分泌不全など適応範囲は非常に広いです．子宮収縮を促し，産後1カ月にわたって不安感や抑うつ感を和らげることがわかっています[3]．出産翌日から2週間ほど内服するとよいでしょう．

症例

産後のイライラ：34歳 女性

病歴：骨盤位のために38週で予定帝王切開にて分娩．産後，急にイライラすることが増え，時に不安感を抱くこともあった．

現症：緊張した表情で子どもの対応で精一杯な様子
処方：芎帰調血飲エキス３包／日（分３．毎食前）
経過：通院する中で，誰かに自分の話を聞いてもらえる環境があることがとても助かっていると話していた．子どもの成長とともに母の気持ちも安定し，家族の力もうまく借りられるようになり，３カ月ほどで服薬終了．

❷ 産後の疲労→十全大補湯（じゅうぜんたいほとう）

夜間授乳や慣れない育児による産後の疲労の蓄積は，体とこころの回復を遅らせます．「産後はそういうもの」と諦めず，漢方薬でサポートします．少し体が楽になるだけで，気持ちも変わります．

◆西洋医学的ポイント

産後の母親の疲労は，身体的・精神的健康と関連があり育児困難感にも影響します[4)]．特に，正常からの逸脱による児の入院，食事の状況，高齢出産，出産前の自分の母親との同居，産院入院中の母子同室などが産後の疲労感に影響します[4)]．

◆ホームケア

通常の妊娠出産はもちろんですが，帝王切開後や多胎児の出産，きょうだい育児，高齢出産などで疲れが蓄積することもあります．産後ケア入院や産後のヘルプ事業などの紹介も大切です．

漢方薬 十全大補湯（じゅうぜんたいほとう）

産後の母親の中には，妊娠出産で気と血を消耗し，回復に時間がかかる方もいます．脈力もなく，お腹の力も弱く，舌の色も淡白であり，気血両虚といって，まさに気も血も全然足りていない状態です．まったく元気がないにもかかわらず，必死に育児をしている状態なのです．この場合は，十全大補湯を使用します．一般的に病後の体力低下にも使用されますが，当帰（とうき），川芎（せんきゅう），人参（にんじん），黄耆（おうぎ）など，気と血を補う生薬がたくさん入っています．

症例 **疲れが取れない：33 歳 女性**

病歴：妊娠経過に問題なし．自然分娩にて第 2 子出産し，里帰りをせずに自宅に戻った．上の子と新生児の育児と睡眠不足が重なっていた．子どもの受診時に疲れた表情が気になり，漢方薬を勧めたところ希望された．

現症：表情に元気がなく，疲れた印象，脈：弱，舌：淡白舌

処方：十全大補湯エキス 3 包 / 日（分 3．毎食前）

経過：2 診目では，飲み忘れも多く効果を感じていなかった．食前にこだわらず，気がついたときに内服するように勧めた．3 診目では日中の疲れが改善し，声に力が入るようになって笑顔も見られた．継続処方を希望され，半年ほどで服薬終了．

❸ 乳腺炎→葛根湯（かっこんとう）

乳腺炎を繰り返すことで母乳育児の継続に悩まれる方もいます．初期のタイミングで内服できるようにあらかじめ漢方薬を処方しておくことも有効です．

◆西洋医学的ポイント

うっ滞性乳腺炎は最初に乳汁のうっ滞があり，次第に乳房の腫脹，発熱，疼痛，発赤，38.5℃以上の発熱，悪寒，インフルエンザ様の身体の痛みなどが起こります[3)]．産褥 1 週から 2 カ月以内にかけて発症することが多いですが，その後も続く場合もあります．

◆ホームケア

うつ乳の防止のための排乳の促進が大切です．助産師による授乳指導もお勧めです．

漢方薬 葛根湯（かっこんとう）

乳腺炎には葛根湯が有名です．これは内服するタイミングが非常に大切です．もともと葛根湯は風邪薬として使われています．発汗がなく，頭痛，悪寒，発熱，首から背中の強張りがある「風邪のひき始め」に使用する薬です．

乳腺炎での使用タイミングも同様です．乳腺炎になり始め，乳房腫脹や乳房痛，発

熱といった症状を改善し，さらに悪化させないために，初期に使用することが大切です．葛根は，乳汁は十分に出るべき状態にはあるもののうっ滞して出ず，肩こりや背中のこりがある場合に用います．また，乳汁分泌促進作用もあります．葛根湯には麻黄が含まれていますが，母乳への移行も非常に微量であり，新生児に対して臨床的に問題になることもありません[5]．一方で，繰り返す場合は慢性炎症として抗炎症を考慮し，小柴胡湯（しょうさいことう）を使用し著効した自験例が2名います．すでに葛根湯の投与後であったことから，診察所見から小柴胡湯を使用し改善しました．もし葛根湯を飲んでも炎症を繰り返す場合は，漢方専門医の診察をお勧めします．

症例

乳腺炎を繰り返す：33歳 女性

病歴：産後7カ月ほどたつが乳腺炎を繰り返し，母乳育児をやめようかと悩んでいた．

現症：脈：平，舌：淡紅舌・紅点あり，腹：腹力中等度，胸脇苦満あり

処方：小柴胡湯エキス2包/日（分2．朝夕食前），乳房痛を感じたときに葛根湯を頓服．

経過：小柴胡湯を定期内服し，初期の乳房痛の段階で葛根湯を飲むようになったところまったく熱を出さなくなった．減薬をしながら2カ月ほど継続し，服薬終了．

❹ 脱毛→四物湯（しもつとう）

産後の体型変化や脱毛など見た目の変化は女性に大きな影響を及ぼします．1年ほどで回復することが多いですが，様子を見るだけではなく何かできることがあるというのは漢方薬の強みです．

◆西洋医学的ポイント

出産後の女性に生じる抜け毛は，程度に個人差はありますが多くの産褥婦が経験します．これは，妊娠中に女性ホルモンの影響で成長期に止まっていた毛の多くが産後は休止期に入るために起こるためです[6]．

◆ホームケア

生理的な変化のため，1 年以内に自然回復します．頭皮や頭髪を清潔に保ちながら，たんぱく質などの栄養をしっかりとります．

漢方薬 四物湯(しもつとう)

産後の脱毛は血虚が中心です．出産で気血を消耗し，母乳によりさらに血を消耗することで産後の脱毛が酷くなることがあります．補血薬の代表として四物湯があります．注意点は，当帰と地黄(じおう)が入るため胃もたれを起こしやすいこと．内服開始後に胃腸症状がないか確認します．

症例

産後の脱毛：33 歳 女性

病歴：産後 6 カ月頃より脱毛が気になっていた．特に頭頂部の脱毛がひどい．授乳中でも飲める薬を希望して来院．

現症：顔色不良，脈：弱，舌：淡白舌，腹：腹力弱，爪が割れている

処方：四物湯エキス 2 包 / 日（分 2．朝夕食前）

経過：時々胃もたれすることがあったので，四物湯は 1 日 2 回から開始．特に副作用である胃腸障害も目立たず内服できた．その後，半年ほど継続し徐々に脱毛も目立たなくなったので服薬終了．

コラム 妊娠中の経過

産後および乳児期の診察では，妊娠中の経過を確認します．重要視しているのは，つわりがきつかったか，切迫早産だったか，お産の経過，産後の体調の戻りなどです．これらの経過を知ることにより，子どもが両親より受け継いだ「先天の気」と呼ばれる素体の強さのバロメーターを知ることができます．良い悪いを判断するのではなく，1 つの参考としています．

参考文献

1) 市川香織. 産後ケアの文化的背景と現代の課題についての一考察. 文京学院大学保健医療技術学部紀要. 2015; 8: 23-30.
2) 日本産科婦人科学会, 編. 産婦人科専門医のための必修知識 2022 年度版. 東京: 日本産科婦人科学会事務局; 2022. B165
3) 後山尚久. 周産期医療と漢方. 産婦の進歩. 2003; 55: 299-321.
4) 秋本美加, 斉藤　功, 﨑山貴代. 産後 1 か月までの母親の疲労感に影響する要因の検討. 日公衛誌. 2018; 65: 759-76.
5) 佐藤芳昭, 須藤祐悦, 梶原俊彦. 乳汁うっ滞性乳腺炎に対する葛根湯の投与効果と母乳移行について. 産婦漢方研のあゆみ. 1984; 77-83.
6) 大場純奈, 古江増隆, 吉田敬子, 他. 産後編 24. 抜け毛（脱毛症）. ペリネイタルケア. 2010; 29: 463-6.

参考文献

① 羅　元愷, 主編. 田久和義隆, 訳. 全訳中医婦人科学: 中医薬大学全国共通教材. 東京: たにぐち書店; 2014.

第2章

子どもの診察と頻用処方

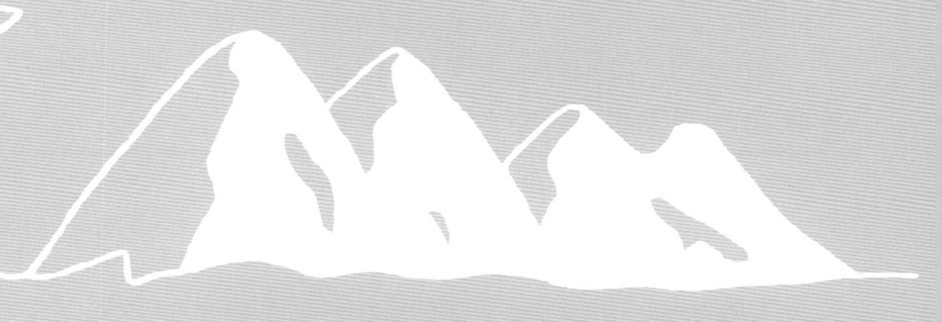

～病気の診方～

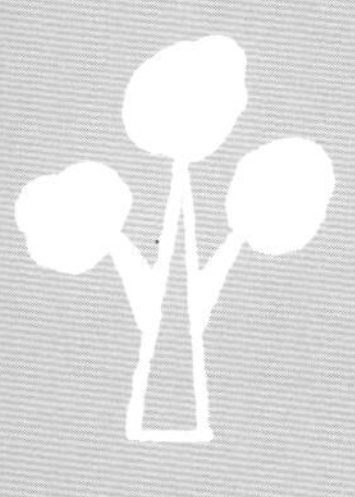

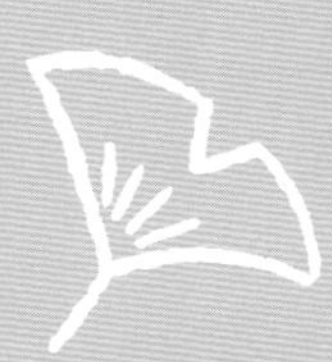

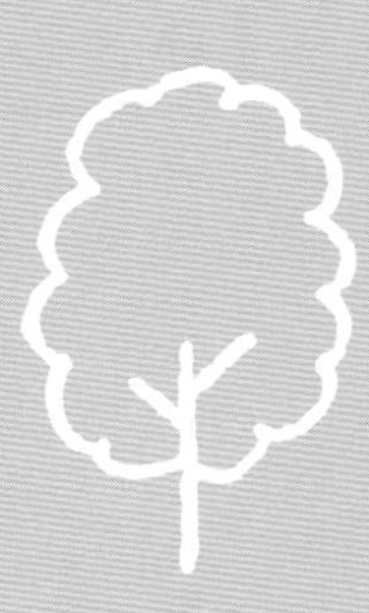

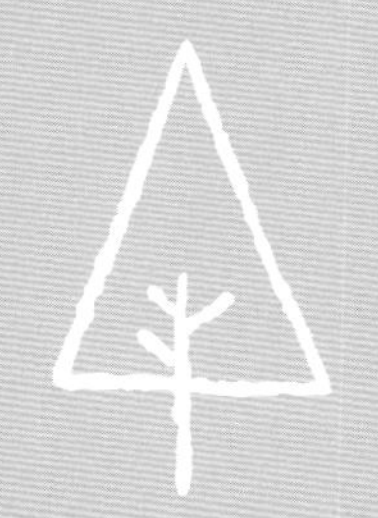

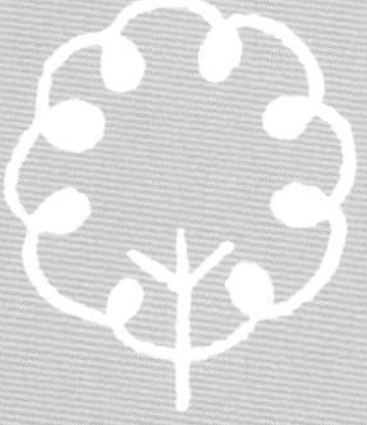

1 ▶病気の本質を診るための用語説明

1 漢方処方の３つのものさし

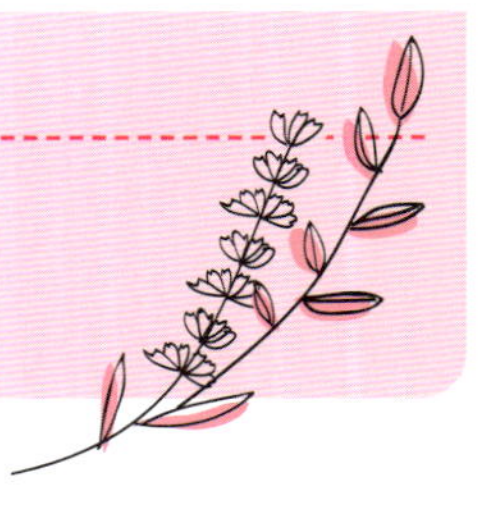

目の前の患者さんの病態を捉えるために，丁寧な弁証論治（べんしょうろんち）が必要であることは間違いありませんが，忙しい外来では時間に限りがあるのも現実です．そこで，漢方薬を処方するための「ものさし」を使い分ける必要があります．

入門編として推奨したい考え方が，急性発熱性疾患と慢性疾患で処方のものさしを分けることです．病気の診方の軸となる３つのものさしについて説明します．

❶ 急性発熱性疾患と慢性疾患の違い

急性発熱性疾患と慢性疾患の一番の違いは，病状変化の時間です．

入門編としては，まずは慢性疾患を丁寧に診ることをお勧めします．その理由は，時間の流れを味方につけることができるからです．

急性発熱性疾患は早い場合は数時間～数日単位で変化するのに対し，慢性疾患は数週～数カ月単位で病状を捉えます．脈や舌を含めた，病状の変化が著しい急性発熱性疾患を，1 剤の漢方薬でピタッと治すためにはかなりの勉強量が必要です．一方，慢性疾患は体質や生活習慣などに基づく体のバランスの乱れをもとに形成された病気であるため，数日～数カ月単位で治療の計画を立てることができます．

❷ ３つのものさし

入門編として使用するとよい漢方処方のものさしは以下の３つです．

① 虚実・寒熱

② 六病位

③ 気血水・五臓

入門編では，①虚実・寒熱は急性発熱性疾患および慢性疾患に共通して使用します．②六病位は，主に急性発熱性疾患に，③気血水・五臓は主に慢性疾患に使用します．

応用編では，慢性疾患でも六病位の考え方を使用し，急性発熱性疾患でも気血水・

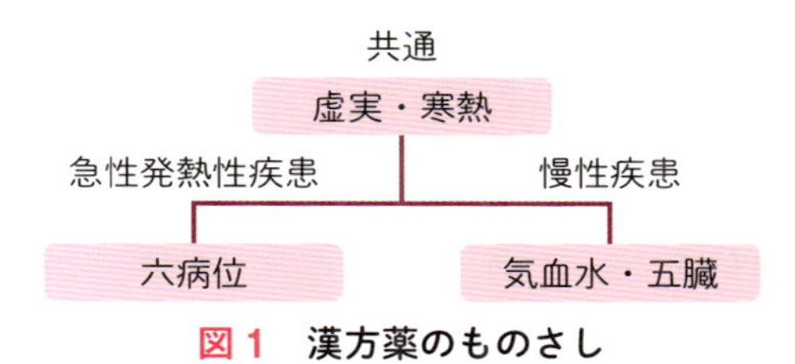

図1 漢方薬のものさし

五臓の考え方を使います． ☞参考：コラム 1つの処方をさまざまな病態に使う理由
色々な診断方法を学ぶことで，よりレベルの高い診断に結びつけることができますので，深く勉強したい方は成書をご覧ください．本書では入門編として，頭を整理することを優先して記載します．

サマリー

- 虚実・寒熱はすべての病気の土台となるものさし．
- 急性発熱性疾患は，虚実・寒熱＋六病位で考える．
- 慢性疾患は，虚実・寒熱＋気血水＋五臓で考える．

コラム 1つの処方をさまざまな病態に使う理由

『傷寒論』は，後漢の時代（西暦25～220年）の中国で，医師である張仲景（ちょうちゅうけい）という人物によって，急性熱病の診断と治療について書かれた本です．

栄養状態も悪く，抗菌薬や補液などの治療がなかった時代は，傷寒（風邪）によって多くの人が亡くなっており，風邪の治療が大変重要でした．

『傷寒論』で使用する漢方薬が慢性疾患に使用されることも多くあります．これは，漢方薬の処方の基本は病態が異なっていても「今起きている現象」を中心に処方を決める考え方があるためです．

例えば柴胡加竜骨牡蛎湯（さいこかりゅうこつぼれいとう）は風邪の亜急性期（少陽病）に使用する漢方です． ☞参考：p.207 しかし，精神症状や不眠などにも使用します．その理由を説明します．

『傷寒論』には，「風邪にかかって，8～9日を経て，下すべき（下痢をさせるべき）証があって，下したところ，心窩部の膨満と神経過敏と腹部の動悸の亢進が現われ，さらに小便が出にくくなり，うわ言と全身の沈重感があり，自分で寝返りもできないほどのものは，柴胡加竜骨牡蛎湯の主治である」と書かれています．

急性発熱性疾患に限らず一般診療の中でも，上記の少陽病と同様の症状を認めることがあります．例えば，やや神経過敏な子どもでは，うわ言や夜驚症のような症状を呈することがあります．成人の不眠症でも，腹診において腹部の動悸を認める場合があります．このような症状に，古典の症状を適応させて柴胡加竜骨牡蛎湯を使用しています．

入門編である本書では代表的な 1 つの条文をご紹介するにとどめていますが，他にもたくさんの条文があります．古典はとても難しい世界ですが，漢方薬の歴史とその奥深さに出会え，理解できると感動や新たな発見もあります．漢方薬の世界に慣れてきたら，ぜひ古典の世界にも触れてみてください．

2 共通のものさし～虚実・寒熱～

虚実・寒熱は，急性発熱性疾患・慢性疾患に共通するものさしです．
体の大きな偏りを判断し，処方の方向性を掴みます．

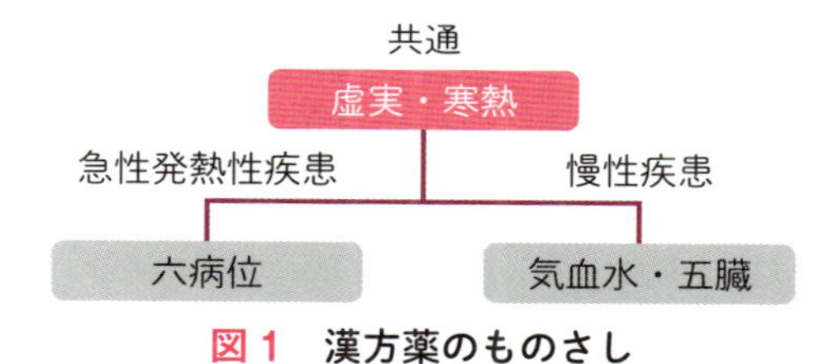

図 1 漢方薬のものさし

❶ 虚実とは

虚実とは「病気に対する抵抗力・体力があるかどうか」です．

日本漢方では，エネルギーに満ちている状態を実証，エネルギーがなく虚弱な状態を虚証と考えます．

表 1 虚実の特徴

	実	虚
体力	体力がある	体力がなく虚弱
声	大きい	小さい
栄養状態	良好でよく食べる	体重増加不良など． 胃もたれなどがあり食が細い
筋肉	しっかりしている	細身で筋力がない
腹部	しっかりとしている	ふにゃふにゃで力がない
病気への抵抗力	強い	弱い（すぐに風邪をひく）

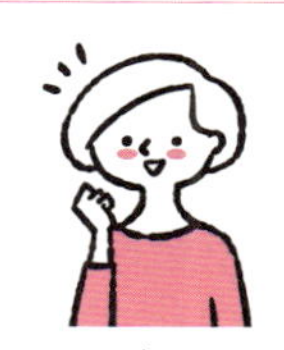
実証

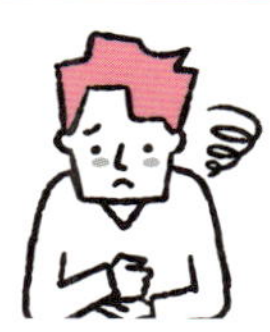
虚証

❷ 寒熱とは

寒熱とは「冷え症か暑がりか」です．

寒熱の文字通り，寒がりで冷え症あれば寒証，暑がりであれば熱証です．

冷えが強い人には体を温める漢方薬を，熱が強い人には体を冷やす漢方薬を使用します．

表2 寒熱の特徴

	寒	熱
特徴	寒がり，冷えを自覚している，手足の冷え，冷たい刺激で悪化する，水様便，色の薄い尿が出る	暑がり，喉が乾く，温めると症状が悪化，冷やすのを好む，冷房が好き，鼻汁などの分泌物が黄色い，冷たい飲み物を飲む，便秘，濃い尿，尿量が少ない
所見	淡白舌	紅舌，黄苔，数脈
生薬	温める生薬 桂皮，附子，乾姜，人参，細辛，呉茱萸など	冷やす生薬 石膏，黄連，黄芩，大黄，山梔子，牡丹皮など
漢方薬	人参湯，真武湯，大建中湯など	辛夷清肺湯，黄連解毒湯，桔梗石膏など

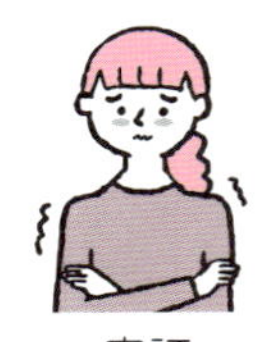

寒証

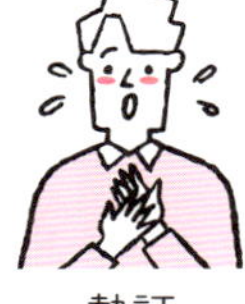

熱証

サマリー

- 虚実・寒熱は体の大きな偏りを判断し，処方の方向性を掴む．
- エネルギーに満ちている状態が実証，エネルギーがなく虚弱な状態が虚証．
- 冷え症で寒がりであれば寒証，暑がりであれば熱証．

コラム 中医学と日本漢方，用語の定義

日本では，主に「中医学」と「日本漢方」という2つの考え方があります．

中医学は，三大古典『黄帝内経(こうていだいけい)』，『神農本草経(しんのうほんぞうきょう)』，『傷寒論(しょうかんろん)』・『金匱要略(きんきようりゃく)』を基本にし，新たな知見も取り入れながら発展してきたものです．

『黄帝内経』は，陰陽五行説という中国独自の哲学思想が反映された，春秋戦国以来の医学的論述を集めた書で，複数人の作者・編者によって記されたとされています．内容は『素問(そもん)』と『霊枢(れいすう)』に分かれており，『素問』では生理や病理などの基礎医学が，『霊枢』では診断，治療，鍼灸についての臨床医学が中心になっています．

『神農本草経』とは，個々の生薬の薬効について述べた，いわゆる薬物学書です．『黄帝内経』と同様に，編者や詳しい成立年は知られていません．

『傷寒論』・『金匱要略』は，後漢後期に張仲景(ちょうちゅうけい)によって著されたとされ，現在も非常に大切な書物として重宝されています．『傷寒論』は急性熱性病，つまり感染症の治療法について記載されています．昔は，感染症で多くの人が命を落としており，その治療が非常に重要でした．一方，『金匱要略』は，傷寒に対して「雑病」，すなわち種々の慢性病や雑病の治療法について記載されています．その後，唐医学，宋医学，金元医学，明医学，清医学という中国での変遷があり，時代時代で日本に影響を与えています[1]．

中医学では，望診(ぼうしん)，聞診(ぶんしん)，問診，切診(せっしん)の四診から病気のメカニズム（病因・病機）を診断し，「証」を導きます．証とは，病理の要点のことです[2]．「患者さんの核となる原因＝証」を見つけ，それに沿って処方をします．これを弁証論治(べんしょうろんち)といいます．

例えば不眠で受診された場合に，望診（疲れており元気がない），聞診（声に力がない），問診（虚弱，不安感，よく目が覚めて眠りが浅い），切診（淡白舌，腹力が弱い）などから，原因を心の血の不足（心血虚）と導き，酸棗仁湯(さんそうにんとう)を処方します．

一方で，日本漢方は，中国伝統医学（中医学）を起源にしながらも，日本独自の風土や日本人の体格に合わせて発展を遂げた医学です．現在の日本漢方は，『傷寒論』をもとに腹診や口訣を重視し，方証相対を特徴としています．方証相対とは，病因・病機はブラックボックスとし，症候（四診所見）を直接処方に結びつけます．例えば，「寒気・首筋や肩のこり・頭痛・汗が出ない」なら葛根湯を処方すると考えます．

5～6世紀に朝鮮半島から日本に伝わった後，遣隋使や遣唐使が医学文化を広めました．奈良・平安時代は中国医学の模倣が中心です．その後，室町時代に入り，明医学が導入されます．江戸時代には日本独自の診療システムである方証相対の考え方が生まれ，複数の学派も誕生しました．

明治維新を経て医学制度が変わり，漢方医学が制度上消し去られてしまいますが，

その後の漢方医・薬剤師の努力により再興し現在に至ります．

このような歴史的な背景の違いから，一部の用語で両者の概念が異なります．特に異なる概念は，虚実と陰陽の概念です．

日本漢方では，虚実は体力の有無を示します．

中医学では，虚証は気血津液（しんえき）が不足し，生体の機能が減弱した状態です．実証は，ウイルスなどの病邪や体内の病理産物（瘀血・痰など）が盛んである状態です．

表3 虚実：日本漢方と中医学の違い

	日本漢方	中医学
虚実	• 虚実は体力の有無. • 虚証は体力がなく虚弱な状態. • 実証は体力がある状態.	• 治療方法との対応が考慮される. • 虚証は気血津液が不足し，生体の機能が減弱した状態. • 実証は，ウイルスなどの病邪や体内の病理産物（瘀血・痰など）が盛んである状態.

東洋医学では，陰陽は２つの意味があります．

１つ目は，すべての物事を「陰と陽」「男と女」のような相補・対立する２つの性質に分けて理解する考え方です[3]．昼と夜，天と地，男と女，静と動のように対立する面がありながらも，一方がなければ他方も存在しないものです．

２つ目が，陽が気，陰が津液です．この場合，陽虚というと陽気の不足を示し，陰虚というと津液の不足をいいます[4]．

中医学では，津液が不足した状態を津虚，津液だけではなく血精も損傷を受けた場合は「陰虚」といいます[5]．本書では陰（陰液）を血と水，つまり，「体を潤す成分」と考えてください．この陰が不足した状態を陰虚（いんきょ）といいます．体の中で陰液（潤す成分）が減った結果，相対的に熱の比重が上がった状態です．具体的には，熱感，口の渇き，手足のほてり，不眠，のぼせ，イライラ，唇のひび割れ，寝汗などです．代表例が更年期症状です．加齢により陰液が減り，ホットフラッシュなど相対的に熱を持った状態になっていると考えます．舌診では，無苔で裂紋を認め，まるで鏡のようにテカテカ光る舌です（鏡面舌）．陽虚は，気の不足です．気の温煦（おんく）作用が低下して手足の冷え，顔色が色白い，疲れやすいなどを認めます．

一方で，日本漢方には陰液という言葉はありません．陽証·陰証は，それぞれ熱証·寒証と同じ概念を示します．

JCOPY 498-14592

表4 陰陽：日本漢方と中医学の違い

	日本漢方	中医学
陽虚		• 温煦作用が低下し，寒冷症状をきたす． • 冷え，寒がり，青白い，温めると楽． • 元気がない，気力がない．
陰虚		• 体の潤いが不足し，相対的に熱に傾いている． • 口の渇き，手足のほてり，不眠，のぼせ，イライラ，唇のひび割れ，寝汗など
陽証	• 気血が十分にあり，新陳代謝が盛んで病邪に対する抗病反応が積極的な時期． • 体温が上昇して熱性傾向を帯びた時期．	
陰証	• 寒がりで元気のない状態． • 陰虚＝陰証（冷え・寒がり）＋虚証（元気がなく風邪をひきやすい）．	

本書では以下の用語を使用します．

・虚実は日本漢方の概念に従い，虚証は体力がない，実証は体力がある状態として使用します．

・陰虚については，陰≒血＋水として，体の潤いの不足を表すものとして記載します．

引用文献

1）安井廣迪．日本漢方諸学派の流れ．日東洋医誌．2007; 58: 177-202.

2）梁　哲成．三大法則で解き明かす　漢方・中医学入門―基礎理論とエキス製剤による臨床―．第2版．「証」とは何か．東京: 燎原書店; 2010. p.15.

3）日本東洋医学会漢方医学書籍編纂委員会，編．漢方医学大全．東京: 静風社; 2022. p.60.

4）小川恵子．女性の漢方　すぐに使えるライフステージ別処方．漢方医学の特質．東京: 中外医学社; 2013. p.101.

5）神戸中医学研究会，編著．基礎中医学．第6版．津液の病証．東京: 燎原; 2008. p.249.

参考文献

① 小曽戸洋．漢方医学の歴史．In: 日本東洋医学会学術教育委員会，編．専門医のための漢方医学テキスト: 漢方専門医研修カリキュラム準拠．東京: 南江堂; 2010. p.2-8.

3 急性発熱性疾患～六病位～

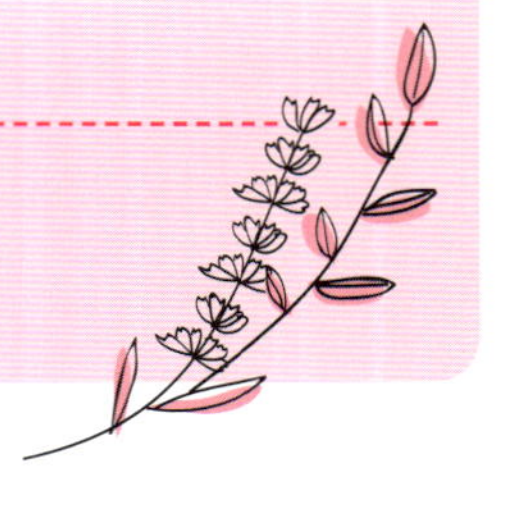

入門編では，風邪で代表される急性発熱性疾患の治療方針を六病位から考えます．傷寒とは，例えばインフルエンザのような高熱を伴う病を全般的に指したと考えられています．

風邪の治療においては，西洋医学と東洋医学はまったく別の考え方をします．

西洋医学は，急性上気道炎，急性咽頭炎，急性気管支炎など炎症が起こっている「場所」で治療方針が変わります．東洋医学は，「①病気がある場所と病気の性質・②生体の抵抗力」をもとに治療方針（漢方薬）が決まります．

文字通り病邪との戦いになります．体の抵抗力を防衛力，病邪を敵，体を戦場にたとえると理解しやすくなります．まずは，体の外側である体表・筋肉・関節・上気道（表(ひょう)）に敵が侵入し，戦いが始まります．防衛力が強ければ，ここで戦いを収めることができます．しかし，防衛力が弱っていたり，敵兵の力が強い場合は，体の中の内臓（半表半裏(はんぴょうはんり)や裏(り)）への侵入を許すことになります．敵が内部に入るほど劣勢になります．

この戦いの優劣と戦っている場所を表すものが以下の六病位です．

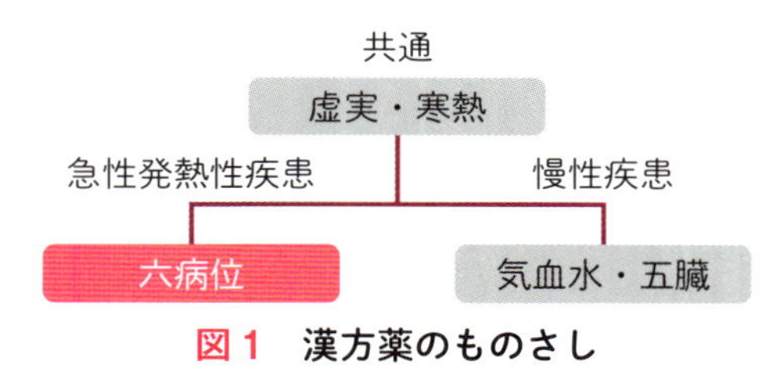

図1 漢方薬のものさし

❶ 六病位について

六病位とは，外部から侵入してくる病邪が，体と「どのステージ（病期・病態）」で戦っているかを示す概念で，表と裏に分かれます．

①太陽病(たいようびょう)，②少陽病(しょうようびょう)，③陽明病(ようめいびょう)，④太陰病(たいいんびょう)，⑤少陰病(しょういんびょう)，⑥厥陰病(けっちんびょう)と６つのステージがあります（図２）．太陽病から陽明病までは体の抵抗力がありますが，太陰病か

ら厥陰病は抵抗力が下がっているため，気血を補い守りを固める時期です．

日常診療でも，感染症の症状が1日単位で変化することを実感されていると思います．まずウイルスや細菌に感染する．鼻汁・咳嗽・咽頭痛・悪寒から始まり，発熱・関節痛を訴える時期，解熱せず高熱が続く時期，徐々に気管支炎や肺炎などに移行する時期，食欲が低下しぐったりする時期，さらに，ショックや尿量低下に至る時期．

このように，感染症が長期化すると抵抗力が低下し，時にサイトカインストームが起こり重症化します．この流れが，まさに変わりゆく感染症の変化です．東洋医学では，ステージ（病期・病態）に応じた漢方薬を使用します．

この経過を六病位で示すときは，2つの視点で考えます．

1つ目が，病気がある場所と病気の性質です．病邪が外部から侵入したとき，表（ひょう）（体表・筋肉・関節・上気道）にあるか，裏（り）（主に消化器などの内臓）にあるのかを考えます．半表半裏（はんぴょうはんり）とは，表でも裏でもない，その中間を示します．表にあるのが太陽病で，徐々に裏に入り厥陰病まで進みます．

病気の性質とは，主に外邪と内因に分けて考えます．外からのウイルスなどが外邪，生活習慣による体質が内因と考えると理解できます．外邪は風・寒・湿・暑・燥・熱の6種類に分かれ，六淫と呼ばれています．

2つ目が，病原体の強さと個体の抵抗力の争いです（抗病反応）．個体の体力がしっかりしている太陽病〜陽明病であれば，病原体に勝てますが，厥陰病のように体力が落ちた状態では病原体に負けてしまいます．

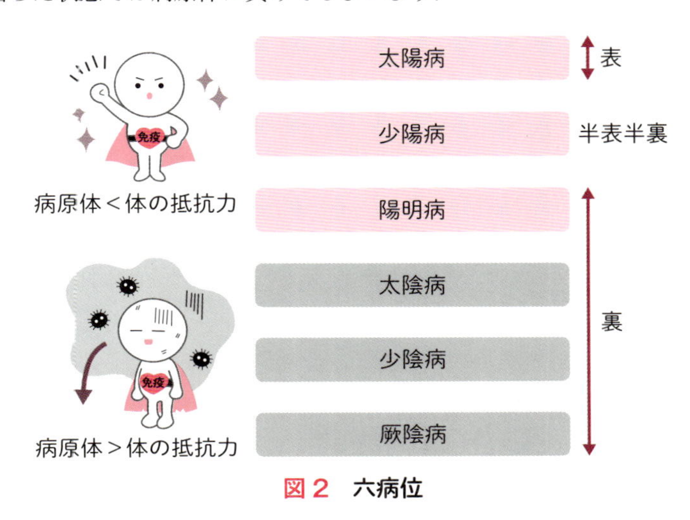

図2 六病位

太陽病は，発熱，頭痛，関節痛，悪寒など初期の感冒です．この太陽病から陽明病までは，熱性で，体も抵抗力がある段階です．

太陰病以降は，病邪が裏にあり，徐々に消化器症状などが現れ，体の活動性が低下します．そして厥陰病に向かうにつれ，重症になっていきます．現代の医療では，太陰病以降は，全身状態が悪くなり補液や入院加療，さらに高度な治療を考慮する時期に相当します．

漢方薬の治療も，なるべく早期に治療を開始し，病気が浅い層から深い層に入り重症化することを防ぐことが大切です．

実際の臨床では必ずしも太陽病から始まるわけではない場合や，太陽病と陽明病の合併などもありますが，まずは六病位の流れを押さえてください（表1）．

また，急性発熱性疾患の考え方には温病もあります．詳しくは成書をご確認ください．

表1 六病位の流れ

六病位	症状	処方例	治療の方針
太陽病	熱感・悪寒・発熱・頭痛・関節痛・後頸部の筋肉の痛み	葛根湯・桂枝湯・麻黄湯	温めて発汗させる
少陽病	悪寒と熱感を繰り返す（寒熱往来）・胸脇苦満・食欲不振・口が苦い・舌に苔が増える・喉が乾く・めまい	小柴胡湯・半夏瀉心湯	半表半裏の熱を調節して外に出す（和解少陽）
陽明病	持続する発熱・便秘・うわごと	承気湯類・白虎加人参湯	排便で体外に熱を出す
太陰病	嘔吐・下痢・食欲不振・腹痛	桂枝加芍薬湯・人参湯	消化機能を守る
少陰病	元気がない・顔色が悪い・すぐに横たわる・口渇・下痢・体の痛み	真武湯・四逆湯	温める
厥陰病	上熱下寒・症状のつじつまが合わない・四肢が冷えている・胸に動悸や熱感があるなど寒熱が混じった症状が出る	四逆湯など	温めて救命する

日本漢方に影響力の強い漢方医の大塚敬節や奥田謙蔵は太陽→少陽→陽明説をとり，歴代の中国の医書である『黄帝内経』の理論をとる人々や中国学派は太陽→陽明→少陽原則説をとっており，一定の見解にはいたっていません[1)].

❷ 治療法

治療法は病位によって異なります．

太陽病は温めて発汗させます．少陽病や陽明病では，和解や排便といって熱を調節させて外に出します．体力が弱り虚弱な状態にある太陰病から厥陰病の場合は，無理に発汗させたり下したりしてしまうとさらに体力が弱まってしまいます．その場合は，免疫能力を高め土台となる胃腸を守るような漢方薬を使用します．

食べられない時間が長くなると体力が落ち，病気に勝ちにくくなります．栄養が十分ではなく，点滴や抗菌薬治療がない時代に発展した背景を考えると，「食べられること」が生命を守ることに直結していました．この背景からも胃腸を守る大切さを理解していただけると思います．このように，重症になるほど胃腸の機能を守り，温めることで抵抗力をつける処方が増えていきます．

症例

発熱：5 歳 女児

病歴：2 日前から鼻汁と咳嗽があり，38.5℃の発熱を認めた．元気はあり，水分もとれている．発汗なし．

現症：体重 19kg，脈：数・浮，舌：紅舌，白膩苔（はくじたい）軽度あり

処方：麻黄湯（まおうとう）エキス 2.5g / 回　3回分（飲み方　汗をかいたら終了）

経過：元気があり，脈は浮で，発汗がないことから，太陽病と診断．麻黄湯を飲んで就寝．夜中にしっかりと汗をかき，翌朝解熱していたため服薬終了．

サマリー

- 生体の抵抗力と病原体の勢いで六病位（①太陽病，②少陽病，③陽明病，④太陰病，⑤少陰病，⑥厥陰病）が決まる．
- 六病位に応じて漢方薬（治療方針）が決まる．

引用文献

1) 日本東洋医学会学術教育委員会，編．専門医のための漢方医学テキスト：漢方専門医研修カリキュラム準拠．三陰三陽の進行について．東京：南江堂；2010．p.34．

参考文献

① 藤平　健．傷寒論における陰陽虚実について．日鍼灸治療会誌．1966；15：45-53．

1 ▶病気の本質を診るための用語説明

4 慢性疾患～気血水・五臓～

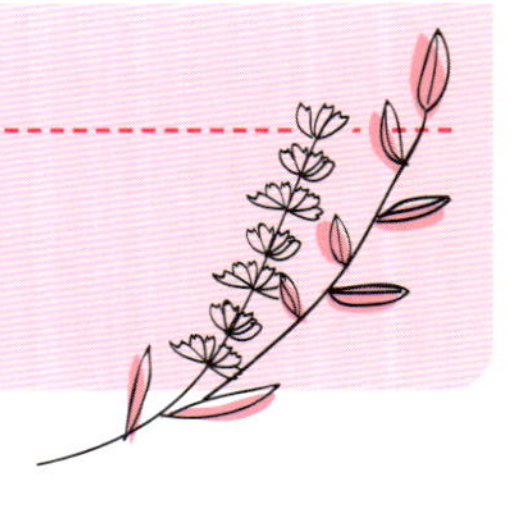

慢性疾患では，気血水・五臓を捉えるようにします．

気血水・五臓の異常を考えることで，「何が（気血水）」「どこで（五臓）」起こっているのかを絞り込み，診察を通して目の前の患者さんに効果が期待できる処方が導き出されます．

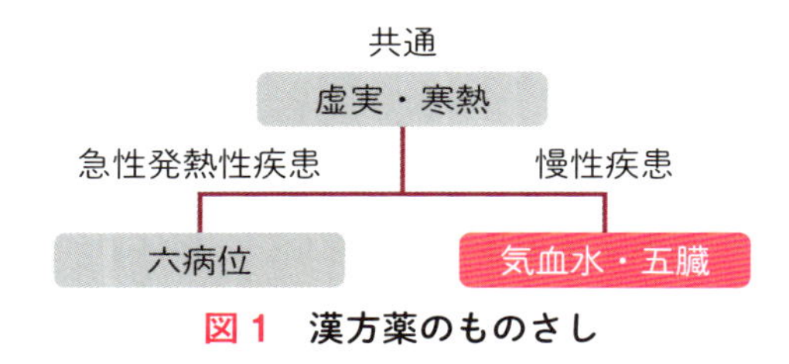

図1 漢方薬のものさし

❶ 気血水

東洋医学では，「気・血・水」という3つの要素が人間の体を構成していると考えます．

気とは生命のエネルギー・栄養・免疫・活動力・温かさです．気には5つの作用，①動かす（推動作用），②異常な発汗や出血を抑える（固摂作用），③病と闘う（防御作用），④体内のあるものを別のものに変化させる（気化作用），⑤温める（温煦作用）があります．

血は身体をめぐる血液・栄養・循環を反映します．栄養やホルモンを体に運び，睡眠や精神にも関わります．

水はリンパ液，汗，涙，鼻汁，唾液など血液以外の液体で，身体を潤します．津液（しんえき），飲，湿は水と同義語です．

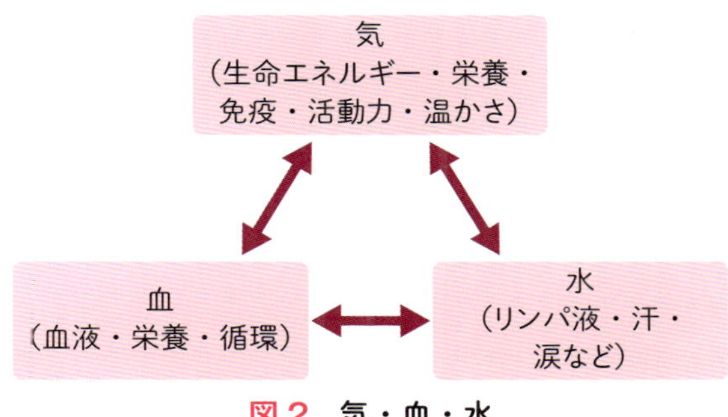

図2　気・血・水

この３つの量が十分にあり，かつ体内をスムーズに流れている状態を「健康」と見なします．栄養が行き渡って免疫力が高まり，余分なものを排泄でき，さらに精神が安定し，夜もしっかりと眠れている．食事，排泄，睡眠，精神が整っているまさに「健康」な状態です．

一方，病気や不調があるときは，気血水のバランスが乱れていると考えます．その病態は，気血水の不足，停滞，偏在です．

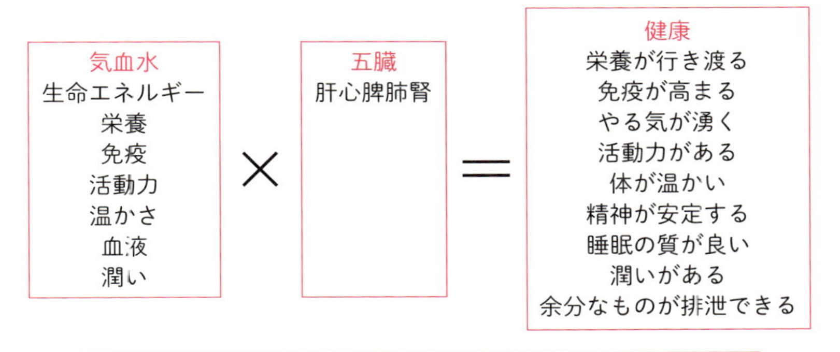

図3　健康とは，気血水が五臓に行き渡っている状態

それではここから，気血水の異常を見ていきましょう．気血水の不足と停滞・偏在を中心に表1，図4にまとめます．不足は気虚，血虚，陰虚です．停滞・偏在は気滞，気鬱，瘀血，水滞です．治療の原則は，不足しているものは補い，停滞と偏在は流れを改善し余分なものを排泄することです．

表1 気血水の異常

	病態		症状	子どものイメージ	代表処方
気	不足	気虚（気が不足している）	疲れやすい・元気がない・声に力がない・食欲不振，自汗，風邪をひきやすい	体重増加不良・起立性調節障害・低体温・胃腸障害	補中益気湯・小建中湯・四君子湯
	停滞・偏在	気滞（気の流れが滞っている）・気鬱（気の流れがうっ滞している）	張った痛み（腹満感）・つかえ・イライラ・腹部膨満感・抑うつ気分・喉のつかえ	イライラ・癇癪・ガスが多い・抑うつ感・引きこもり	加味逍遙散・抑肝散・半夏厚朴湯・香蘇散
	その他	気逆（下がるべき気が上がってしまう）	咳嗽・呼吸困難・悪心嘔吐・頭痛・めまい，のぼせ	頭痛・癇癪・パニック・心因性咳嗽	苓桂朮甘湯・半夏厚朴湯
血	不足	血虚（血が不足している．栄養状態の低下）	貧血傾向・顔色不良・皮膚の潤いがない・カサつく・髪が抜ける・爪が割れる・月経の遅れ・目の乾燥や疲れ・筋肉の痙攣・眠りが浅い	貧血・栄養不足・不眠・不安感が強い	四物湯・十全大補湯
	停滞	瘀血（血の流れが滞っている）	顔色が暗い・固定された痛み・月経痛・月経時に血の塊が混じる	月経痛・子宮内膜症	桂枝茯苓丸・桃核承気湯
	その他	血熱	赤みや痒みの強い湿疹・出血症状	鼻出血・アトピー性皮膚炎・月経過多	黄連解毒湯
水	不足	陰虚（潤いの不足）	熱感やほてり・口渇・寝汗・不安・不眠・眼精疲労	小児ではまれ	滋陰降火湯・六味丸・清暑益気湯・麦門冬湯
	停滞・偏在	水滞（水の停滞，変調）	めまい・立ちくらみ・ふらつき・乗り物酔い・むくみ・頭痛・下痢・水様性鼻汁・胃内停水・関節腫脹・腹水・排尿障害・発汗過多	胃腸炎・車酔い・起立性調節障害・夜尿症・アレルギー性鼻炎	五苓散・半夏白朮天麻湯

※陰虚と脱水は異なる．陰虚は体に必要なよい水がない状態（潤いの不足）．脱水は体液量の不足．

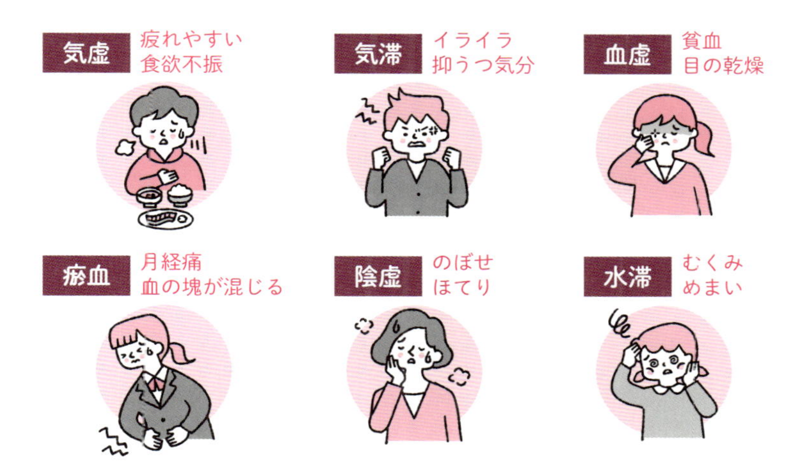

図4　気血水の異常のイメージ

❷ 五臓

中国伝統医学では，内臓を「臟腑」と呼びました．肝や腎といった臓器の名前が出てきますが，西洋医学で使われる内臓とは意味が異なります．五臓の他に六腑がありますが，入門編では五臓「肝心脾肺腎」を意識するとよいでしょう．

五臓はそれぞれが，相生(そうせい)の関係，相克(そうこく)の関係でつながっています．「相生の関係」は母と子のようにお互いをサポートし,「相克の関係」は矢印の先の臓腑を抑制させる関係性です（図5）．

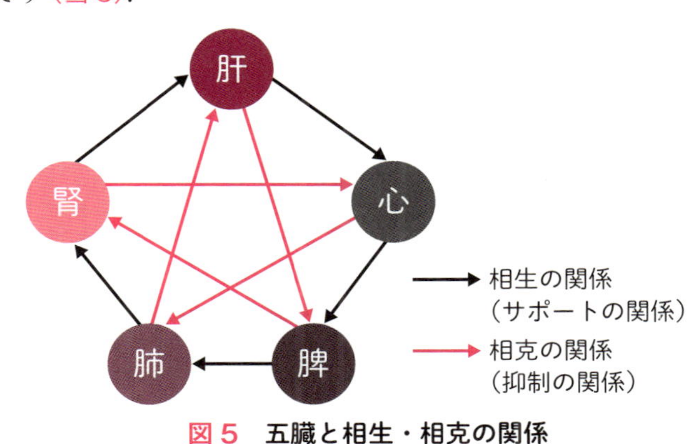

図5　五臓と相生・相克の関係

東洋医学では，各臓器はそれぞれ感情や精神との関わりまで含めていると考えます．病気になったときの症状を表2にまとめます．

表2 五臓と症状

	関係する他の臓器	働き	体の不調・こころの不調
肝	目，筋肉，爪	• 全身の気を調節する司令塔 • 血をため，全身に適切に配分するか決める • 感情を安定させる	• 目の不調 • 筋肉の不調（こむら返り） • 爪が割れやすい • イライラする • 怒りっぽい
心	舌	• 肝の決定に従い，ポンプの役割で全身に血液を送る • 精神や意識，思考を司る	• 動悸，顔色の悪さ • 記憶力の低下 • 気持ちが落ち着かず正しい判断がしにくい • 怯える
脾	唇，口	• 消化吸収 • 水分の吸収と全身への輸送 • 血が漏れるのを防ぐ	• 食が細い，よだれが多い，胃もたれ，便秘・下痢 • 食後の眠気 • 胃下垂，脱肛，口内炎 • 不正出血，血便 • 考えすぎる，不安になる
肺	皮膚	• 呼吸を行い，気を作る • 体内の水の巡りの調整	• 喘息，アレルギー性鼻炎，アトピー性皮膚炎 • 風邪をひきやすい • むくみ
腎	腰，骨，耳	• 成長や生殖に関わる • 水分の分布，排泄	• 成長発達の遅れ • 性機能の衰え • 老化現象 • 腰痛，難聴 • 尿失禁，夜間尿

※肺は悲しむ・憂いやすくなる，腎は怖がるという考え方もあります．

気血水と五臓の考え方を通して，症例を考えてみましょう．

風邪をひきやすい，湿疹ができやすい：11カ月 男児

病歴：風邪をひきやすく，よく鼻水や咳が出る．食事量は少なく，軟便傾向，湿疹もできやすい．体質改善を目的に漢方処方を希望された．

既往歴：なし

現症：体重 9kg，顔色不良，腹：腹力中等度，腹直筋攣急軽度あり，皮膚に紅斑と丘疹が散在している

考え方：

① 気血水を考えると，風邪をひきやすいので「気虚」と判断します．気を増やす薬を使用すると考えます．☞参考：グループで捉える漢方薬（p.152）

② 五臓では，食が細く軟便傾向があること，湿疹ができやすいことから，脾と肺に異常があると考え，小建中湯（しょうけんちゅうとう）・黄耆建中湯（おうぎけんちゅうとう）・補中益気湯（ほちゅうえっきとう）の3つに絞ります．

③ ①と②より，小児は成長のためのエネルギーが必要であり，お腹を整えながら免疫力を高められ，さらに皮膚をきれいにする作用が入っている黄耆建中湯を選択します．

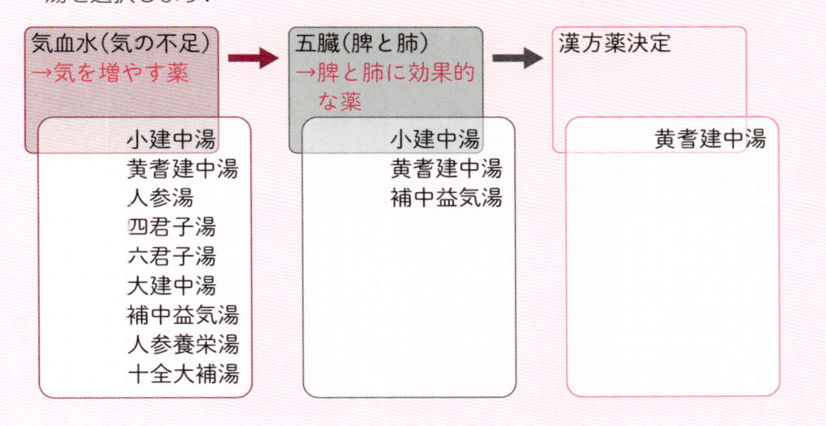

サマリー

- 気は生命エネルギー，血は血液や栄養，水はリンパ液など．
- 五臓とは肝心脾肺腎．
- 体の中で，「何が（気血水）」，「どこで（五臓）」バランスを崩しているかを考え，病気の根っこを見つける．

参考文献

① 日本東洋医学会漢方医学書籍編纂委員会，編．漢方医学大全．気血水．東京：静風社；2022．p.70-2．

② 小曽戸洋．漢方医学の歴史．In：日本東洋医学会学術教育委員会，編．専門医のための漢方医学テキスト：漢方専門医研修カリキュラム準拠．東京：南江堂；2010．p.2-5．

③ 山口英明．気・血・津液（水）の概念と臨床応用．小児診療．2018；81：247-52．

1 漢方外来の流れと診察方法

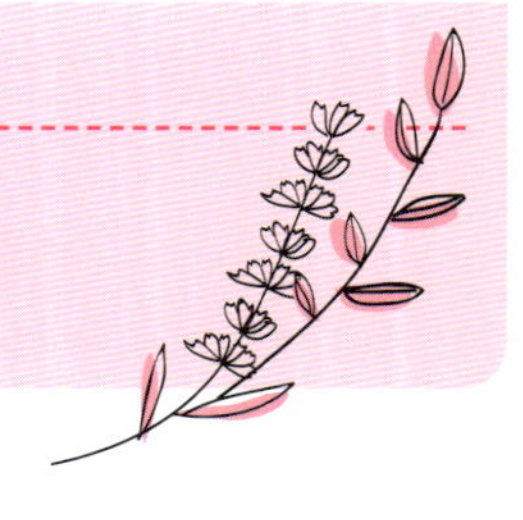

漢方診療の特徴は，丁寧な問診と独特の診察方法です．ここからは問診のとり方や診察方法について説明します．

漢方診療は膨大な問診や丁寧な診療が必須であるため，どうしても待ち時間が発生します．そのなかで，丁寧な診察と待ち時間対策を両立するために，チームで診る仕組みを作りました．最初から体制を整えられたわけではなく，時間をかけて作ってきた方法ですが，1つの参考例として紹介させていただきます．

❶ 診療の全体像

初診も再診も，基本的には,「問診→診察→服薬指導→薬局」という流れになります．

1つの方法として，薬剤師や看護師に事前問診を担当してもらいます．まずは，睡眠・食事・排泄などを中心に日常生活の様子を丁寧に聞き取ることを大切にしてもらっています．診察後は医師からフィードバックをして薬剤師や看護師と方向性を共有することも，大切にしています．

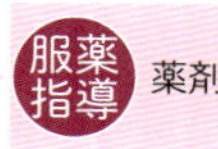

❷ 初診

初診時はまず薬剤師・看護師が問診票に沿って話を聞きます．診察室では，医師が事前に聞き取った問診内容の中でポイントとなる箇所を詳しく確認し，腹診などの診察，生活指導を行います．事前問診のおかげで，その後の診察では，医師が本当に必要なポイントに絞って話を聞くことができ，処方意図や生活指導の説明にゆっくり時間をとることができます．

医師の診察後に処方が決定した後，再度薬剤師から服薬指導が入ることもあります．漢方薬は独特の味がするものもあり，子どもが飲むハードルは西洋薬よりも高くなります．一生懸命出した処方でも服薬指導をしていないと飲めないと言われることも多く，「薬をそのまま飲むのが難しい場合，飲ませ方を工夫することができる」と患者さんに伝えることは，非常に大切なポイントです．具体的には，子どもへの漢方薬の飲ませ方，嗜好品の確認，煎じ薬の作り方，副作用の説明などをしてもらいます．

重篤な基礎疾患があるお子さん，多胎児，遠方からの来院で頻回の通院が困難なケース，神経発達症で味覚過敏がある子も多く，それぞれのケースに合わせた服薬指導が大切です．

他にも，併用薬の確認も行います．最近は，他院からの漢方処方も多いので，処方の意図を汲み，当院の処方と合わせて処方することもあります．

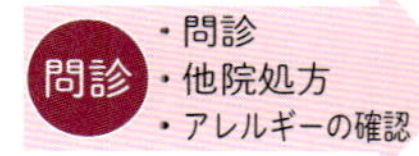

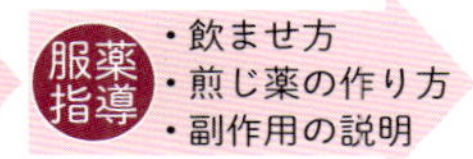

❸ 再診

再診時も事前に薬剤師や看護師による問診をとり，その後医師による診察の流れになります．

問診では，経過と薬を飲めたか，副作用や残薬の確認，飲めない場合は錠剤などの提案，初診時の養生指導後の1日のスケジュールなどを確認します．内服できていなければ，メーカーの変更や，剤形変更などの提案もしてもらいます．診察では，腹診などの所見の変化を伝え，改善点が乏しい場合には生活指導やこころの問題，親子の関わり方を時間をかけて話すようにしています．☞参考：次の一手の考え方(p.242)

問診を医師以外が担当するメリットは，さまざまな視点が入りやすくなること，医師の外来時間が短縮できることです．結果として診察時間に五臓の説明や処方意図を簡単に説明したり，養生の指導に時間を割くことができます．

さらに，患者さんの様子を多職種と一緒に確認することにより，生活の細かいポイントが見えたり，患者さんとのコミュニケーションの幅が広がります．漢方薬には独特の漢字が多く，スタッフもすぐには慣れないかもしれませんが，ぜひ漢方診療をチーム医療として行うことをお勧めします．

スタッフを信頼し，力を発揮できる環境を整えるように努力すると，医師一人ではできない医療の世界が広がりとても楽しく，チーム医療の醍醐味を感じます．患者さんにとっても，医師以外の人にも聞いてもらえる安心感が生まれ，同じ方向を向いて前向きに治療に取り組むことができるでしょう．

サマリー

▶ 漢方診療はどうしても問診と診察に時間がかかる．丁寧な診察と待ち時間対策の両立が課題であり，問診や服薬指導をチーム医療として行うとよい．

2　問診

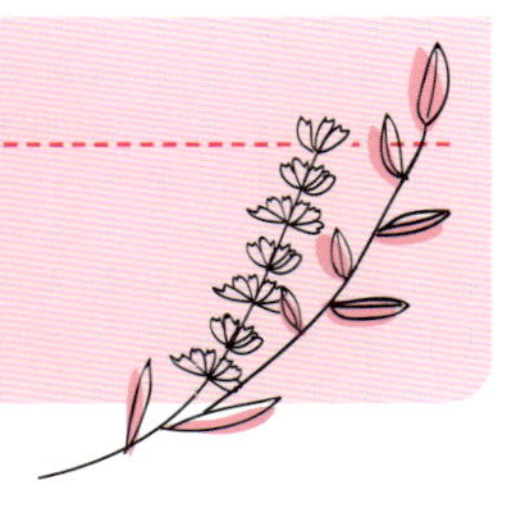

❶ 問診の特徴

小児では問診の比重がとても高くなります．そのため，体質から生活習慣に至るまで非常に多くの項目を確認します．睡眠，食欲，排泄，暑がりか寒がりかなどの体質診断，月経，精神状態，さらにどんな状況で症状が悪化するか，または改善するか，1日のスケジュールなどさまざまな内容を聞き取ります．特に，胃腸の調子（食欲，排便）と睡眠時間（就寝，起床時間を含めた過ごし方）は注意して確認します．

❷ 問診票

問診票は用意されることをお勧めします．筆者は初診用と再診用を用意しています．問診票を使うことで，確認漏れがなくなり，さらに診察時間を短縮できます．再診時には，副作用や残薬の確認も同時に行っています．

◆初診用（図1）

成人用，小児用，そして筆者が力を入れている夜泣き用の問診票をホームページからダウンロードできるようにしました．カルテにテンプレートを作成し，入力するだけにしています．近医からの紹介でいらっしゃる方にも，事前に記載いただくようにお願いしています．

HPのQRコード

漢方問診票（初めて受診されるお子さん）

ID：＿＿＿＿＿＿＿＿ 名前：＿＿＿＿＿＿＿＿

身長＿＿＿＿cm、体重＿＿＿＿kg

現在困っている症状は何ですか？（優先順位の高いものから記入してください）			
①	②	③	④

【これまでにかかった病気】

【これまでに飲んだ漢方】

【アレルギー】薬（　　　　　　）食べ物（　　　　　　）

食欲	ない	普通	よく食べる	お菓子が多い	
睡眠	夜泣きがある	寝つきが悪い	目が覚める	夢をよく見る	昼寝をしない
小便	回/日				
大便	毎日あり	便秘がち	（　　）日毎	下痢が多い	
	コロコロ	普通	軟便		
汗	かきやすい	あまりかかない			
寒熱	暑がり	水分をよく飲む	寒がり	手足の冷え	
全身	疲れやすい	体重が増えない	風邪をひきやすい	体力がある	
精神	不安がる	イライラする	感情の起伏が激しい	怖がり	初めての場所が苦手
	人見知りがある	爪かみ	チック	落ち着きがない	些細なことが気になる
頭頸部	頭痛	めまい	髪の毛が抜ける	クマができやすい	
	鼻詰まり	鼻水が多い	鼻血が多い	口内炎ができやすい	扁桃腺が腫れやすい
胸部	動悸	息切れ	咳が出る	ゼイゼイしやすい	
腹部	吐きやすい	ガスが溜まりやすい	よく腹痛を訴える		
皮膚	痒みがある	乾燥する	湿疹ができやすい		

「名鉄病院小児漢方内科」を何で知りましたか？

□他の医療機関からの紹介（　　　　　）□インターネットで検索　□ホームページを見て

□家族の紹介　□知人の紹介　□クチコミ　□ちらし　□その他（　　　　　）

名鉄病院

図 1　問診票（初診用）

名鉄病院：https://www.meitetsu-hospital.jp/shonikanpou/pdf/monshinhyo_shoni.pdf?210901

小児用

小児漢方内科　再診用　問診票

お名前＿＿＿＿＿＿＿＿＿＿

◆前回の受診時と比べていかがですか？

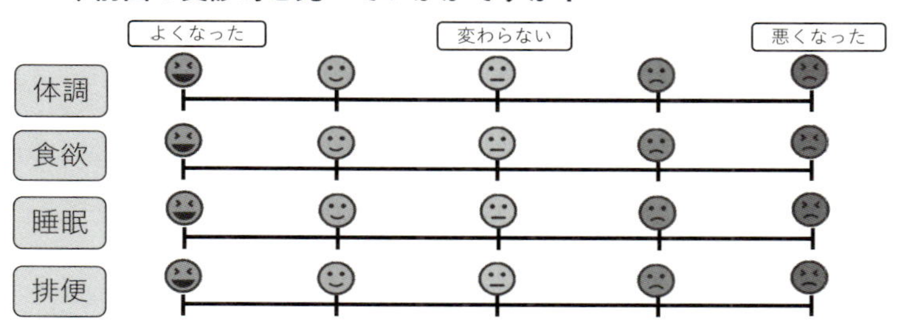

◆以下の症状はありますか？

むくみ　動悸　舌のしびれ　胃もたれ　から咳　息切れ

◆お薬を飲むときに困ったことはありますか？

◆本日相談したいことはありますか？

◆残っているお薬の量について教えてください

・残なし　　・残あり（　　）

［→今回の処方で減らして欲しいものはあります］

次回受診希望日

名鉄病院

図2　問診票（再診用）

名鉄病院：https://www.meitetsu-hospital.jp/shonikanpou/pdf/monshinhyo_shoni.pdf?210901

◆再診用（図 2）

再診時の問診はスケール表記にしてあります．これは，改善がない場合に遠慮なく伝えていただけるようにするためです．特に漢方薬は開始後 1 ～ 2 週間ほどでなんらかの変化が出る方が多いため，治療初期の「変わりなし」は効果がないと判断します．

食事，睡眠，排泄は，とても重視している項目です．食事，睡眠，排泄が病気を治す基盤です．さらに，麻黄（まおう）や石膏（せっこう）などの副作用としての食欲低下，大黄（だいおう）の副作用としての下痢の有無などの確認にも使えます．

残薬の確認は，コンプライアンスを知る手がかりになります．お子さんの服薬状況はなかなかわかりにくいため，困った点があれば薬剤師に薬の飲ませ方などのフォローに入ってもらいます．

問診票は今後も外来の形に合わせて改訂を重ねていく予定です．

コラム 1 日のスケジュールの確認について

問診では，1 日の過ごし方を確認しています．具体的には，起床時間や就寝時間，食事の時間などから，患者さんの生活リズムを把握していきます．これにより，治療のヒントがたくさん見つかります．例えば，ご主人の帰宅を待って夜遅くに食事をとることが胃もたれにつながる例，子どもの寝かしつけでいったん寝てしまい再度起きて家事をすることで目が覚めて眠れない例など，生活と不調が密接につながっていることがわかります．

特に，夜泣きの問診票については，1 日の生活スケジュールを細かく聞くようにしています．これにより，夕寝により寝つきが悪いことや，きょうだいのお迎えに重なりお昼寝の時間が短くなることがわかり，外遊びを増やすなど，生活における具体的なアドバイスがしやすくなります． ☞参考：夜泣き（p.244）

サマリー

► 小児では問診の比重が高い．問診票を使うと確認漏れがなくなる．初診用と再診用があるとよい．

3 漢方的診察

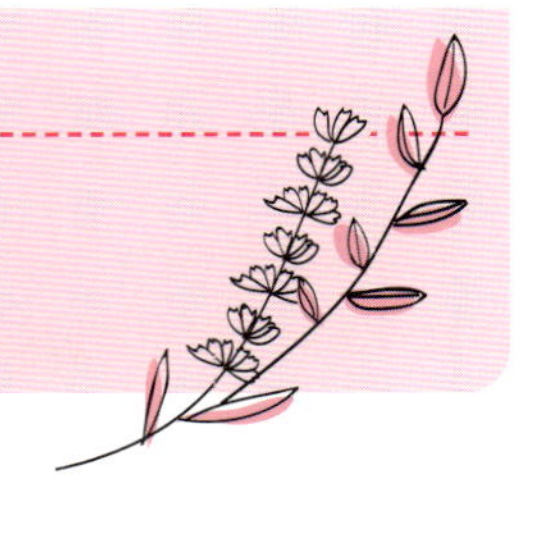

東洋医学の診察は，自分の手と耳と目の力が非常に大切になります．

問診を含めて四診といい，望診（ぼうしん）（見る）・聞診（ぶんしん）（聞く）・問診・切診（せっしん）（触る）を重要視し，これらから総合的に診断します．『素問（そもん）』☞参考：p.121 陰陽応象大論（いんようおうしょうたいろん）には「以表知裏（表を以って裏を知る）」とあり，表面の症状から内面の病変を理解することの重要性が記されています．当時は採血検査などがなかったことを考えるといかに診察を大切にしていたかということがうかがえます．西洋医学的な検査に慣れていると，少し心許ない感じもありますが，四診の力が身につくとどんなケースにも応用できます．非常に有効な方法だといえるでしょう．

❶ トレーニング方法

四診が重要な理由は，東洋医学の治療は診察の段階から始まっているからです．

もちろん，西洋医学のように，検査数値では表せない不確定な要素もあります．しかし，東洋医学では「触れる」という診察は，同時に「治す」にもつながっています．「丁寧に話を聞いてもらえた」「温かい手で触ってもらって気持ちがよかった」「ほっとした」．筆者は鍼灸の師匠の藤本蓮風先生から，この「ほっとした感覚」が治療につながることを学びました．

そのためには，意識して「手を作る」ことが大切です．日常生活では，手を冷やさないようにする，洗い物は必ず手袋をつけて手の乾燥を防ぐなど，普段から気をつけています．

舌診，腹診，脈診を習得する際には，他のドクターとお互いに練習しました．驚くほど，人によって触られる感覚が異なります．触られて安心する触り方，逆に体調が悪くなる触り方を体験しました．勉強会などで多くの人に触ってもらい，ご自身で感じ取ることをお勧めします．

初学者の先生はできるところから，時間が許す範囲で始めてみてください．探そうというよりも「体に教えてもらおう」という気持ちで体表観察を続けていくと，体のほうからサインを送ってくれていることに気づくでしょう．次第に，処方の選択肢が増えていきます．

最初はお腹のみ，舌のみ診るという流れでも構いません．順番としては，腹診→舌診→脈診の順が習得しやすいでしょう．西洋医学と同様に，経験を重ねるうちに感覚が掴めてきます．同意が得られれば患者さんの舌の写真を撮らせてもらい，変化を確認しながら診療を進める方法も有効です．

❷ 年齢別のポイント

年齢によって，診察で重視するポイントが異なります．年齢が低いほど，問診と腹診の比重が上がります．

- **乳児**：問診の比重が上がります．脈診・腹診はなんとか可能ですが，舌診はかなり難しいでしょう．腹診でも「冷えはないか」「軟らかさはどうか」など，全体像を把握する形で診察し，虚実や寒熱など大きな方向性を中心に確認しています．泣いてしまうことも多く，胸脇苦満（きょうきょうくまん）などの所見は状況に応じて確認しています．
- **幼児**：信頼関係が築けると，しっかりと診察させてくれます．3歳くらいになると診察が必要であることを理解して，お腹や脈も時間をかけて診察させてくれる子が増えてきます．
- **学童以降**：成人と同様になります．

❸ 望診

望診の目的は俯瞰して全体像を捉えることです．救急医療のトリアージで使用する pediatric assessment triangle（PAT）（外見・呼吸・循環の3つから全身状態や重症感を把握）と共通する要素があります．

確認する項目は以下になります．

- 待合室や診察室の様子
- 発達・発育が年齢相当か
- 元気さ
- 顔色
- 落ち着き
- 姿勢
- 髪の艶
- 目の力や色，目線

- 皮膚
- 耳の大きさ

望診の本来の意味とは異なりますが，筆者は，親子が会話する様子や，診察室のおもちゃで遊ぶ様子なども見ています．

❹ 聞診

聞くことにより全体像を把握します．声の大きさ，呼吸の様子，泣き声，そして匂いを確認します．声の大きさは活動力を反映し，体臭，汗の匂い，排泄物の匂いから寒熱や虚実を判定できる場合があります．

❺ 腹診・舌診・脈診

小児の診察においては，腹診＞舌診＞脈診の順番で重きをおくとよいでしょう．なるべく全員の所見をとって慣れていくことが大切です．やっている間に徐々に違いがわかるようになります．乳児や神経発達症の子どもの診察などは非常に難しく，初診時はあまり無理をしないようにしています．子どもとの信頼関係を作ってから，触らせてもらうことも多くあります．

◆腹診

腹診では肋骨弓の角度，腹力，冷え，特徴的な所見を確認します．正常なお腹は，温かく適度な弾力があります．お腹を触る診察方法は西洋医学の診察でも慣れているため，最も習得しやすい診察法です．胸脇苦満があれば柴胡（さいこ）剤を使用する目安になるなど，所見によって使用する処方の鑑別につながるため，ぜひ行ってください．

腹部の場所は，漢方独特の名称を使用します（図 1）．

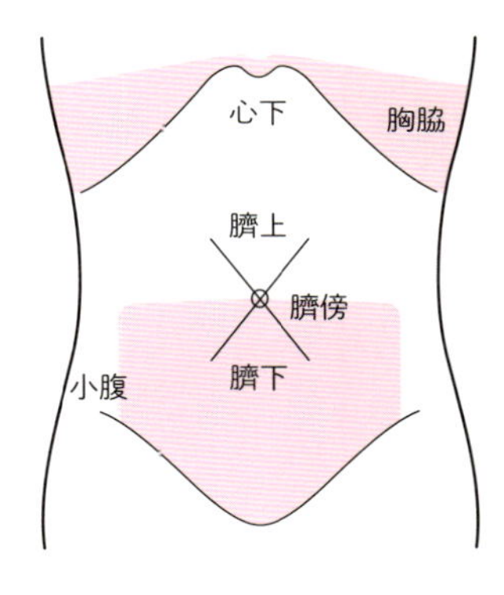

- 胸脇
  胸から脇にまたがる肋骨弓下の領域
- 心下
  心窩部
- 臍上・臍傍・臍下
  臍を中心とした上下，左右
- 小腹
  臍より下の領域

図 1　腹部の漢方的名称

所見のとり方は，まず視診で肋骨弓の角度を確認します．狭いと虚，広いと実と考えます．次に，腹力と冷えを確認します．両手で全体を優しく，軽く押さえます．凹んで弾力がないお腹は虚，お腹が盛り上がり力があるときは実と考えます．冷えの有無は，単純に冷えていれば冷えがあると捉えます．

最後に，特徴的な所見を確認します（表1）．グリグリ押さえるのではなく，体から教えてもらうようなイメージで，お腹を優しく軽く触っていきましょう．

表1 腹診の特徴的な所見

所見	所見のとり方と判断のしかた		代表的な処方
心下痞鞕（しんかひこう）	心窩部を頭部に向かって押し上げる．痛みや抵抗感を認める場合が陽性．		半夏瀉心湯・人参湯など
胸脇苦満（きょうきょうくまん）	肋骨弓下縁を乳頭に向けて指で押し上げる．痛みや抵抗感を認める場合が陽性．		小柴胡湯・四逆散・大柴胡湯・柴胡桂枝湯など
振水音（しんすいおん）	心窩部を軽く叩く．「チャポチャポ」する音を認める場合が陽性．		五苓散・六君子湯・苓桂朮甘湯など
腹直筋攣急（ふくちょくきんれんきゅう）	腹直筋を軽く触る．過度の緊張を認める場合が陽性．		小建中湯・四逆散・桂枝加芍薬湯など
腹部動悸（ふくぶどうき）	臍周辺に軽く手を当てる．臍周辺の大動脈の拍動を触れる場合が陽性（触知する場所で名前が異なる．心窩部が心下悸，臍上部が臍上悸，臍下部が臍下悸）．	心下悸 臍上悸 臍下悸	柴胡加竜骨牡蛎湯・桂枝加竜骨牡蛎湯・抑肝散加陳皮半夏など
瘀血の圧痛点（おけつのあっつうてん）	臍の周囲や下腹部（回盲部・S状結腸部を軽く力を入れて押す．圧痛を認める場合が陽性（圧痛を認める場所で名前が異なる．臍傍の圧痛・回盲部の圧痛・S状結腸部の圧痛）．	臍傍圧痛 回盲部圧痛 S状結腸部の圧痛	桂枝茯苓丸・桃核承気湯など
小腹不仁（しょうふくふじん）	下腹部正中を垂直に押す．指が入る場合が陽性．		六味丸・八味地黄丸など

（鈴村水鳥．小児内科．2023; 55: 953-7[1] 表1より）

JCOPY 498-14592

腹診のポイント

- ▶肋骨弓の角度，腹力：虚実
- ▶冷えの有無：寒熱
- ▶特徴的な所見：腹直筋攣急，胸脇苦満，心下痞鞕，振水音，臍上悸など．

◆舌診

舌診では厚みや形，色，苔の状態，特徴的な性状を確認します．正常な舌は自由に動き，軟らかく，淡紅色，薄白苔で，適度な厚みがあります．

舌の場所は，五臓と対応していると考えます．所見を認める場所と対応する臓器を考えると，興味深く診察ができます（図 2）．

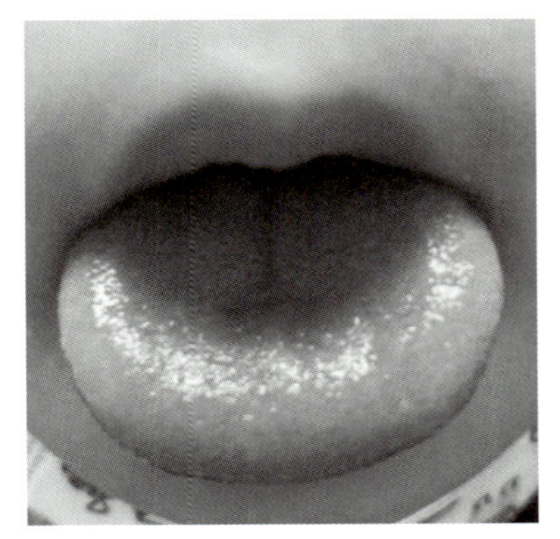

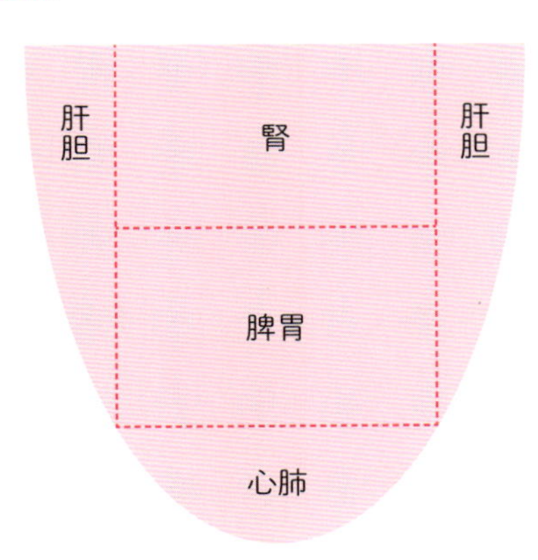

図 2　舌診：2 歳男児

幼児は舌を出すために力が入り，胖大（はんだい）傾向に見えることもあるが，正常．
（➜左写真カラー：口絵参照）

所見のとり方は，まず舌全体の形と厚み，色といった全体像を掴みます．次に，苔の状態や特徴的な性状など，細部の所見を確認するとよいでしょう（表 2）．特に，舌の苔は感染症に罹患した場合などは 1 日で増えたり，減ったりします．

注意点ですが，舌の色は，診察の前にオレンジジュースや色がつく飴，コーヒーなどを摂取していると変化するため注意しましょう．

表2 舌の所見と特徴

舌の所見			イラスト	説明	病態	子どもの特徴
厚みと形		薄い，細い		薄くて細い	虚	
		厚い		厚みがある	実	
		胖大		ぼてっと腫れている	水滞 気虚	乳幼児では，力が入り口いっぱいに広がって見えることが多いが正常と捉えてよい
色		淡白		正常より淡い	気虚 血虚 寒証	冷え症・虚弱体質に多い
		淡紅			正常	
		紅		正常より紅い	熱証	神経発達症に多い
		暗紅～紫		正常より暗く紫色	瘀血	小児ではまれ．更年期・婦人科疾患に多い
苔	性状	白		白色の苔	少陽病 気虚	発熱２～３日目に多い
		黄		黄色の苔	熱証	食べ過ぎ
		黒		黒色の苔	重篤な病態	小児ではまれ

JCOPY 498-14592

舌の所見			イラスト	説明	病態	子どもの特徴
苔	量	無苔	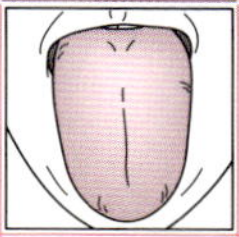	苔がない	熱証 陰虚	小児ではまれ
		薄白苔	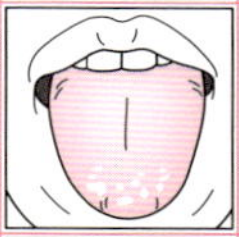		正常	
		白膩苔	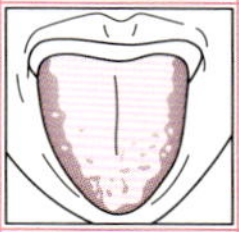	粘稠でベッタリした苔	水滞 食べ過ぎ	食べ過ぎたときに多い
		地図状舌	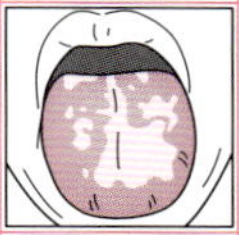	苔が部分的に剥がれた状態	気虚 気滞	心身症・アレルギー疾患に多い
		鏡面舌	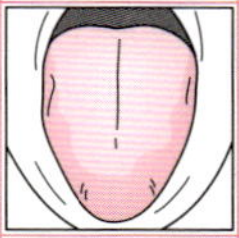	表面がテカテカしている	陰虚	小児ではまれ
		乾燥している苔	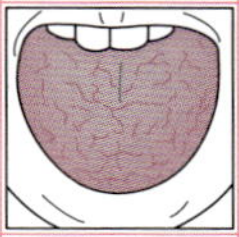	乾燥が強い	陰虚	脱水で認める
所見		歯痕	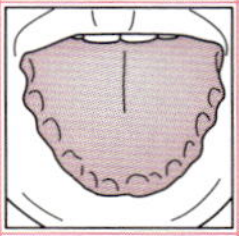	歯の痕が縁につく	水滞	めまいや片頭痛に多い
		裂紋	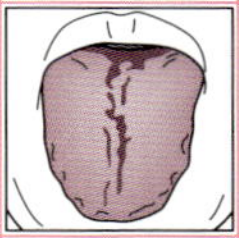	舌にできる亀裂	陰虚 気血両虚	青年期以降で増加
		紅点	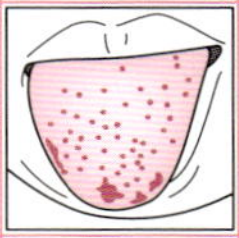	舌に赤い点が散在する	熱証	舌尖に認めるときは，心と肝の熱を示す
		瘀斑	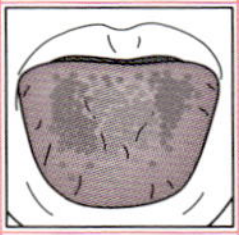	青色から紫黒の点	瘀血	小児ではまれ
		舌下静脈怒張	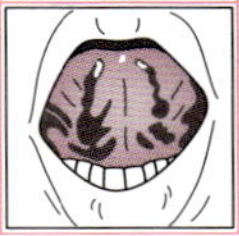	舌腹面の静脈の拡張	瘀血	月経困難症に多い

舌診のポイント

- 厚みや形：虚実
- 色：寒熱
- 苔の状態：苔の色は寒熱，苔の量は体力と病邪の虚実のバランス
- 特徴的な所見：歯痕(しこん)や舌下静脈怒張(ぜっかじょうみゃくどちょう) など

◆脈診

脈診では，主に脈力の有無を確認します．小児の正常な脈は，脈を触る位置が適切であり，適度な力があり，緊張がなく滑らかで，成人よりやや速い脈です．これを平脈といいます．

所見のとり方は，患者を座位もしくは仰臥位にし，ほぼ心臓の高さで手掌を上向きにしてポジションをとります. 次に, 両側の橈骨茎状突起に検者の中指を置き, 示指から薬指までを橈骨動脈の上に軽く置きます（図 3）. 3 本の指を軽くのせてすぐに触れるかどうか（浮脈）を確認し, 徐々に指先に力を入れて深いところの脈（沈脈）を触ります.

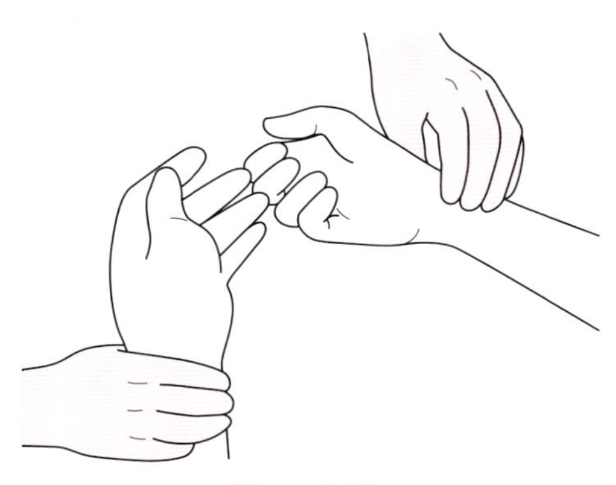

図 3　脈診

脈診は非常に難しく, 入門編では, まずは虚実を掴むことで十分です. 脈力がしっかりしていれば実，脈に触れにくい場合や，指先に力を入れて押すと脈が潰れてしまい橈骨動脈の拍動に触れにくくなる場合は，虚を示します．

脈は瞬時の変化を捉えることができます．その分，初対面の診察，採血後，急い

で来院した場合は，緊張状態が脈に反映するため，落ち着いてから診察するほうがよいでしょう．

実際の漢方診療の現場では使用する機会は少ないですが，歴史的に乳幼児（特に3歳以下）は「虎口三関（ここうさんかん）の脈」という脈診に代わる診察方法があります．指紋（示指の掌面にあり橈側に浮き出る浅静脈）で脈を見ます．示指の第1節（DIP ～指尖）を「命関（めいかん）」，第2節（PIP ～ DIP）を「気関（きかん）」，第3節（MP ～ PIP）を「風関（ふうかん）」と呼びます（図4）．命関から風関に向かって，ゆっくりと軽く数回擦って指紋がはっきりと見えるようにします．正常な指紋は淡紫色で，風関にぼんやりと見える程度で，風関より末端部分には現れません．病気に罹ると指紋の浮沈・色つや・部位などに変化が生じます[2]．

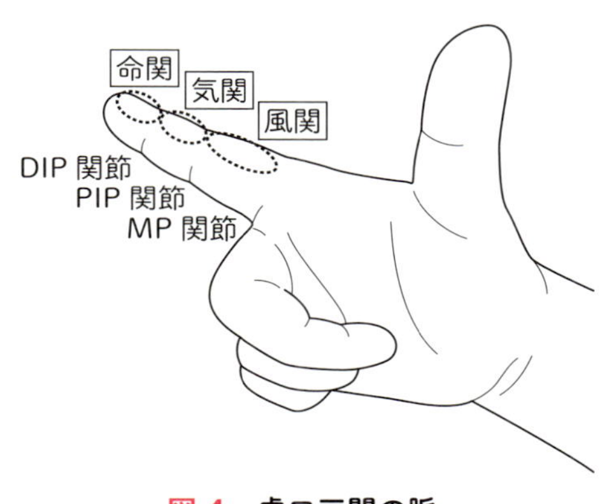

図4　虎口三関の脈

実際の臨床では，安定した環境で脈診しづらいことを考えると，率直にいって乳幼児期の脈診の重要度は低くなります．しかし，触り続けることで子どもも医療者も慣れていきます．

もう少し勉強したい方および，母親の診察時のために，表3を記載します．

数脈については，成人では熱の存在を示しますが，乳幼児の診察では正常です．緊張しやすい子どもの場合，診察で脈が速くなり数脈の傾向になります．慣れてくると落ち着く様子も，所見として大切にしています．

表3 脈診所見

脈の名前	性状	小児の脈の特徴	診断および解釈
浮脈	軽く触ったときに触れる		急性発熱性疾患の表証
沈脈	しっかりと圧迫して触れる		裏証（病巣が内部にある）
数脈	頻脈（1呼吸に5拍以上，もしくは90/分以上）	小児ではほぼ正常	熱証
遅脈	徐脈（1呼吸に3拍以下，もしくは60/分以下）	小児ではほぼ認めない	寒証
実脈	弾けるような力強い脈		実証
虚脈	弱々しい脈		虚証
弦脈	弓の弦のように張った脈	小児では緊張するとみられる	少陽病，心身の緊張
滑脈	滑らかで球が転がるような脈	小児ではほぼ正常	水分の過剰

脈診のポイント

- 脈力：虚実
- 特徴的な所見：浮脈，沈脈，数脈，遅脈，実脈，虚脈など

コラム 東洋医学的なインフォームドコンセント

すべての診察が終わった後に，患者さんには気血水や五臓の簡単な診断および，漢方薬を処方する理由を説明します．不調の理由がわかると，手間がかかる内服も続けてもらうことができるからです．

また，22時までに寝る，運動を習慣づける，1日のスケジュールを見直すなど，簡単な生活指導（養生）も伝えます．

JCOPY 498-14592

サマリー

- 温かい手で体に教えてもらう気持ちで触る.
- 腹診は，腹力や冷えから虚実と寒熱を判断し，処方の決め手となる特徴的な所見を確認する.
- 舌診は，厚さや形，色，苔の状態，舌下静脈の怒張を確認する.
- 脈診は，脈力から虚実を判断する.

引用文献

1) 鈴村水鳥. 漢方薬を用いた心身症の治療. 小児内科. 2023; 55: 953-7.
2) 江　育仁, 主編, 田久和義隆, 訳. 全訳中医小児科学: 中医薬大学全国共通教材. 四診の概要. 東京: たにぐち書店; 2013. p.45-69.

参考文献

① 藤本蓮風, 平田耕一, 山本哲齊. 針灸舌診アトラス: 診断の基礎と臨床の実際. 東京: 緑書房; 1983.
② 藤本蓮風. 体表観察学: 日本鍼灸の叡智. 東京: 緑書房; 2012.
③ 日本東洋医学会学術教育委員会, 編. 専門医のための漢方医学テキスト: 漢方専門医研修カリキュラム準拠. 東京: 南江堂; 2010.
④ 日本東洋医学会漢方医学書籍編纂委員会, 編. 漢方医学大全. 東京: 静風社; 2022. p.84-116.
⑤ 大谷かほり, 伊藤　隆. 漢方的診察（四診）(特集 実践！小児漢方 はじめの一手, 次の一手). 小児診療. 2018; 81: 253-8.
⑥ 南京中医学院医経教研組, 編, 石田秀実, 監訳. 現代語訳 黄帝内経素問（上巻）. 千葉: 東洋学術出版社; 1991.
⑦ 京都大学貴重資料デジタルアーカイブ　保嬰撮要 20 巻. https://rmda.kulib.kyoto-u.ac.jp/item/rb00005119#?c=0&m=0&s=0&cv=0&r=0&xywh=-3447%2C-209%2C12508%2C4160
⑧ 山口英明. 小児の脈診. 日小児東洋医会誌. 2023; 32: 13-7.

1 グループで捉える漢方薬

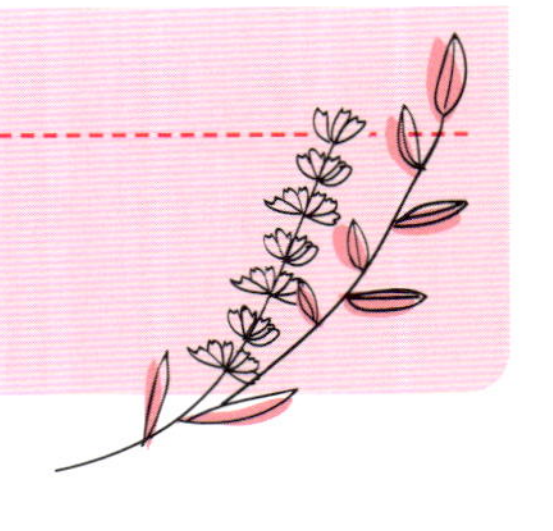

漢方薬は，生薬の組み合わせからなります．

一つひとつの漢方薬の特徴を覚えることも大切ですが，まずは共通項として中心となる生薬の特徴を捉え，その生薬が入っているグループとして覚えます．そのうえで，それぞれの漢方薬の違いを勉強すると頭が整理されやすくなります．

ここでは入門向けに，「柴胡」・「麻黄」・「桂枝」・「黄連と黄芩」・「人参」を含む方剤の５つのグループについて説明し，生薬についての簡易的な説明も加えていきます．

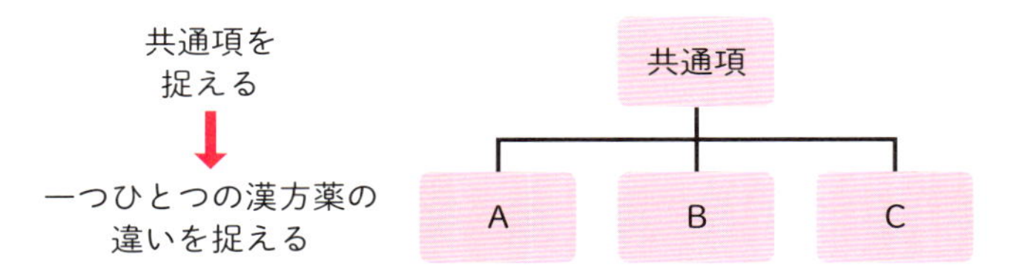

表１ 生薬と代表的な処方

生薬	代表的な処方
柴胡が含まれる方剤	小柴胡湯，柴朴湯，柴苓湯，大柴胡湯，柴胡桂枝湯，柴胡加竜骨牡蛎湯，四逆散，加味逍遙散，加味帰脾湯，抑肝散
麻黄が含まれる方剤	越婢加朮湯，麻黄湯，麻杏甘石湯，五虎湯，麻黄附子細辛湯，葛根湯，小青竜湯
桂皮が含まれる方剤	桂枝湯，小建中湯，桂枝加芍薬湯
黄連・黄芩が含まれる方剤	半夏瀉心湯，黄連解毒湯，女神散，温清飲
人参が含まれる方剤	四君子湯，六君子湯，補中益気湯，人参湯，人参養栄湯，十全大補湯

※代表処方は子どもと母によく使用するものとしています．

❶ 柴胡が含まれる方剤

◆柴胡とは

- セリ科のミシマサイコの根
- 含有成分：サイコサポニンなど

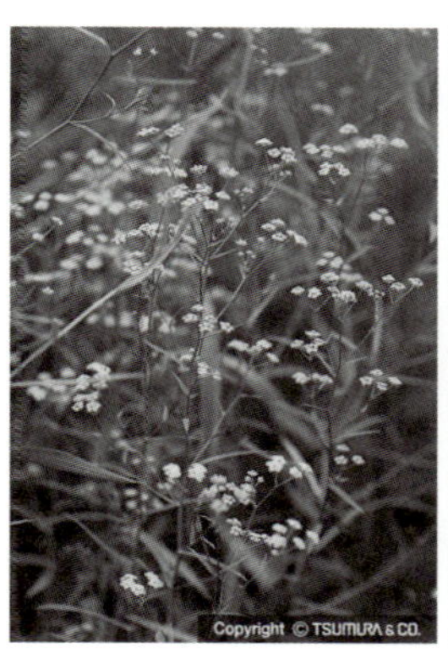

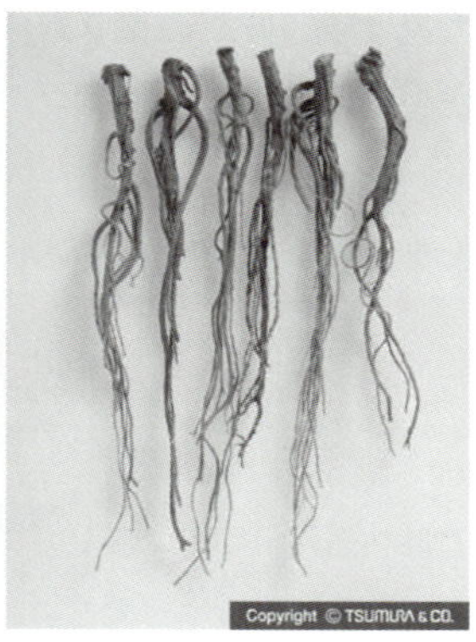

図 1　柴胡

◆柴胡の効果

キーワード：向精神作用，胸脇苦満，抗炎症作用[1～4]

① 向精神作用（イライラなどの感情の昂りを抑える・緊張を和らげる）

イライラや緊張は気の流れが悪くなったり，心や肝に熱がこもった状態と考えます．長沢道寿の『増補能毒』によると，柴胡は「小児の熱気には常に用いるべし」とあり[5]，抑肝散，加味逍遙散，四逆散などに含まれる柴胡の精神面への効果が理解できます．

例）柴胡加竜骨牡蛎湯，四逆散，加味逍遙散，加味帰脾湯，抑肝散

② 胸脇苦満（胸脇部の張りや痛み）を改善する

腹診で肋骨弓下を乳頭に向かって押し上げたときに痛みや抵抗感がある胸脇苦満 ☞参考：p.144 を認める場合に使用します．柴胡が胸脇（鎖骨上から横隔膜までの上半身）の張りやつまりを改善するため，柴胡を含む方剤を選択する指標となります．

例）柴朴湯，小柴胡湯，大柴胡湯

③ 抗炎症作用として働く

柴胡はステロイド様作用および免疫調節作用として抗炎症作用があり[6)]，繰り返す風邪や，慢性的な炎症，反復性の感染に対して使用します．

例）柴胡桂枝湯，小柴胡湯

表2を見ていただくと，柴胡のグラム数が相対的に多いとより抗炎症作用として働き，グラム数が相対的に少ないとイライラなど精神面に働きかけることがわかります．

表2 柴胡の含有量による効能の違い

	柴胡（g数）（ツムラ社）	代表的効能	
小柴胡湯	7	急性気管支炎など　感染時	
柴朴湯（小柴胡湯＋半夏厚朴湯）	7	喘息，急性気管支炎	
柴苓湯（小柴胡湯＋五苓散）	7	急性胃腸炎，下痢	抗炎症作用
大柴胡湯	6	高血圧，胆嚢炎	
柴胡桂枝湯（小柴胡湯＋桂枝湯）	5	感冒，胃潰瘍	
柴胡加竜骨牡蛎湯	5	ヒステリー，夜驚症	
四逆散	5	ヒステリー，気管支炎，胃炎	
加味逍遙散	3	イライラを伴う月経困難症，更年期障害	向精神作用
加味帰脾湯	3	神経症，不眠，精神不安	
抑肝散	2	夜泣き，小児疳症	

生薬含有量による効能の違いについては2022年6月29日 HOW TO TEACH KAMPO セミナーでの千福貞博先生の講義を参考にした．

❷ 麻黄が含まれる方剤

◆麻黄とは

- マオウ科のシナマオウの茎
- 含有成分：エフェドリン（α作用：血管収縮作用，β作用：気管支拡張作用）など

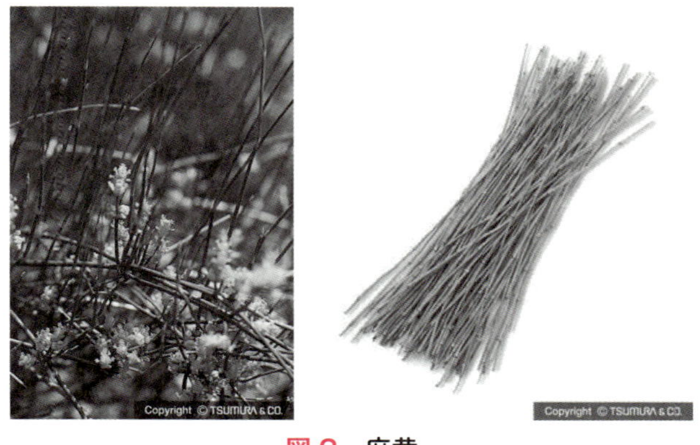

図2　麻黄

◆麻黄の効果

キーワード：発汗作用，鎮咳作用，浮腫を取る[7)]

① 汗を出す

頭痛・発熱・悪寒などの感冒の初期（太陽病期）で汗をかいておらず体に熱がこもっているとき，体表の腠理(そうり)を開き発汗させることで体の中にある熱を体の外へ出します．感冒時の小児の治療では，短期間で十分量使用する（0.2 ～ 0.3g/kg）ことがポイントです．

例）麻黄湯，葛根湯，麻黄附子細辛湯(まおうぶしさいしんとう)

② 咳を鎮める

咳を鎮める作用があり，咳嗽が主症状の感冒に対する漢方薬の中に多く含まれます．

例）小青竜湯(しょうせいりゅうとう)，五虎湯(ごことう)，麻杏甘石湯(まきょうかんせきとう)

③ 水を流し浮腫を取る

水を流し浮腫を取る作用があります．蕁麻疹や花粉症の目の痒みや喉の痒みにも使用します．

例）越婢加朮湯(えっぴかじゅつとう)

表3を見ていただくと，麻黄の含有量が相対的に多いと浮腫を取る作用が，相対的に少ないと発汗・鎮咳作用に働くことがわかります．

表3 麻黄の含有量による効能の違い

	麻黄（g数）（ツムラ社）	代表的効能	
越婢加朮湯	6	関節の腫れや痛み	浮腫を取る作用
麻黄湯	5	風邪，咳	
麻杏甘石湯	4	風邪，咳	
五虎湯	4	風邪，咳	
麻黄附子細辛湯	4	風邪，咳	
葛根湯	3	風邪，咳	感冒や咳に作用
小青竜湯	3	風邪，咳	

❸ 桂枝（桂皮）が含まれる方剤

◆桂枝（桂皮）とは

- クスノキ科のケイの若枝（桂枝）または樹皮（桂皮）
- 含有成分：ケイヒアルデヒドなど

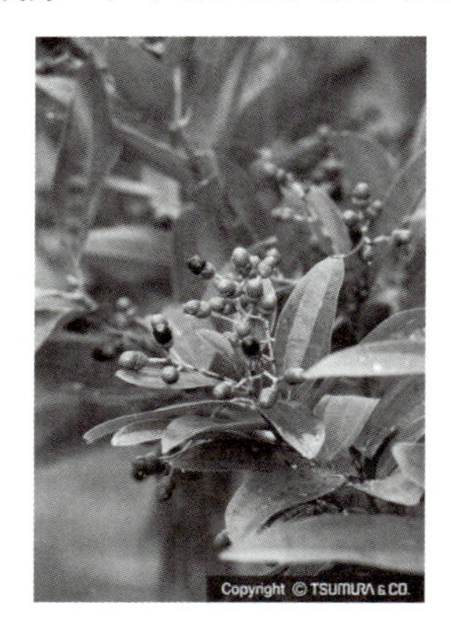

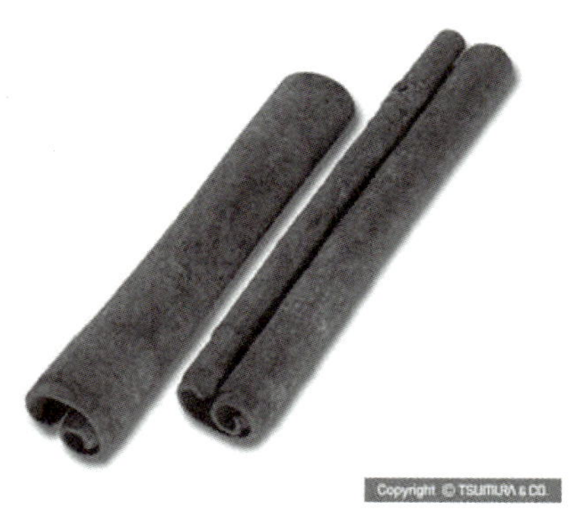

図3 桂皮

桂枝と桂皮は作用が異なります．

桂枝はその名の通り，枝のように体の中を巡ります．桂皮は体の芯からじっくりと温める効果があります．

日本で使用される漢方の多くは桂皮が使用されています．シナモンやニッキとして食品などにも使用されることが多いです．香りが特徴です．

◆桂枝（桂皮）の効果

キーワード：温める，発汗作用[8)]

① 温めて汗をかかせる

頭痛・発熱・悪寒などの感冒の初期（太陽病期）に，温めながら軽く発汗させ邪気を外に出します．

例）桂枝湯，葛根湯

② 冷えを取り，痛みを止める

温めると楽になる腹痛や月経痛に使用します．

例）小建中湯，桂枝加芍薬湯（けいしかしゃくやくとう），桂枝茯苓丸（けいしぶくりょうがん）

表4 桂皮の含有量と効能

	桂皮（g 数）（ツムラ社）	代表的効能
桂枝湯	4	風邪
小建中湯	4	虚弱体質・腹痛
桂枝加芍薬湯	4	腹痛

❹ 黄連（おうれん）・黄芩（おうごん）が含まれる方剤

◆黄連・黄芩とは

- 黄連：キンポウゲ科のオウレンの根茎
- 含有成分：ベルベリンなど

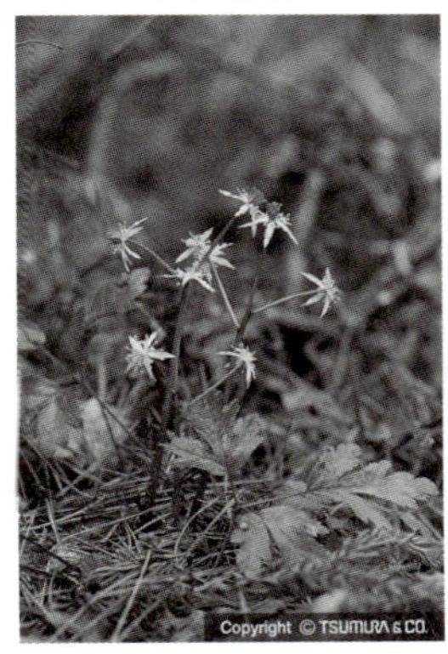

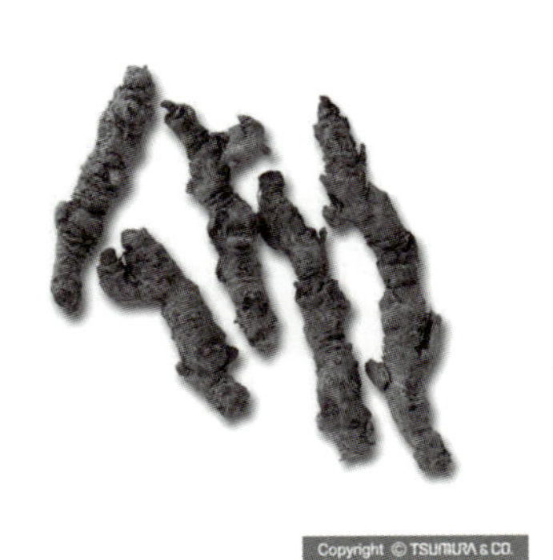

図4 黄連

- 黄芩：シソ科のコガネバナの根
- 含有成分：バイカリンなど

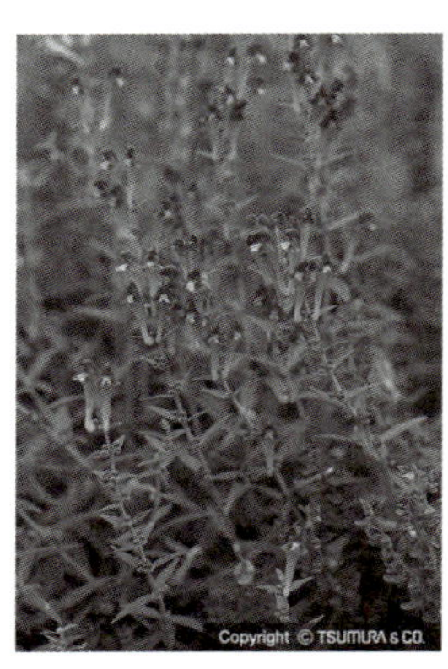

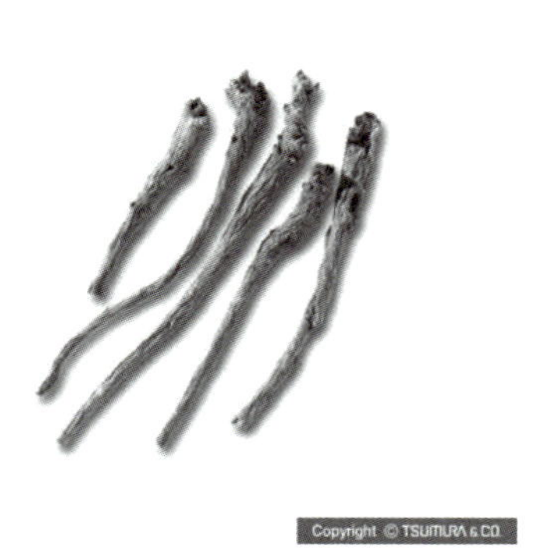

図5　黄芩

◆黄連・黄芩の効果

キーワード：熱を取る，みぞおちのつかえを取る

① 熱を取る

黄連と黄芩は熱を取る代表的な生薬です．一緒に使用されることも多いですが，どちらも色味が黄色く味が苦いのが特徴です．

例）黄連解毒湯（おうれんげどくとう），女神散（にょしんさん），温清飲（うんせいいん）

② みぞおち（心下）のつかえを取る＝瀉心

みぞおちのつかえを取る作用があります．瀉心とは，胸のつかえを取るという意味で，黄連と黄芩が主薬になっているものを瀉心湯といいます．腹診ではみぞおちを押さえたときに圧痛や違和感がある心下痞鞕 ☞参考：p.144 を指標にします．

例）半夏瀉心湯（はんげしゃしんとう）

表5　黄芩の含有量と効能

	黄連（g数）（ツムラ社）	黄芩（g数）（ツムラ社）	代表的効能
半夏瀉心湯	1	2.5	消化不良，口内炎
黄連解毒湯	2	3	高血圧，鼻出血，不眠症
女神散	1	2	産前産後の神経症，月経不順
温清飲	1.5	1.5	月経不順，神経症，更年期障害

❺ 人参（にんじん）が含まれる方剤

◆人参とは

- ウコギ科のオタネニンジンの根
- 含有成分：ジンセノサイドなど

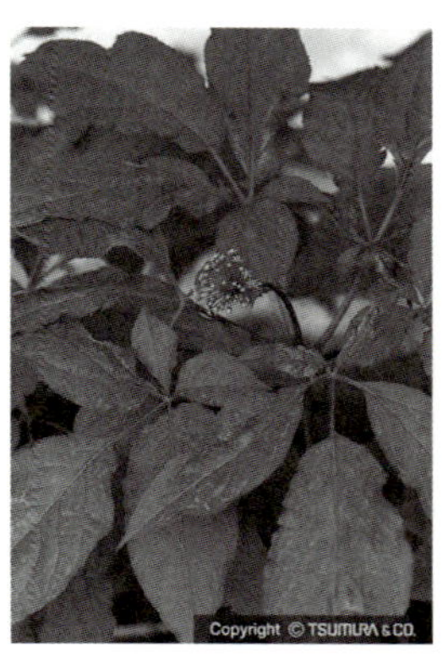

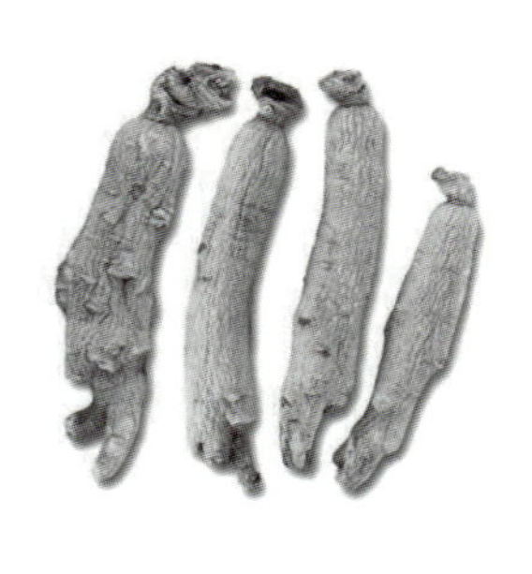

図6　人参

◆人参の効果

キーワード：胃腸を整える，気を増やす

① 胃腸を整え気を増やす

人参は消化機能を高め，気を増やす作用があります．黄耆（おうぎ）も同様に気を増やす生薬で，人参と黄耆が一緒に入っている処方を参耆剤といいます．人参と黄耆はどちらも気を増やします．しかし増やし方が異なります．人参が単純に気の量を増やすのに対して，黄耆は体内の気が外に漏れ出ないようにして体の中の気を増やします[9]．たとえていうと，エネルギーの生産工場である胃腸で，人参が材料となりエネルギー量を増やします．黄耆は作られたエネルギーが漏れ出たり，供給不足にならないように全身に配送するイメージです．

つまり，人参と黄耆が両方含まれている漢方薬（参耆剤）は，気の生産量を増やし，気が漏れ出ることを防ぐ結果，気が増えます．補中益気湯（ほちゅうえっきとう），人参養栄湯（にんじんようえいとう），十全大補湯（じゅうぜんたいほとう）が代表です．

例）人参湯，四君子湯（しくんしとう），六君子湯（りっくんしとう），大建中湯（だいけんちゅうとう），補中益気湯，人参養栄湯，十全大補湯

表6 人参の含有量と効能

	人参（g数）（ツムラ社）	代表的効能
四君子湯	4	胃腸虚弱
六君子湯（四君子湯＋半夏，陳皮）	4	胃炎，食欲不振
補中益気湯	4	食欲不振，疲労，多汗症
人参湯	3	慢性胃腸炎，胃アトニー
人参養栄湯	3	疲労倦怠，貧血
十全大補湯	3	疲労倦怠，貧血，食欲不振

サマリー

- 柴胡は，抗炎症作用，精神的緊張を取る．
- 麻黄は，発汗作用，鎮咳作用，浮腫を軽減させる．
- 桂皮は，温める．
- 黄連・黄芩は，熱を取る．
- 人参は，胃腸を整え，気を増やす．

写真：すべてツムラ MEDICAL SITE 生薬写真館より許諾を得て転載．

引用文献

1) 高木敬次郎, 柴田　丸. 柴胡の薬理学的研究（第1報）: Crude Saikosides の毒性ならびに中枢抑制作用. 薬誌. 1969; 89: 712-20.
2) 高木敬次郎, 柴田　丸. 柴胡の薬理学的研究（第2報）: Crude Saikosides の抗炎症その他の薬理作用. 薬誌. 1969; 89: 1367-78.
3) 柴田　丸. 柴胡の薬理学的研究（第3報）: Crude Saikosides の薬理作用と柴胡の臨床効果との関連性. 薬誌. 1970; 90: 398-404.
4) 柴田　丸, 吉田玲子, 本橋幸子, 他. 柴胡の薬理学的研究（第4報）: Crude Saikosides, Saikogenin A および Syrupy Residue の薬理作用. 薬誌. 1973; 93: 1660-7.
5) 千福貞博. センプク漢方セミナー 長沢道寿「増補能毒」: 古典的要点に学ぶ151生薬. 東京: 新興医学出版社; 2020.
6) 阿部博子, 小西裕紀子, 有地　滋. 柴胡剤の薬理学的研究（第3報）糖質ステロイド剤の抗炎症作用に対する柴苓湯の影響. 日薬理誌. 1981; 78: 465-70.
7) 小林義典. 生薬成分と薬理作用の解明「麻黄を例として」. ファルマシア. 2021; 57: 104-8.
8) 原田正敏, 尾崎幸紘. 桂皮の薬理学的研究（第1報）: Cinnamaldehyde の中枢作用（薬理学）. 薬誌. 1972; 92: 135-40.
9) 篠原明徳. 漢方診療のための中医臨床講義.【用薬法】黄耆と人参. 千葉: 東洋学術出版社; 2021. p.200-1.

参考文献

① 神戸中医学研究会, 編著.［新装版］中医臨床のための中薬学. 千葉: 東洋学術出版社; 2011.
② 宮原　桂, 編著. 漢方ポケット図鑑. 東京: 源草社; 2008.

2　処方と服薬指導のコツ

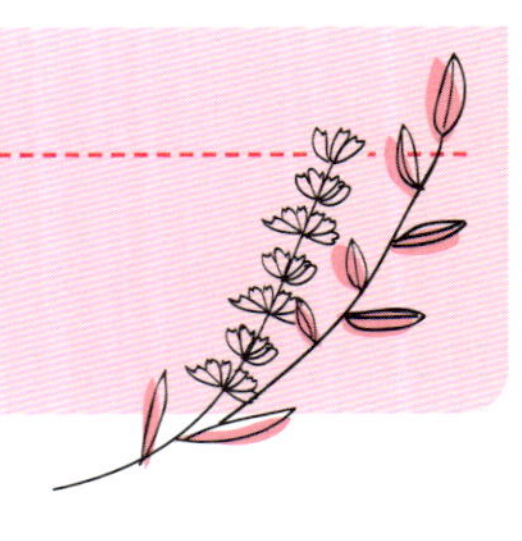

❶ 処方量

大人の1日量は3包/日に対して，小児の投与量は，基本的には1日総量0.1～0.2g/kgとなります．成人量を1とすると，6歳で1/2，3歳で1/3，1歳で1/4程度になります．

漢方薬は，疾患ごとに調節する特徴があります．頑固な夜泣きや，感冒などの急性期の治療，重症疾患については西洋医学的病態も考慮し，必要に応じて推奨される投与量より少し多め（0.3～0.4g/kg程度）に使用することもあります．この場合は通常の1.5～2倍程度に相当する量を最大量とします．

これは，煎じ薬として漢方薬が使用されていた歴史的背景をもとに考えられています．実際に，生薬・黄芩（おうごん）が含まれる煎じ薬とエキス製剤の主要成分の比較をしたところ，黄芩の中のバイカリンという主要成分については，煎じ薬のほうが1.7～4倍差が認められ，いずれも煎じ薬のほうが多かったという報告があります[1]．

中国ではエキス製剤を作るために必要な生薬の3～6倍に相当する多量の生薬が小児に使用されています[2]．漢方薬の基本は煎じ薬だと考えると，臨床像に合わせてエキス製剤もある程度の幅で使用できます．

病態が複雑な場合は治療のためにエキス剤の量が必要です．そのため，一人の患者さんに一度に2種類のエキス剤を併用することもあります．副作用については注意を払いますが，問診票の内容と定期的な採血検査で確認しています．

❷ 剤形

漢方薬は，エキス剤，錠剤，カプセル，丸薬，煎じ薬とさまざまな形状があります．多く使用されている剤形はエキス剤になります．小児では年齢によって剤形を使い分けます．乳幼児は量の調節がしやすいエキス剤で処方することが多くなります．思春期の子どもや味覚過敏がある場合は，粉薬に抵抗感がある割合が高く，錠剤を使用することもあります．

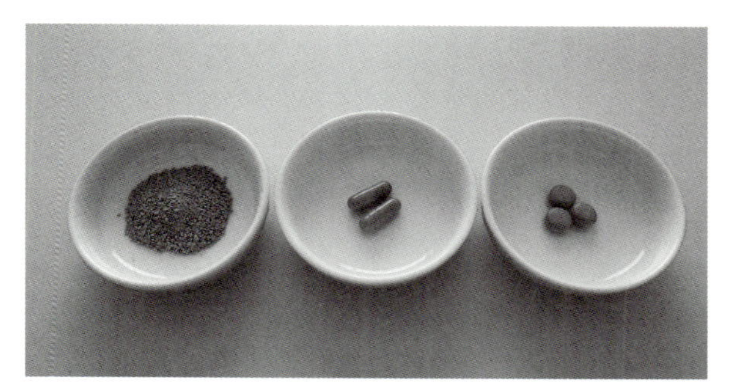

図 1　剤形の違い
左からエキス剤，カプセル，錠剤（➜カラー：口絵参照）

◆エキス剤の特徴

現在は，エキス剤といって粉になった漢方薬が一般的です．煮出して作った煎じ液からエキスを抽出し，粉にしたものです．エキス剤は，毎日煮出して作る手間が省け，現代人に合った飲み方といえます．

それぞれの生薬によって，味だけではなく，粉の色も異なります．香蘇散（こうそさん）は蘇葉が入っているために紫色，黄連解毒湯（おうれんげどくとう）や半夏瀉心湯（はんげしゃしんとう）は黄連や黄芩が入るため黄色が強くなります．

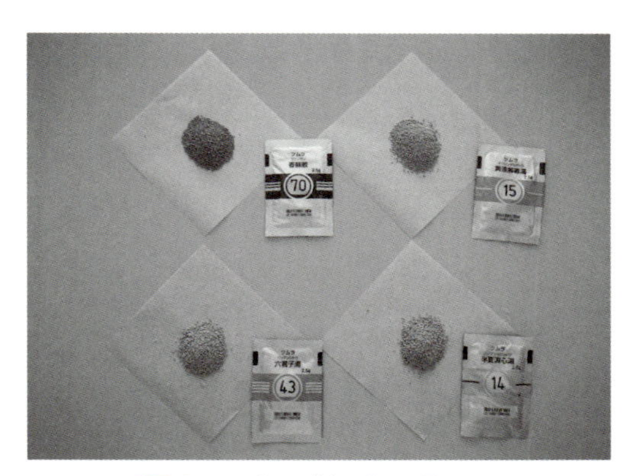

図 2　エキス剤の色の違い
（➜カラー：口絵参照）

◆細粒と顆粒の違い

同じエキス剤でもエキスメーカーによって細粒か顆粒で剤形が異なります．粉の粒が小さいものが細粒，比較的大きいものが顆粒になります．患者さんの意見では，細粒と顆粒では飲んだ印象が異なるようです．顆粒のほうが口に残りにくい様子で，初めて漢方薬を飲む方には飲みやすいといわれます．

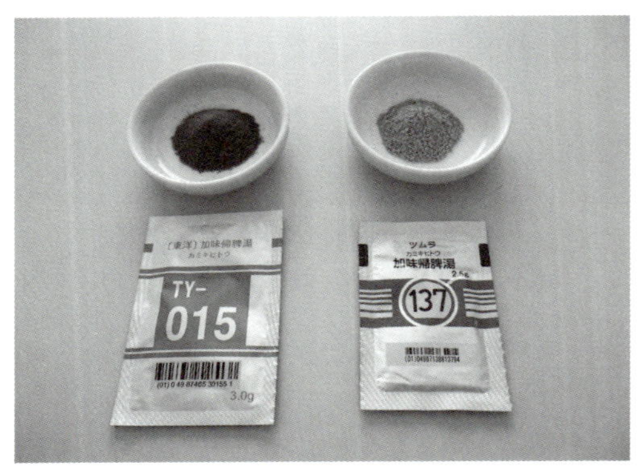

図 3　左が細粒，右が顆粒

◆煎じ薬

煎じ薬は，生薬を煮出して出来上がる液体のことです．もともと漢方薬は，草木の根や樹皮，花，葉，種などの植物由来のもの，鉱物，動物由来のものを利用しています．これらを干したり，簡単に加工したりして作ったものを生薬といいます．例えば，葛根湯であれば，葛根(かっこん)，大棗(たいそう)，麻黄(まおう)，甘草(かんぞう)，桂皮(けいひ)，芍薬(しゃくやく)，生姜(しょうきょう)の７つの生薬を一緒に煮出して作ります．こうしてできた漢方薬が煎じ薬です．例えていうと，エキス剤はインスタントコーヒーで，煎じ薬は専門店で豆から挽いたコーヒーにお好みのシロップやミルクを加え，一人ひとりにブレンドしたものです．独特の味になるため，小児では１回で十分量が飲めない場合もあります．その場合は，水筒に入れて１日の間に少しずつ飲んでも問題ありません．なるべく冷蔵庫などで保管し，飲む前に電子レンジなどで温めてから飲むとよいでしょう．注意点ですが，煎じ薬を作るための生薬の袋もカビや虫害を防ぐために冷蔵庫に保管します．

作り方：鍋に袋ごと入れて，水を600mLほど加えて40～50分ほどかけて半量くらいまで煮詰める．煎じ終わったら，熱いうちに生薬の袋を取り出す．煎じた液体は，2～3回に分けて飲む．

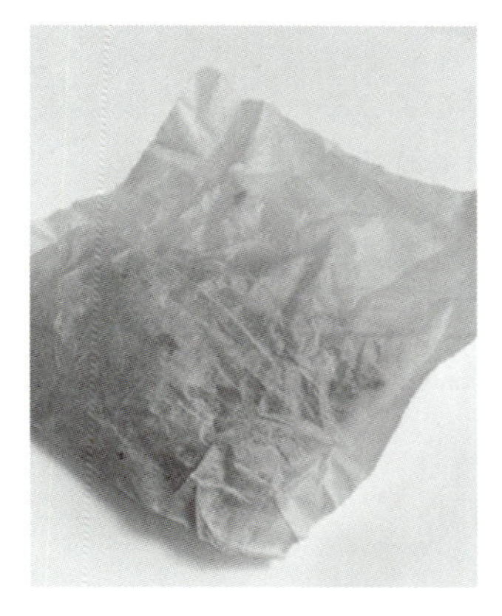

図 4　煎じ薬

生薬を1つの袋に入れてある.

❸ 量

処方量は注意が必要です.

◆エキスメーカーによる違い

同じ薬でも「エキスメーカーによって」量が異なります. 例えば, 抑肝散加陳皮半夏の場合は, 小太郎漢方製薬(以下コタロー社)は1袋3.0gですが, ツムラ社は1袋2.5gです. 薬局からの疑義照会として, 別のエキスメーカーへの変更の確認があった場合, g数で処方している際には, 1包あたりの量が異なるため注意が必要です. 特に建中湯類については, 会社により膠飴を使用するかしないかが異なります. ツムラ社の黄耆建中湯は18g/日, 東洋薬行社は6g/日とg数が大きく異なります.

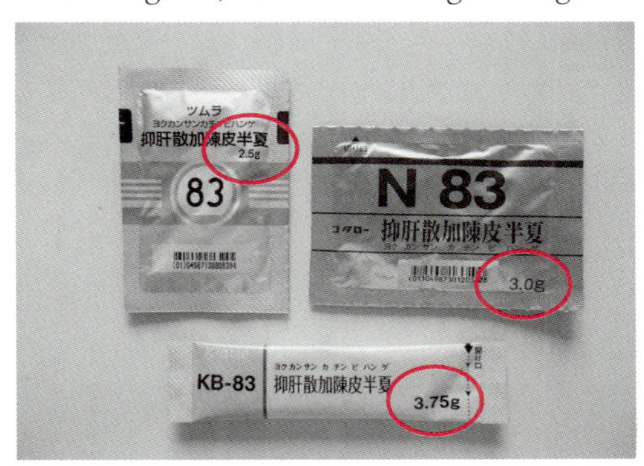

図 5　会社によって1袋のg数が異なる

◆漢方薬による違い

同じエキスメーカーの製品でも「漢方薬によって」1日の内服量（g数）が異なります．例えば，エキス剤および錠剤で表1のように1日量が異なります．

表1 漢方薬による1日量の違い

例）ツムラ社の漢方薬（粉薬の場合）

1日量	
7.5g	ほとんどの薬
9.0g	麦門冬湯，小青竜湯，白虎加人参湯，炙甘草湯，芎帰膠艾湯，清肺湯，滋陰至宝湯，人参養栄湯，柴苓湯
15.0g	小建中湯，大建中湯
18.0g	黄耆建中湯

例）クラシエ社の漢方薬（錠剤の場合）

1日量	
12錠	半夏厚朴湯，白虎加人参湯
18錠	ほとんどの薬
27錠	加味帰脾湯，防風通聖散

❹ 服薬指導

処方期間が数カ月と長く飲む場合が多いため,「おいしく・楽しく飲める方法」を考えていくのも，継続する1つのポイントです．日々の育児に漢方薬を飲ませることが1つ増えるため，なるべく手間は少なく，お母さんたちを応援しながら二人三脚で取り組みます．当院には幸いにも専門知識を持つ薬剤師がいるので，飲ませ方はもちろん，どうしてこの処方が出たのかを簡単に説明したり，患者さんの嗜好品を確認し，混ぜるもののアドバイスなどを行います．漢方薬の必要性を理解すると「そのまま」飲んでくれるお子さんもいます．

処方を出すときに，漢方薬を初めて飲むお子さんには，甘麦大棗湯（かんばくたいそうとう）や小建中湯（しょうけんちゅうとう）など甘くて飲みやすい処方からスタートする方法もあります（表2）．そして，飲めたときには親子をこころから褒めることが大切です．お子さんとお母さんが一生懸命頑張っている姿を，私たちも見守っていることが伝わるといいですね．

表2 飲みやすい漢方薬と飲みにくい漢方薬

比較的飲みやすい	・小建中湯 ・黄耆建中湯 ・甘麦大棗湯 ・麦門冬湯 ・桔梗湯 ・芍薬甘草湯
飲みにくい	・半夏瀉心湯 ・小青竜湯 ・消風散 ・当帰四逆加呉茱萸生姜湯 ・辛夷清肺湯 ・清肺湯 ・排膿散及湯
大変飲みにくい	・黄連解毒湯 ・荊芥連翹湯 ・温清飲 ・柴胡清肝湯

(坂崎弘美, 新見正則. フローチャートこども漢方薬 びっくり・おいしい飲ませ方. 新興医学出版社; 2017[3]. p.31 より)

服薬方法は年齢に応じて異なります.

◆新生児～6カ月頃

小さな皿に入れ，少し水を垂らしてペースト状に練ります (図6). 練った薬を子どもの頬の内側につけて授乳をして一緒に飲んだり，お湯に溶いてスポイトなどで流し込みます (図7). 哺乳瓶に慣れている子は，哺乳瓶の乳首に入れて飲ませることもできます (図8).

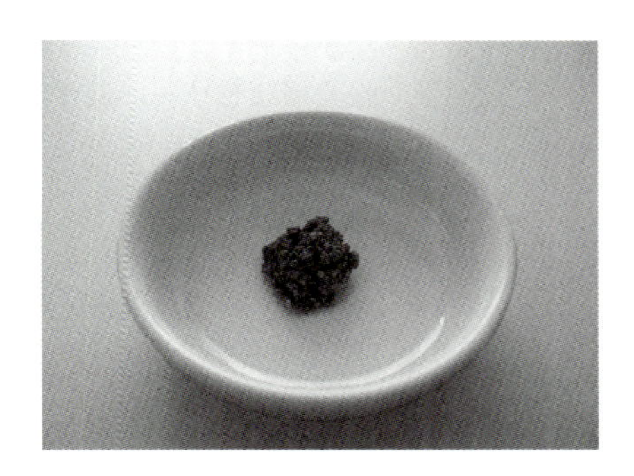

図6 漢方薬に少し水を垂らして練った状態
これを乳児の頬や上顎につけて授乳してもよい.

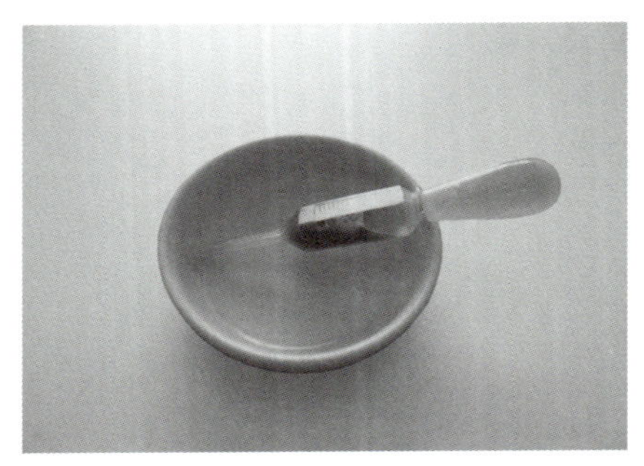

図7　漢方薬をお湯に溶いて，スポイトに吸った状態で乳児の口の中に入れる
（➜カラー：口絵参照）

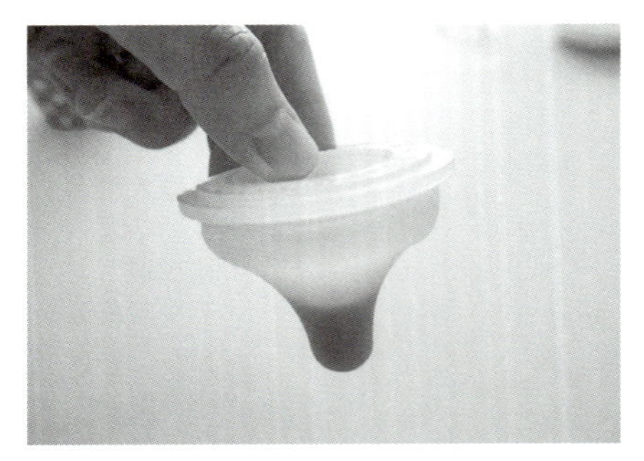

図8　哺乳瓶の乳首に入れて飲ませることもできる
（➜カラー：口絵参照）

◆離乳食開始以後

味の変化があるので，ミルクやご飯に混ぜることはお勧めしていません．

ヨーグルトやアイスなどに一緒に混ぜて食べたり，服薬補助ゼリーを使うとよいでしょう（図9）．注意点としては，混ぜた場合は，コーティングが溶けて苦味が増すことがあるため，すぐに飲ませることが大切です．

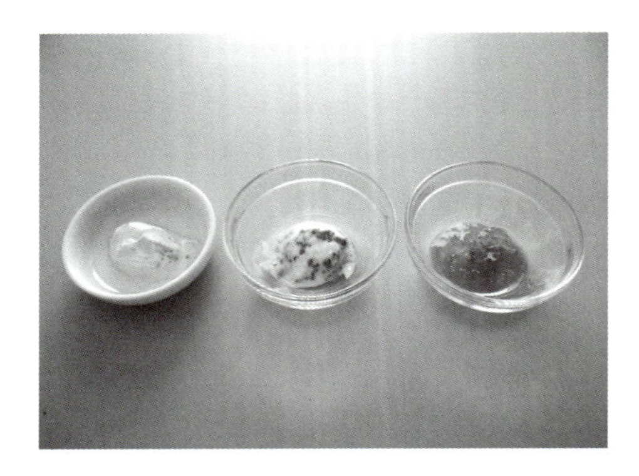

図9　左からアイス，ヨーグルト，服薬補助ゼリーに混ぜたもの
（➜カラー：口絵参照）

◆幼児期

味覚がわかり，服薬を拒否することも増えてきます．しかし，必要性を説明し，本人の症状が楽になると嫌がらずに内服してくれます．

この年代は少し味の濃いものに混ぜるとよいでしょう．大切なのは服薬を継続することです．そのためにも，入手しやすく，もし漢方と混ぜた際の味が気に入らなかった場合でも食品として楽しめるものを用意しておくとよいと思います．例えば，ココアやチョコソース（図10），オリゴ糖などは他の家族も使用しやすいのでお勧めです．

特に，ココアは粒に紛れて飲みやすくなります．なかでもミロ®はエキス剤の顆粒とよく混ざります．まず漢方薬をお湯で溶かしてからミロ®を入れ，最後に牛乳を入れると飲みやすくなります（図11）．その他にも，1歳以上では蜂蜜，練乳，リンゴジュース，マヨネーズ，味噌汁，たこ焼きソース，アイスクリーム，ジャム，オリゴ糖など家庭にあるさまざまなものに混ぜることもできます．服薬補助ゼリーやオブラートに包む方法もよいでしょう．便秘があればマルツエキスと混ぜたり，西洋薬と一緒に単シロップに混ぜて飲んでも問題ありません．また，漢方クッキーやハンバーグなどと一緒に食べるという方法もあります[3]．

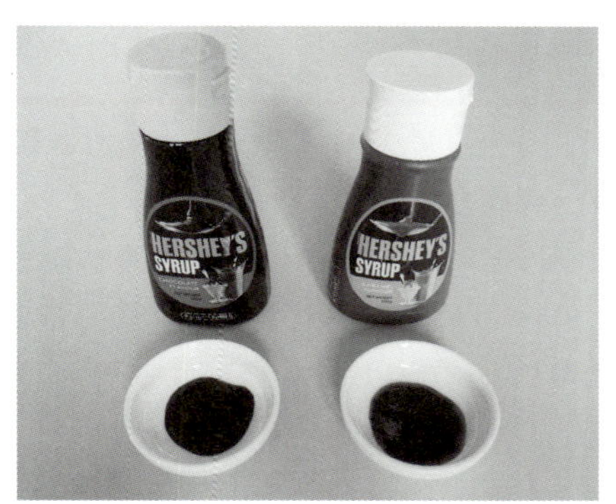

図10　市販のチョコソースに混ぜた例

味が濃いため漢方の匂いや味も隠れやすい．
（➜カラー：口絵参照）

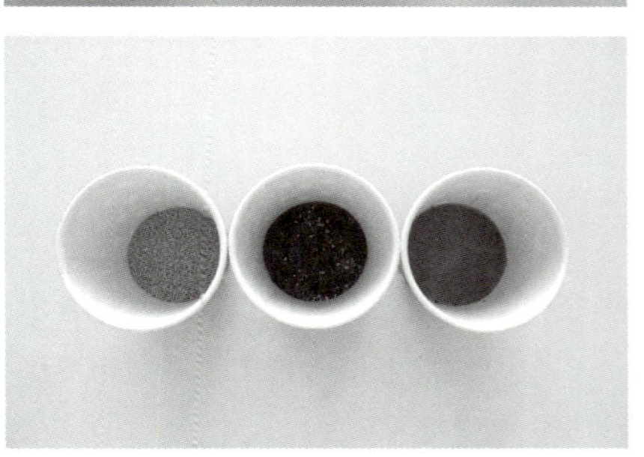

図11　漢方薬をミロ®に混ぜた例

左から順に．まず漢方薬を入れる．このときにお湯で溶かすとより溶けやすくなる．ミロ®を入れ，最後に牛乳を入れて混ぜる．
（➜カラー：口絵参照）

小学生～中学生

粉薬が苦手な年代になるため錠剤に変更します.

先に水を口に含んでから漢方薬を飲むと，味がそれほど広がらないため飲みやすくなります (図 12).

思春期になり漢方薬の内服自体を嫌がる場合は，潔く西洋薬に切り替えることも効果的です．漢方薬の内服が，親子のストレスになってはいけないので，臨機応変に対応します.

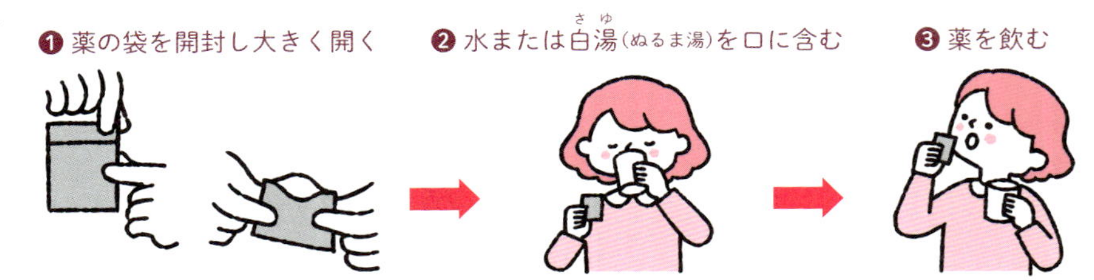

図 12　あらかじめ水を口に含んで服用する方法

水を口に含んだ状態であとから漢方薬といっしょに飲むことで口に残りにくくなり味やにおいが緩和されます.

❺ 保管方法

特に小児では体重換算で用量を決めるため，分包しグラシン紙に包んで処方されます．漢方薬は湿気で固まる傾向があるため，保管方法も重要です.

家庭では乾燥剤とともにチャック付きポリ袋などに入れて，冷蔵庫で保管するとよいでしょう (図 13).

室内に置いた場合は，湿気により変色したり固まったりします (図 14, 15).

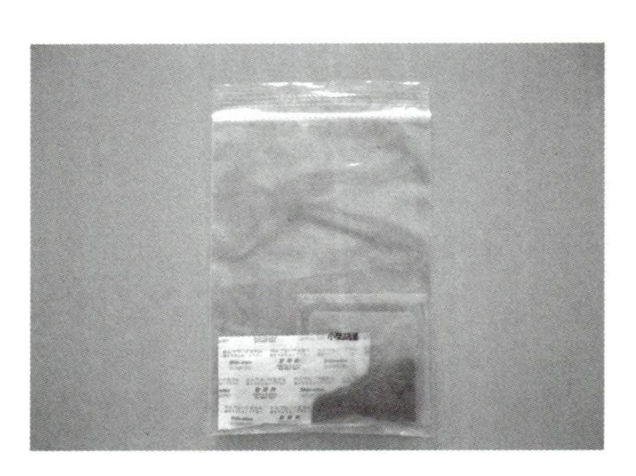

図 13　乾燥剤とともにチャック付きポリ袋などに入れて，冷蔵庫で保管する

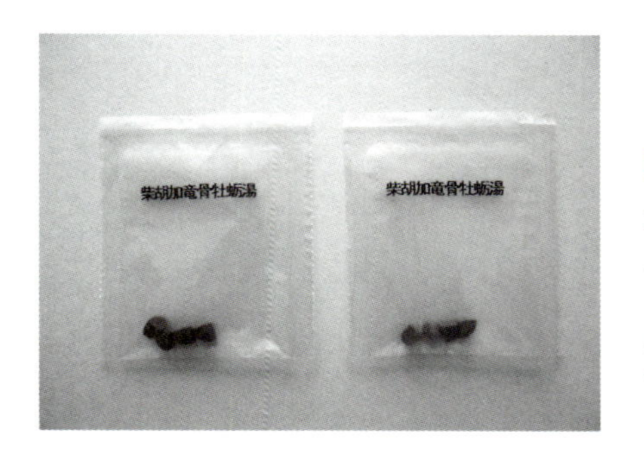

図 14　保管方法による漢方薬の変化 1

左はチャック付きポリ袋に乾燥剤と漢方薬を入れ，室内に置いておいたもの，右はチャック付きポリ袋に乾燥剤と漢方薬を入れ，冷蔵庫に置いておいたもの．左のほうが湿気で変色が目立つ．

(➜カラー：口絵参照)

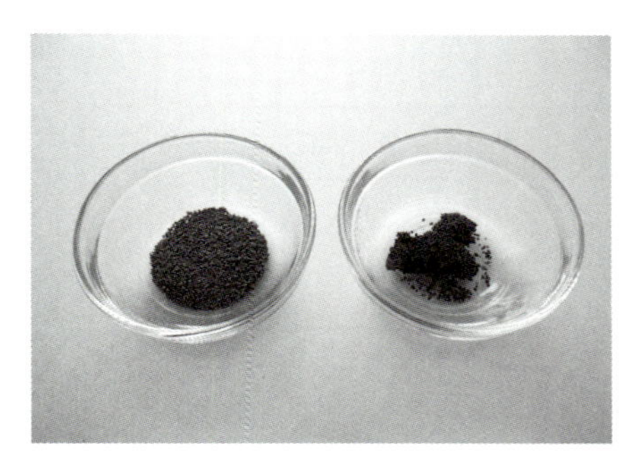

図 15　保管方法による漢方薬の変化 2

右は乾燥剤なしで室内に置いておいたもの．湿気で固まっているが内服は可能．

❻ 食前内服

食前とは，食事の 1 時間から 30 分前を指します (図 16).

漢方薬は食前の処方が多いのですが，食前にこだわりすぎるとストレスになることもあります．診察時には，「忘れてしまったら食後でも大丈夫」「いつ飲んでもいいよ」と少し幅を持って内服のタイミングを伝えています．そして，お母さんたちは育児で自分の内服を忘れがちです．それだけ一生懸命なのです．アドバイスとしては,「キッチンやポーチの中などさまざまなところに置いておいて，気がついたら飲んでね」というふうに伝えています．また地黄(じおう)や石膏(せっこう)などによる胃もたれなどがある場合は，副作用を軽減するために食後内服にしています．

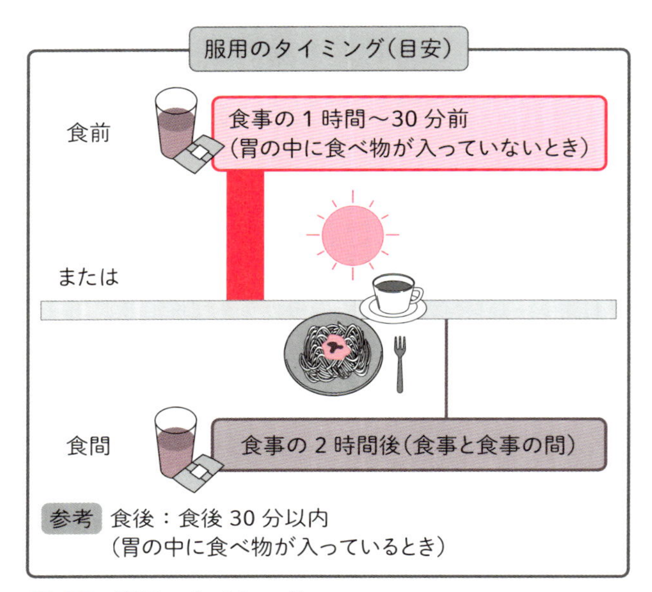

図 16　服用のタイミング

(ツムラ MEDICAL SITE「ツムラ漢方製剤エキス顆粒（医療用）の服用について」より)

❼ 院外薬局との連携

患者さんが処方薬を受け取る院外薬局との連携も非常に大切です．専門外来として行う場合は，病態に応じ処方量が多くなる場合や傷病名に対応しない場合があります．一般の調剤薬局では，院内のカルテが見られないため，どうしてこの処方が出たのかという意図がわかりにくい場合があります．薬剤師が直接聞く場合もありますが，母親も子どもの様子に気を取られており，診察室での話が理解できていないこともあります．こちらについては，小児漢方外来開設時に，周囲の薬局に向けた説明会で処方の量や 2 剤処方の目的などを説明しました．

また，実際の調剤の主体は院外薬局になるため，病院側も処方後の服薬状況を知ることは困難です．そこで，院外の調剤薬局に家庭での内服のサポートを行ってもらっています．病院と院外薬局と患者の 3 者関係をうまく結ぶことが，高い服薬コンプライアンスにつながります (図 17)．

JCOPY 498-14592

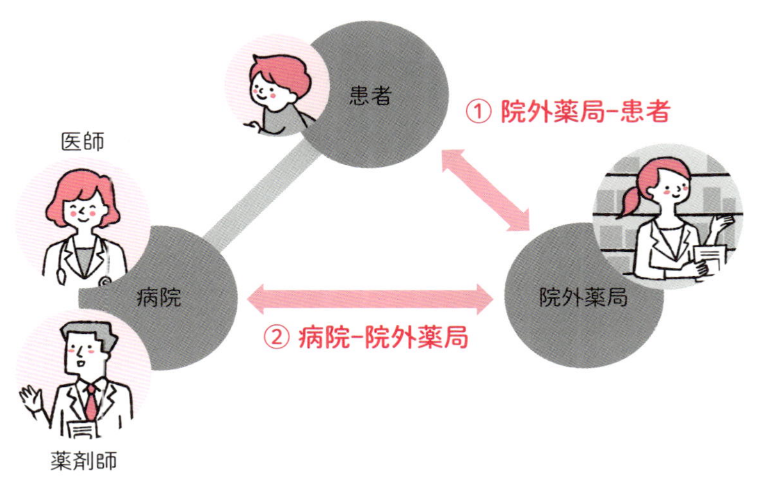

図 17　院外薬局との連携

◆院外薬局と患者間のやり取り

一部の院外の調剤薬局では家庭での服薬のサポートを行っています．内服継続は自宅に帰ってからが勝負であり，効果が感じられないと早期に諦めてしまうケースもあるためです．

次回受診までの間は，薬局のラインアプリにより「飲めているか・服薬で困っていることはないか」など日常の様子を見守っていただきます．そのやり取りの内容は情報提供書で，病院内にフィードバックがあります (図 18)．

これは 2020 年改正薬機法により，服薬後・継続的な服薬指導が義務化されたことが背景にあります．さらに 2022 年 4 月から服薬管理指導料の算定が可能になりました．算定要件は「保険薬剤師がその必要性を認めた場合に，調剤後も服用薬の

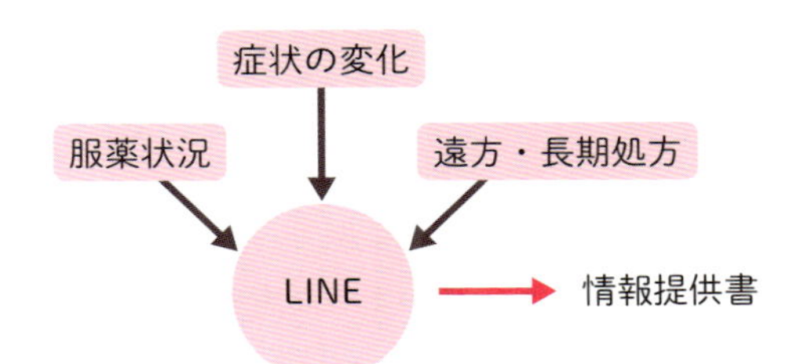

図 18　院外薬局 - 患者間

情報等について把握し，保険医療機関又は介護支援専門員に必要な情報を文書により提供すること」とされており，来院時ではなく，次回来局までの間，双方向での確認，情報通信機器を用いた服薬指導も可能となっています．他に，在宅医療でのサポート，入院時，入院から在宅へ移行する場合(退院時共同指導)も行われています．

◆病院と院外薬局のやり取り

患者さんとのやり取りの内容は情報提供書で，病院内にフィードバックがあります．病院からは処方意図や，同処方の場合の会社変更の意図，今後の方針などについて，医師からFAXで返信し，薬局との連携をとります(図19)．難病患者さんや経過が順調でない場合は，処方の意図や今後の方向性について，医師および，チーム医療としてともに外来を運営する院内の薬剤師と院外の薬剤師が連携をとって，必要な情報を共有するようにしています．☞参考：漢方外来の流れと診察方法(p.134)

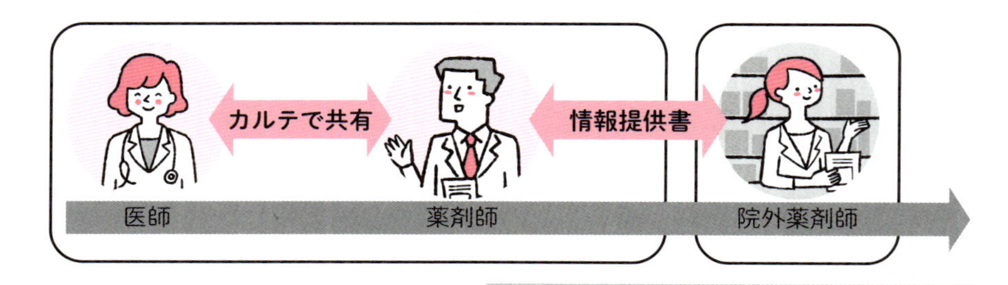

- 情報提供書による経過の報告
- 処方意図・同処方でも会社変更の意図
- 今後の方針（FAXにて返信）

図19　病院－院外薬局間

このような取り組みで，自己中断率を低く保て，飲めなかった場合にも気楽に相談してもらえる仕組みができました．このような恵まれた環境は，周りの方々のおかげであり，感謝しかありません．

しかし，初めからこのような連携がとれるわけではありません．最初は病院の薬剤師に診察に入ってもらい処方の意図を伝え，問診のポイントや診察所見，今後の方向性をカルテで共有するようにしながら体制を整えました．院外薬局には情報提供書の返信を通じて，治療方針を伝えました．

もし，漢方薬の処方に慣れていないスタッフが多い病院で勤務している場合は，まずスタッフに診察室の介助に入ってもらい，診察の話を聞いてもらうのもよいと思います．

またスタッフの体調不良時に漢方薬を処方して，効果を実感してもらうことをお勧めします．スタッフに処方すると効果判定も聞きやすいですし，効果がないときは「ない」とはっきりと言ってくれるので，とても勉強になります．舌や脈も，スタッフならば気軽に見せてもらえるのでありがたい存在です．どんどん周りを味方につけて，漢方薬を楽しむ仲間を増やしていけたらいいですね．

❽ 病名，レセプト

保険診療においては，日本東洋医学会のホームページに「漢方 148 処方と病名マスター」にて代表的な病名が記載されており，閲覧が可能です．添付文書を比較すると，メーカーによって適応となる病名が異なります．例えば麻黄湯(まおうとう)をインフルエンザに使用する場合．添付文書の「効能又は効果」を比較すると，ツムラ社はインフルエンザの記載がありますが，コタロー社とクラシエ社には記載がありません．他にも大建中湯(だいけんちゅうとう)は，便秘に対してはコタロー社では記載がありますが，ツムラ社では記載がありません．このように病名をつけるときは，注意が必要です．また，添付文書通りに服薬指導を行う場合にも誤解が生じることがあります．門前薬局の先生に処方意図を話す機会を設けたり，処方箋にコメントを記載しておくと処方意図が伝わりやすくなります．

- 日本東洋医学会, 漢方 148 処方と病名マスター
  https://www.jsom.or.jp/medical/relation/index.html
  (最終参照日 2022/6/6)

重症疾患や難病に対する漢方治療も，報告例が多数あります．このような場合は，証(病因の要点)に合わせた処方が必要になり，場合によっては適応外使用と解釈される可能性もあります．しかし，主治医として処方した経緯と理由を添付し，保険診療の立場から合理的であると判断されれば，保険適用が認められることも少なくありません．また，正しい漢方薬の使い方をしていれば，知識のある審査員によって保険適用が認められることもあります[4]．

筆者は，複数製剤を処方するときは以下のように実践しています．

- 最大でも 3 剤までの処方にする．
- 2 剤までは 3 回 / 日で処方し，1 剤は頓服や就寝前など飲むタイミングを限定して処方する．

例：四物湯(しもつとう)　7.5g（毎食前×1）　7 日分
　　苓桂朮甘湯(りょうけいじゅつかんとう)　7.5g（毎食前×1）　7 日分
　　酸棗仁湯(さんそうにんとう)　4g（就寝前×1）　7 日分
　　※四物湯と苓桂朮甘湯を合わせて連珠飲(れんじゅいん)という処方になります．

コラム 名前が似ている漢方薬

漢方薬の中には，名前が似ているものがあり注意が必要です．例えば，小建中湯と大建中湯，温清飲(うんせいいん)と温経湯(うんけいとう)などです．適応も異なるため，処方時に注意することが大切です．

サマリー

- ▶服薬の工夫でコンプライアンスが上がる．
- ▶医療者・親子がチーム一丸となって，漢方薬を楽しく継続できる方法を探す．

写真は，名鉄病院看護師，大池愛望さんが撮影してくださいました．

引用文献

1) 椎　崇，黒田明平，社本典子，他．漢方煎液および漢方エキス製剤の成分分析―オウゴン配合漢方薬のバイカリンおよびバイカレイン量―．日老医誌．2020; 57: 72-80.
2) 橋本　浩．小児漢方治療入門．小児薬用量．東京: 中外医学社; 2018. p.19-22.
3) 坂﨑弘美，新見正則．フローチャートこども漢方薬 びっくり・おいしい飲ませ方．東京: 新興医学出版社; 2017.
4) 橋本　浩．小児漢方治療入門．適応外使用の問題．東京: 中外医学社; 2018. p.27.

3　子どもの副作用

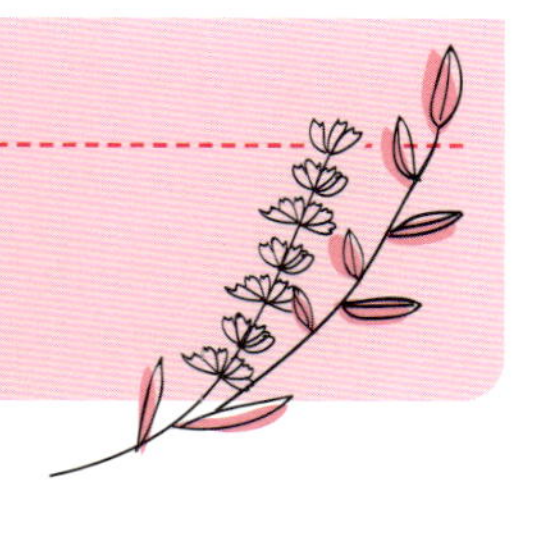

漢方薬の添付文書を見ると,「小児等に対する安全性は確立していない(使用経験が少ない)」という表記が,ほぼすべての漢方薬に記載されています.

しかし,小児に対する漢方治療は非常に古い歴史があります.日本での最古の小児の記載は,984年日本最古の医学書『医心方(いしんほう)』にも書かれています.昔は,漢方薬は非常に貴重で高価であり,貴族や武士など一部の子どもには使われていましたが,現在のように誰にでも処方ができるわけではありませんでした.そういった背景はあるものの,使用されてきた歴史を考慮すると,現在まで約千年以上,子どもたちにも使われ続けてきました.そしてその効果や恩恵も長い間継続しています.副作用の確認は必要ですが,ポイントを押さえれば安全に使用できる漢方薬がたくさんあります.

❶ 漢方薬の副作用

安全に使用するためにも,副作用に関する知識は大切です.

漢方薬の副作用は主に構成生薬の薬理的副作用やアレルギー反応によります.経過から外れた症状が出た場合,まずは副作用を疑い漢方薬を中止することが必要です.頻度は高くありませんが,異なる症状が出現したときにはいったん立ち止まって疑うことが重要です.

❷ 生薬による副作用

生薬による副作用は以下の通りです.

◆黄芩(おうごん)などによる肝機能障害・薬剤性間質性肺炎

黄芩は,熱を取る作用があり複数の漢方薬に含まれます.

副作用に肝機能障害があります.特に50代の女性に多いといわれています.無症状のことも多く,定期採血や健診にて初めて肝障害に気づくケースが21症例中52.4%でした[1].好発時期は内服開始後3カ月以内です[1].黄芩を含む漢方薬以外でも肝機能障害を起こす例もあるため，筆者は全例に内服開始後 1 ～ 3 カ月以内に副作用確認の目的で採血をしています．

また，小柴胡湯（しょうさいことう）による間質性肺炎の副作用も報告されています．小柴胡湯は，インターフェロン製剤との併用，肝硬変・肝癌，慢性肝炎における肝機能障害で血小板数 10 万 / μL 以下は禁忌とされています．他にも大柴胡湯（だいさいことう），半夏瀉心湯（はんげしゃしんとう）など約 30 種類の漢方薬で報告されていますが，頻度は高くありません．10 年間の調査期間中に漢方薬を処方された患者 3,590 名のうち，漢方薬による間質性肺炎を発症した患者は 3 名（発症率，0.08%）でした[2]．そのうち，黄芩を含む処方を受けた 1,111 名の患者における漢方薬による間質性肺炎の発生率は 0.27%でした[2]．内服開始後 2 カ月までの累積発症率が 8 割です[3]．このように頻度は高くありませんが，発熱，咳嗽，呼吸困難などがあれば，採血（KL-6 などのマーカー），胸部 X 腺写真，胸部 CT の確認が必要です．

黄芩が入っている主な漢方薬

温清飲，黄芩湯，黄連解毒湯，乙字湯，荊芥連翹湯，五淋散，柴陥湯，柴胡加竜骨牡蛎湯，柴胡桂枝乾姜湯，柴胡桂枝湯，柴胡清肝湯，柴朴湯，柴苓湯，三黄瀉心湯，三物黄芩湯，潤腸湯，小柴胡湯，小柴胡湯加桔梗石膏，辛夷清肺湯，清上防風湯，清心蓮子飲，清肺湯，大柴胡湯，大柴胡湯去大黄，二朮湯，女神散，半夏瀉心湯，防風通聖散，竜胆瀉肝湯

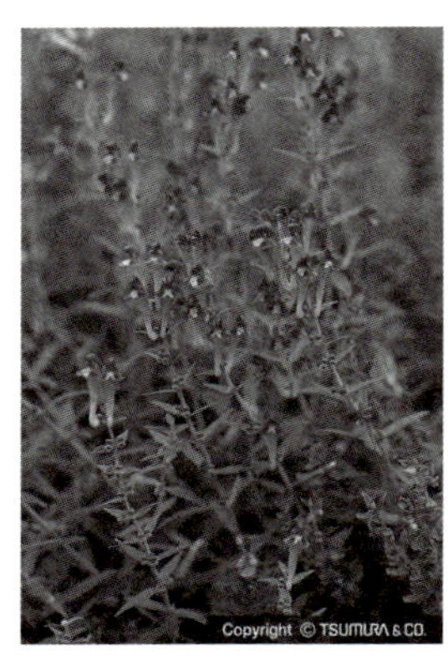

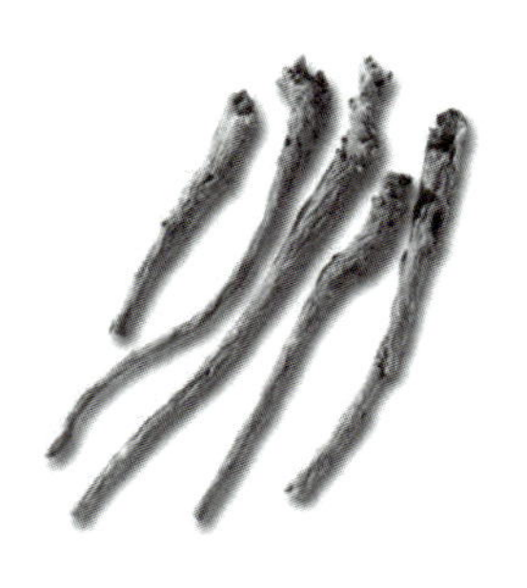

図 1　黄芩

◆甘草(かんぞう)による偽アルドステロン症（血清カリウム値低下，浮腫，血圧上昇，体重増加）

甘草の成分であるグリチルリチンには，ステロイドホルモン様作用があり，偽アルドステロン症を発症する場合があります．発症メカニズムは，グリチルリチンの代謝産物が遠位尿細管上皮細胞でのコルチゾール代謝障害を引き起こし，アルドステロン作用を引き起こすことが原因です[4]．高アルドステロン血症はないにもかかわらず，血清カリウムの低下，ナトリウムや体液の貯留，浮腫，血圧上昇，体重増加などの症状が起こります．発症する時期は，3カ月以内が40%です[5]．成人は診察前に血圧測定を必ずしてもらい，浮腫などは再診の問診票で確認しています．小児ではまれですが，アルドステロン症，ミオパシー，低カリウム血症のある患者さんには投与を控えます．漢方方剤同士の併用で甘草の合計量が多くなる場合や，グリチルリチン配合製剤，ループ利尿薬，サイアザイド系利尿薬，ステロイド剤と併用する場合には、高血圧，浮腫，低カリウム血症に注意が必要です．

甘草は，漢方薬の実に約7割に含有されます．副作用は，甘草の摂取量にある程度依存することが知られており，甘草を1日1g使用した患者での偽アルドステロン症の頻度は平均1.0%，1日2g，4g，6gでの頻度はそれぞれ平均1.7%，3.3%，11.1%と報告されています[4]．甘草の含有量が2.5g / 日以上のものを記載します．

甘草が2.5g / 日以上入っている主な漢方薬

黄芩湯，黄連湯，甘草湯，甘麦大棗湯，桔梗湯，芎帰膠艾湯，桂枝人参湯，五淋散，炙甘草湯，芍薬甘草湯，芍薬甘草附子湯，小青竜湯，人参湯，排膿散及湯，半夏瀉心湯，附子理中湯

甘草の副作用がクローズアップされることが多いですが，甘草の役目は非常に重要であるため，多くの漢方薬に含まれていることを忘れてはいけません．

吉益東洞は『薬徴』の中で，「急迫を主治するなり．故に裏急・急痛・攣急を治す」[6]と述べており，甘草のg数が多い場合は，急迫（急性の発作症状）を治す働きがあります．こむら返りに効果がある芍薬甘草湯は，甘草が6g / 日と多量に含まれています．

また，長沢道寿による『増補能毒』という書籍には，甘草は「百薬の毒を消す」とあり，含有量が少ない場合は他の生薬の毒性を消す作用があります[7]．

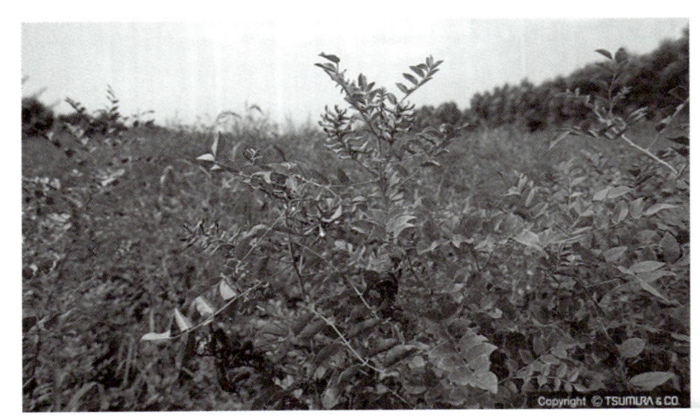

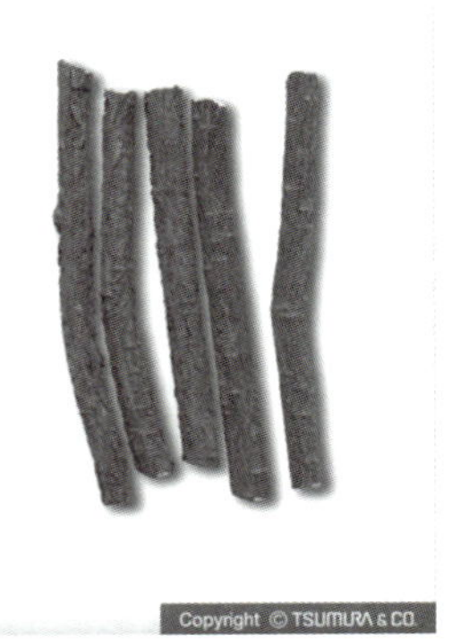

図2　甘草

◆麻黄(まおう)による不眠・動悸・血圧上昇

麻黄は，含有成分のエフェドリンの影響で，中枢興奮作用（興奮・不眠），交感神経興奮作用（動悸，血圧上昇），排尿障害，胃もたれを起こすことがあります．

特に小児で問題になりやすいのは，興奮作用です．夜寝る前に内服すると寝つきが悪くなったり，夜泣きが酷くなることもあります．1日2回で内服する場合は，朝・昼食前にするなど，内服時間をずらすとよいでしょう．成人では狭心症，高血圧症，消化管潰瘍，前立腺肥大，睡眠障害などの既往があれば注意が必要です．併用に注意する薬剤は，他の麻黄含有製剤，エフェドリン類含有製剤，モノアミン酸化酵素（MAO）阻害薬，甲状腺製剤，カテコールアミン製剤，テオフィリンなどのキサンチン系製剤などがあり，交感神経刺激作用が増強される可能性があります．

麻黄が 3g / 日以上入っている主な漢方薬
越婢加朮湯，麻黄湯，神秘湯，薏苡仁湯，麻杏甘石湯，麻杏薏甘湯，五虎湯，麻黄附子細辛湯，葛根湯※，葛根湯加川芎辛夷※，小青竜湯
（※メーカーにより含有量が異なる）

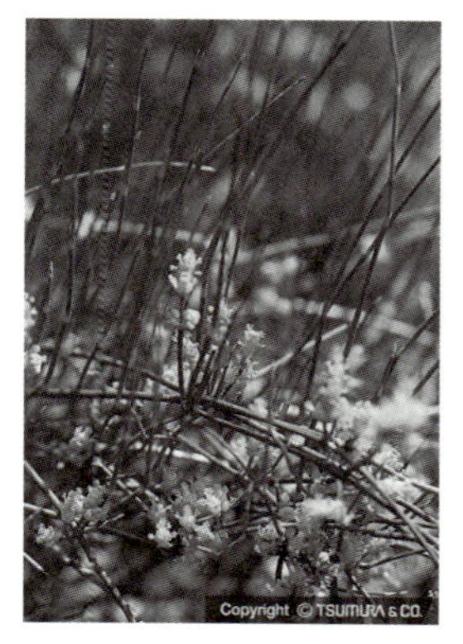

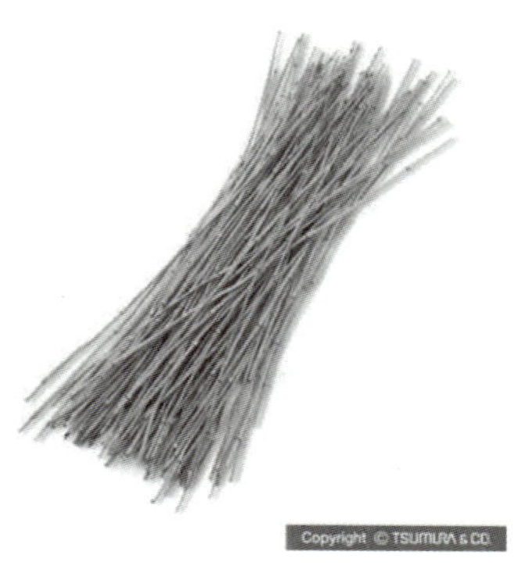

図3　麻黄

◆地黄・麻黄・石膏・当帰などによる胃腸障害

地黄，麻黄，石膏，当帰などは胃もたれ，胃痛，悪心，嘔吐，下痢，胸焼け，食欲不振などを生じる場合があります．ポイントは2つです．処方前に胃腸障害がないかどうかを確認すること，処方時に「もし胃もたれなどがあれば半量にして飲んでください．食後でも大丈夫です」と伝えておくことです．特に，地黄や当帰は女性の血虚によく使用します．血虚の人は胃腸虚弱を伴うことが多く，処方量は2/3量からスタートし，問題なければ増量しています．

地黄・石膏・当帰が入っている主な漢方薬

- 地黄：温清飲，牛車腎気丸，芎帰膠艾湯，柴胡清肝湯，滋陰降火湯，炙甘草湯，四物湯，潤腸湯，十全大補湯，消風散，疎経活血湯，大防風湯，当帰飲子，人参養栄湯，八味地黄丸，竜胆瀉肝湯，六味丸
- 石膏：越婢加朮湯，桔梗石膏，五虎湯，小柴胡湯加桔梗石膏，消風散，辛夷清肺湯，釣藤散，白虎加人参湯，防風通聖散，麻杏甘石湯，木防已湯
- 当帰：温経湯，温清飲，乙字湯，加味逍遙散，芎帰膠艾湯，五積散，柴胡清肝湯，四物湯，十全大補湯，潤腸湯，消風散，疎経活血湯，大防風湯，通導散，当帰飲子，当帰芍薬散，当帰建中湯，当帰四逆加呉茱萸生姜湯，人参養栄湯，補中益気湯，防風通聖散，抑肝散加陳皮半夏，竜胆瀉肝湯

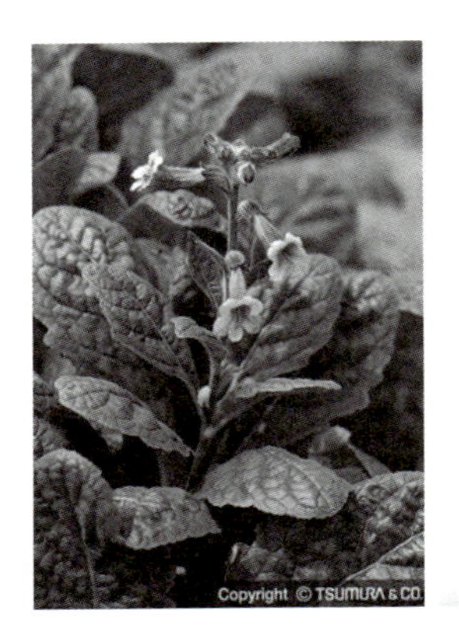

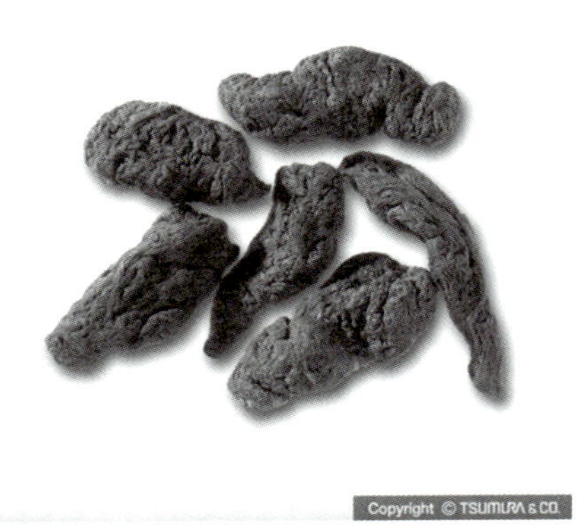

図4　地黄

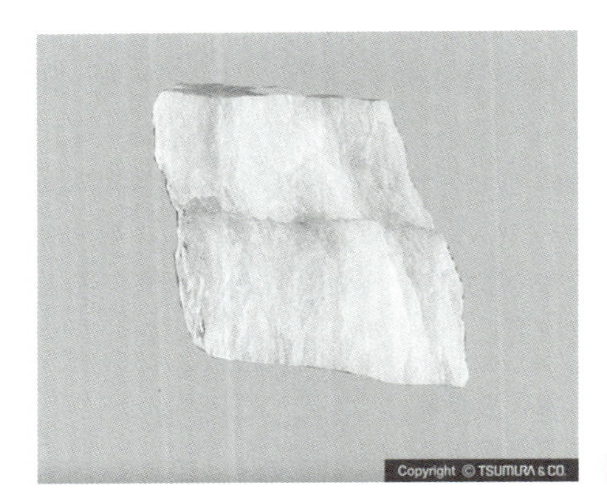

図5　石膏

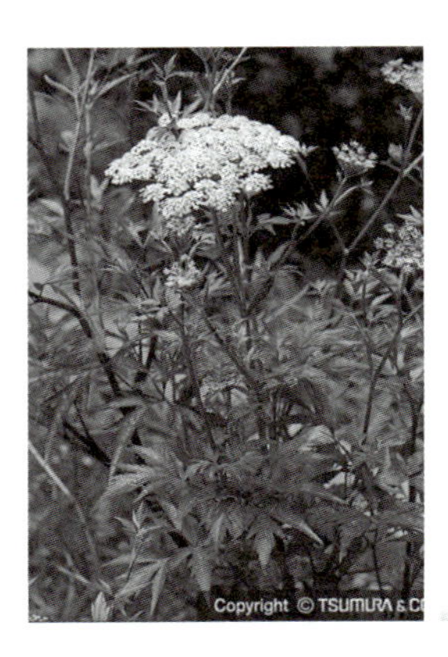

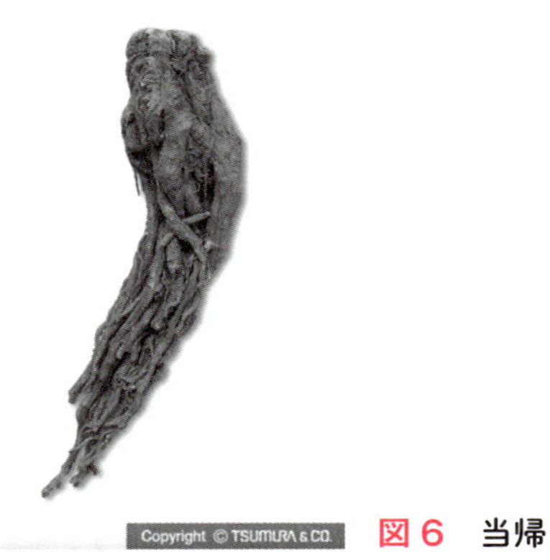

図6　当帰

◆大黄(だいおう)による下痢

大黄の主な成分はセンノシドです．刺激性下剤の1つに含まれるため，長期連用は避けたほうがよいでしょう．長期連用により大腸メラノーシスをきたすこともあります．大腸メラノーシスは可逆性の変化であり，大黄などの腸管刺激性下剤を中止することで数年以内に改善します[4]．食生活の改善なども行い，症状が改善すれば頓服での使用に切り替えます．

大黄が入っている主な漢方薬
茵蔯蒿湯，乙字湯，桂枝加芍薬大黄湯，九味檳榔湯，三黄瀉心湯，潤腸湯，大黄甘草湯，大黄牡丹皮湯，大承気湯，大柴胡湯，調胃承気湯，治打撲一方，通導散，桃核承気湯，防風通聖散，麻子仁丸

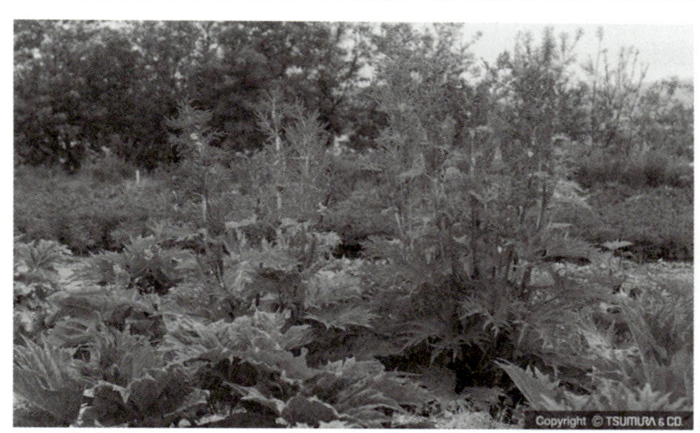

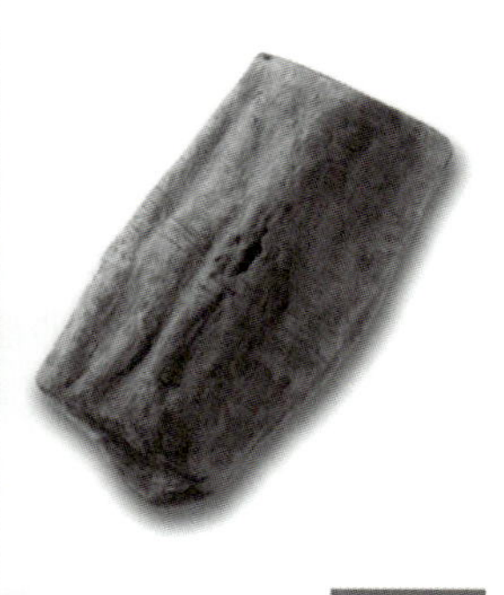

図7　大黄

◆附子(ぶし)によるしびれ・嘔吐・腹痛・動悸・不整脈

附子は中毒症状（動悸，のぼせ，しびれ，悪心，嘔吐）を起こすことがあります．

エキス剤に含まれる成分は，すべて加圧加熱処理で加水分解しているうえ，残存量も定量しているため，附子中毒の危険性はほとんどありません．ブシ末は，上記症状をお伝えし0.5g程度を飲んでもらい，問題がなければ症状に合わせて増量します．

附子が入っている主な漢方薬
桂枝加朮附湯，牛車腎気丸，真武湯，八味地黄丸，麻黄附子細辛湯

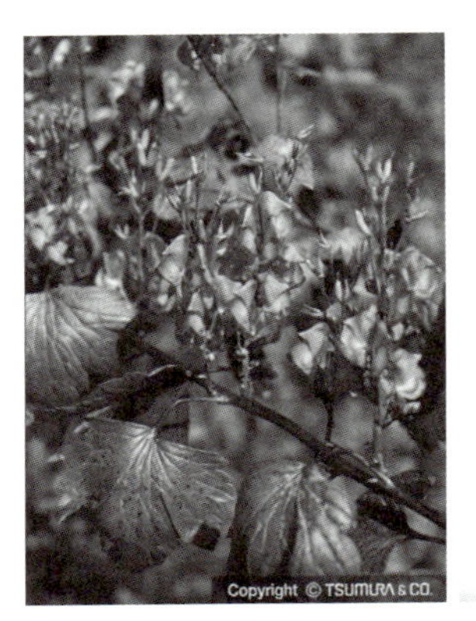

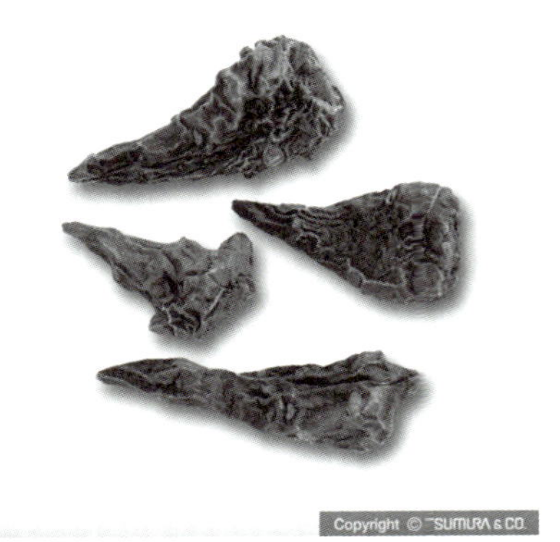

図８　附子

◆山梔子(さんしし)による腸間膜静脈硬化症

腸間膜静脈硬化症は，腸間膜静脈硬化が原因で起こる慢性虚血性大腸病変です．腹痛，下痢，便秘，腹部膨満感が繰り返し現れた場合，または便潜血陽性になった場合は漢方薬の中止が必要です．特に日本人を含めアジア人に多く報告があります．山梔子の服用量と腸間膜静脈硬化症との関連では，発症例では４年の服用歴があり，累積服用量との関連では 5,000g から発症していたと報告があります[8]．診断にはＣＴや内視鏡が必要ですが，スクリーニングとして腹部エコー検査の有効性も示唆されています[9]．筆者は，１日の最大投与量を１年以上継続した場合は，無症状でも腹部エコーを施行しています．副作用に注意すべきものに限らず，症状の改善とともに減薬をするなどの調節は大切です．

> **山梔子が入っている主な漢方薬**
> 茵蔯蒿湯，温清飲，黄連解毒湯，加味帰脾湯，加味逍遙散，荊芥連翹湯，五淋散，柴胡清肝湯，梔子柏皮湯，辛夷清肺湯，清上防風湯，清肺湯，防風通聖散，竜胆瀉肝湯

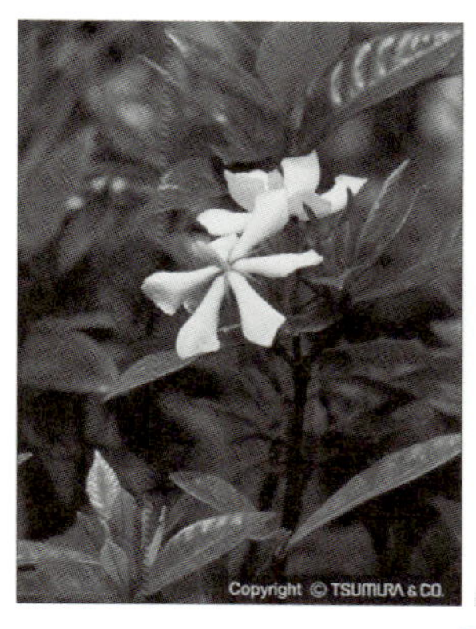

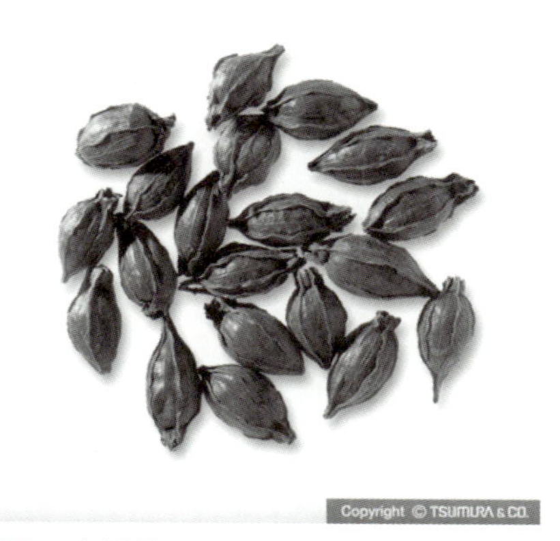

図9　山梔子

◆乳糖不耐症

乳糖は賦形剤として多くのエキス剤に含まれます．乳糖不耐症の場合は，東洋薬行社とジュンコウ製品などトウモロコシデンプンを使用しているものを使用します．乳アレルギー児においては，乳糖にはごく微量の乳蛋白が含まれていますが，加工食品中の乳糖で即時型反応を認めることはまれです．以上から，賦活剤として乳糖が使用されている漢方薬も同様に使用可能です．

◆ほぼすべての生薬（特に人参，桂皮）：アレルギー反応，薬疹

アレルギー反応や薬疹はどの薬でも起こる可能性があるものです．生薬においては特に，人参，桂皮を含む処方はアレルギー反応に注意します．

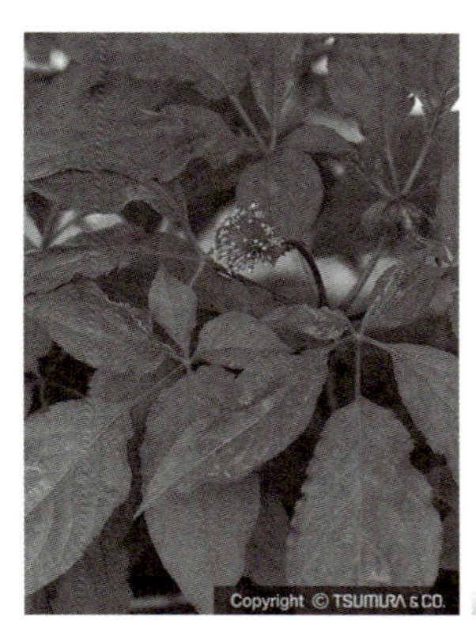

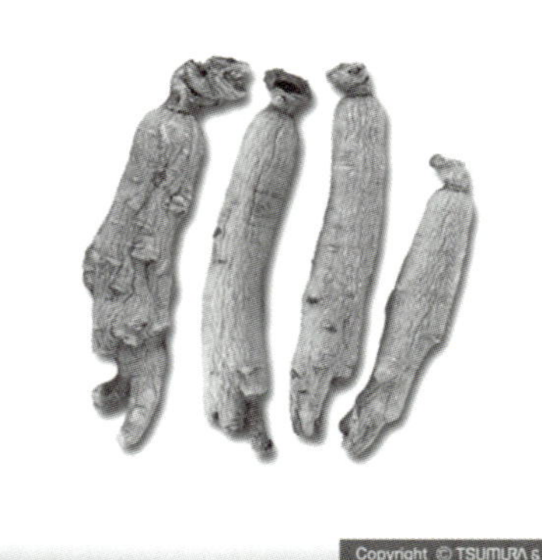

図10　人参

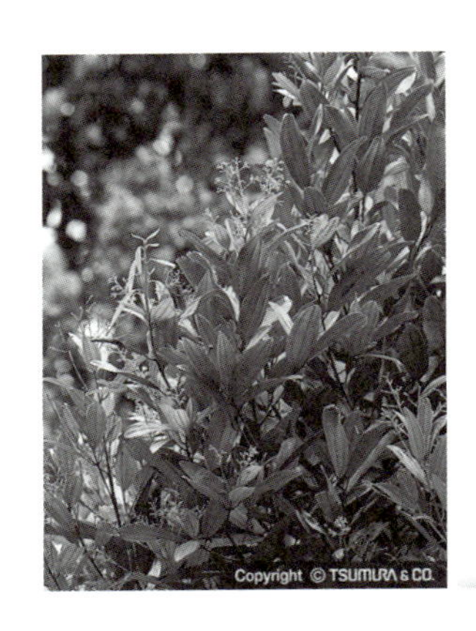

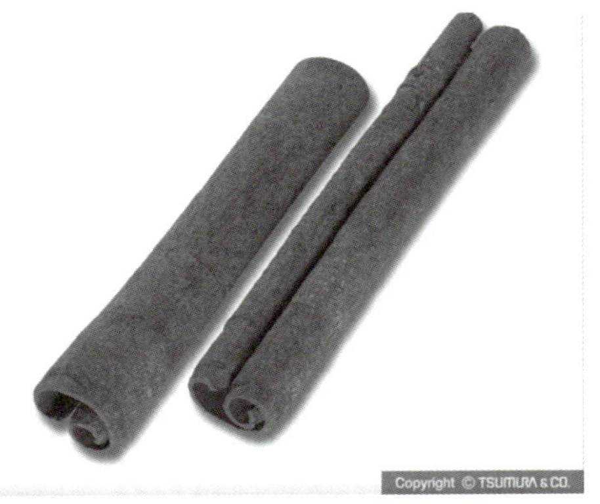

図 11　桂皮

◆食物アレルギー

桂皮（シナモン），山薬（ヤマイモ），粳米（コメ），小麦（コムギ）は，過敏症を引き起こす可能性があります．問診にて食物アレルギーの有無を確認します．

> コラム **小麦アレルギーと甘麦大棗湯（かんばくたいそうとう）（自験例）**
>
> 重症の小麦アレルギーと神経発達症の 1 例に，甘麦大棗湯を投与し安全に使用できた経験があります．
>
> 長期に続く夜泣きに対して，甘麦大棗湯以外の漢方薬を使用していました．しかし効果が乏しく，ご家族も他の漢方薬を試してみたいという希望がありました．甘麦大棗湯のプリックテストおよび内服テストで陰性を確認し，内服開始後は睡眠障害も改善．服薬中にアレルギー症状は呈しませんでした．
>
> 食物アレルギーへの配慮は大変重要ですが，使用せざるを得ない場合もあり，安全に使用できる方法について今後も検討を重ねていきます．

❸ 小児の副作用の報告例

小児の副作用の報告例を表 1 に示します．

一方，副作用ではありませんが，漢方薬の効果が不利益に働いた経験もありました．4 歳の女児の癇癪と易興奮性に対して黄連解毒湯を 3 カ月ほど内服したときのこと．易興奮性は落ち着きましたが，冬場に入った時点で冷えと顔色不良を認めたケースがあったのです．これは，黄連解毒湯で熱を取った結果，体が冷えの傾向になったため．すぐに服薬を中止し，1 カ月後には問題なくなりました．

表1 各方剤の小児における副作用報告

漢方薬	件数	主な副作用（件数）
大建中湯	12	下痢（2）肝機能異常（2）
麻黄附子細辛湯	12	
麻黄湯	11	異常行動（3）
六君子湯	11	下痢（2）肝機能異常（2）
十味敗毒湯	8	下痢（2）体重減少（2）
小柴胡湯	8	間質性肺疾患（3）肝機能異常（2）
小柴胡湯加桔梗石膏	8	下痢（2）体重減少（2）
当帰四逆加呉茱萸生姜湯	8	下痢（2）体重減少（2）
葛根湯	7	アナフィラキシー（2）
桂枝加芍薬大黄湯	5	肝機能異常（2）間質性肺炎（2）
小建中湯	5	

（川原央好, 他. 小児科. 2020; 61: 260–4. 表2[10] より）

❹ 副作用の確認方法

再診の問診票 ☞参考：問診票（再診用）(p.139) に副作用チェックの項目（むくみ，動悸，舌のしびれ，胃もたれ，から咳，息切れなど）を準備しておくと，確認漏れを防ぐことができます．

筆者は，成人は初診時に西洋医学的なスクリーニングを含めて採血を施行しています．以後は，3～6カ月後に採血を行っています．山梔子を含む漢方を1年以上継続した場合は，腹部エコー検査も行います．

小児は採血の回数をなるべく減らしたいので，初診時は行わず，3カ月後に採血検査を行うようにしています．ただし，基礎疾患を疑う場合は，初回も採血を行います．鉄欠乏性貧血などが見つかる場合も多く，鉄剤と漢方薬を併用することもあります．

サマリー

▶漢方薬にも副作用はある．定期的な採血などで確認する．

引用文献

1) 五野由佳理, 小田口浩, 早崎知幸, 他. 漢方薬による薬物性肝障害の症例検討. 日東洋医誌. 2010; 61: 828-33.
2) Nogami T, Fujimoto M, Shimada Y, et al. Incidence of kampo medicine-induced interstitial pneumonia: 10 year retrospective study at a university hospital kampo medicine department. Traditional & Kampo Medicine. 2019; 6: 26-31.
3) 寺田真紀子, 北澤英徳, 川上純一, 他. 漢方薬による間質性肺炎と肝障害に関する薬剤疫学的検討. 医療薬. 2002; 28: 425-34.
4) 日本東洋医学会漢方医学書籍編纂委員会, 編. 漢方医学大全. 生薬・漢方薬における医薬品情報学. 東京: 静風社; 2022. p.153-63.
5) 厚生労働省. 重篤副作用疾患別対応マニュアル 偽アルドステロン症. 平成 18 年 11 月. https://www.mhlw.go.jp/topics/2006/11/dl/tp1122-1d29.pdf（最終参照日 2023/3/31）
6) 京都大学貴重資料デジタルアーカイブ. 薬徴第 3 巻 https://rmda.kulib.kyoto-u.ac.jp/item/rb00000742#?c=0&m=0&s=0&cv=0&r=0&xywh=-1886%2C-114%2C6842%2C2275（最終参照日 2022/12/ 23）
7) 千福貞博. センプク漢方セミナー 長沢道寿「増補能毒」: 古典的要点に学ぶ 151 生薬. 東京: 新興医学出版社; 2020. p.14.
8) Nagata Y, Watanabe T, Nagasaka K, et al. Total dosage of gardenia fruit used by patients with mesenteric phlebosclerosis. BMC Complement Altern Med. 2016; 16: 207.
9) 萬谷直樹, 渡辺哲郎. 腸間膜静脈硬化症 4 例における大腸超音波検査所見. 日本大腸肛門病会誌. 2020; 73: 361-7.
10) 川原央好, 山本美紀, 奈良啓悟. 漢方薬を子どもに使う際に注意すること. 小児科. 2020; 61: 260-4.

参考文献

① 日本東洋医学会学術教育委員会, 編. 専門医のための漢方医学テキスト: 漢方専門医研修カリキュラム準拠. 方剤から見る漢方 3 副作用. 東京; 南江堂: 2010. p.124-9.
② 竹井真理, 柳田紀之, 浅海智之, 他. 牛乳アレルギー児に対する食品用乳糖の食物経口負荷試験の検討. 日小児アレルギー会誌. 2015; 29: 649-54.

4 頻用処方の使い方

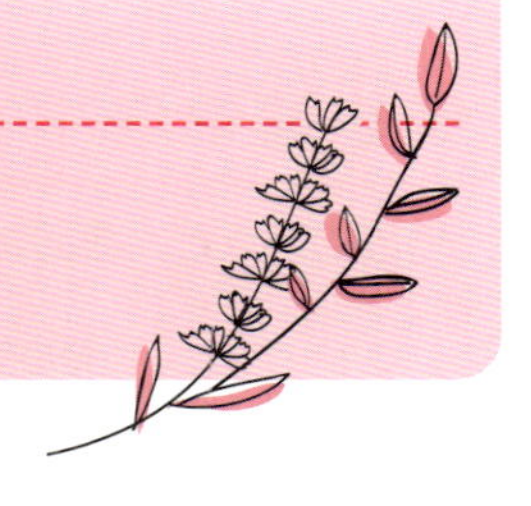

ここでは，処方の決め手となるエビデンスや診察所見などを説明します．
教科書と臨床の狭間を埋めるために，以下について説明します．

- 体力有無（虚実）は１つの指標です．まずは処方の典型的な型を押さえます．しかし臨床を重ねていくと，応用編として体格のがっちりした子どもにも虚証の代表処方である小建中湯（しょうけんちゅうとう）を処方することもあります．病名処方ではなく，病気の根っこを捉えるようになると，漢方薬の使い道が広がります．
- 診察所見は必ずしもすべて揃わなくてもよいと考えます．しかし，処方の決め手となる所見は**太字にして下線**を引き，腹診のイラストでは二重丸（◎）をつけています．
- 漢方的病態は参考文献②～④をもとに，代表的な病態を記載しました．
- 構成では生薬を色分けしてあります．薬の性質には寒・熱・温・涼・平に分けられます．体を温めたり冷えを治す作用のものは ピンク ，熱を和らげたり冷やす作用は グレー ，温めも冷やしもしないものは 黒 で書かれています．

> 例）小建中湯
> 芍薬（6），桂皮（4），大棗（4），甘草（2），生姜（1），膠飴（10）（単位 g）

- 原典は意訳としています．

共通する参考文献

① 日本東洋医学会漢方医学書籍編纂委員会，編．漢方医学大全．東京：静風社；2022．
② 秋葉哲生．漢方製剤 応用自在のユニット処方解説．東京：ライフ・サイエンス；2017．
③ 梁　哲成．三大法則で解き明かす 漢方・中医学入門―基礎理論とエキス製剤による臨床―．第2版．臓腑弁証．東京：燎原書店；2010．p.111-98．
④ 森　雄材．図説 漢方処方の構成と適用―エキス剤による中医診療―．新装版．大阪：名著出版；2014．
⑤ 広瀬滋之．小児科疾患 漢方治療マニュアル：これだけは知っておきたい実践診療のコツ．大阪：名著出版；2016．

❶ 小建中湯（しょうけんちゅうとう）

一言で言うと：**虚弱体質**の代表薬

◆適応疾患

小児虚弱体質，疲労倦怠感，冷え，神経質，腹痛，慢性胃腸炎，小児夜尿症，夜泣き

こんな症状に

よく風邪をひく・元気がなく顔色が悪い虚弱体質の体質改善，便秘，腹痛，下痢，疲れやすさ，冷え症，夜尿症，神経過敏，食欲不振，夜泣きなど

◆ EBM

1　慢性便秘症[1)]
2　神経発達症に伴う睡眠障害[2)]
3　夜尿症[3)]
4　周期性嘔吐症[4)]
5　一次性頭痛[5)]

◆処方の工夫

- 禁忌もなく，幅広く使える．長期で飲むと体質改善に働く．
- 漢方用語では「中」はお腹を示す．「建中」とは，「中焦である脾胃を建立すること」．つまり，「建中湯」とはお腹を丈夫にする薬という意味．中国伝統医学における脾胃という概念は，単に胃腸の働きだけではなく，摂食から消化吸収，さらにエネルギー生産まで含めた広い意味での消化機能を指していると考える[6)]．つまりお腹が弱いということは，食べ物からエネルギーを作れず，結果として気血の不足につながり元気が出ない状態．☞参考：眠る力，食べる力，排泄する力(p.234) 小建中湯は，お腹を温めて緊張をやわらげ，消化機能のバランスをとり体を元気にする．
- 膠飴（こうい）(あめ)が入っているので甘くて飲みやすい．薬を飲むのが苦手な子は，まずは小建中湯から開始する．
- お腹を触ってくすぐったがり（痒笑），腹直筋攣急があれば，小建中湯で決まり．

- 芍薬は横紋筋・平滑筋の緊張を和らげ，腹痛を改善する．さらに，小建中湯は芍薬の量が多いため，補血効果にも働く．膠飴は麦芽糖を主成分とした飴であり，消化機能を改善し，エネルギー源になる．

◆診察

1. 診察室のイメージ：目の下にクマがある，まつ毛が長い，白目が青白い
2. 脈：弱～平
3. 舌：淡白舌，**地図状舌**が見られることも．黄苔や紅舌など，熱を示す場合はあまり使用しない．
4. 腹：触るタイミングで力が入りやすい，冷えあり，**腹直筋攣急**．お腹を触る前からくすぐったがる，笑い始めてお腹を触れなくなる．

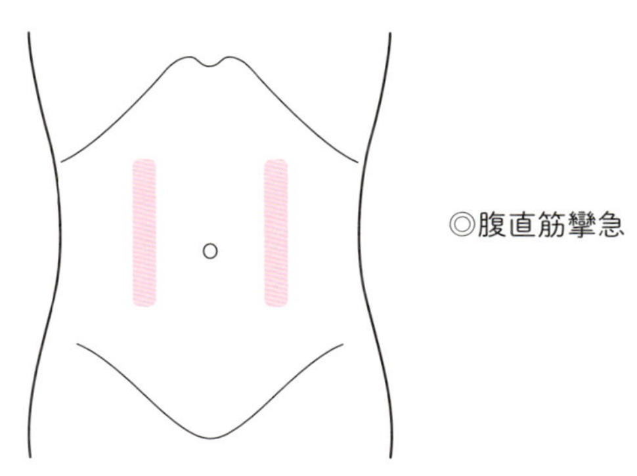

図 1　小建中湯：腹診の特徴

◆漢方的病態

- 脾気虚（脾の気の不足で，消化機能の低下を起こす証．食欲不振，下痢，疲労倦怠感，痩せ，出血傾向など）
- 脾陽虚（脾の陽気の不足で，消化管症状と寒冷症状を起こす証．食欲不振，下痢，疲労倦怠感，冷え，寒がりなど）

◆構成

芍薬(6)，桂皮(4)，大棗(4)，甘草(2)，生姜(1)，膠飴(10)（単位 g）

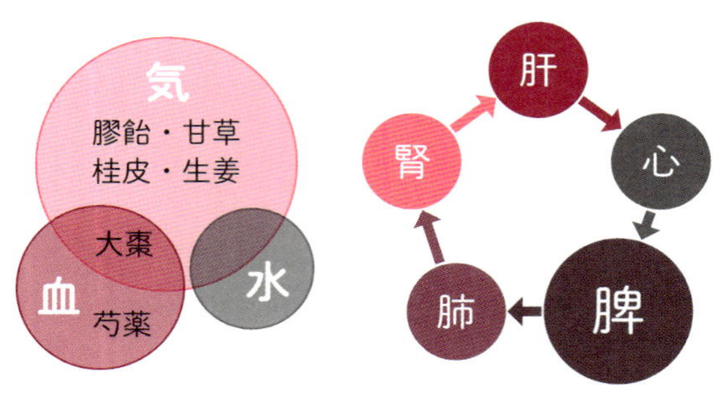

図2 小建中湯：冷えた脾を温め，気血を増やす

◆原典

『傷寒論』（太陽病中篇）

「傷寒，陽脈濇（しょく），陰脈弦なれば，法當（のりまさ）に腹中急痛すべし．先ず小建中湯を與え，差えざる者は，小柴胡湯之を主る」

（意訳）傷寒にかかって，陽脈が濇（しょく）で，陰脈が弦であれば，当然に腹痛を訴えるはずであるが，まだ腹痛の現れない時でも，その脈状によって，小建中湯を与えるがよい[7]．小建中湯で，裏虚を補っても，なお傷寒の邪が解せざる者は，少陽病の小柴胡湯の主治である[7]．

（注釈）陽脈とは軽く指を当てて診た脈状すなわち軽按の脈[8]
濇（しょく）とはしぶる脈[7]
陰脈とは深く指を当てて診る脈状すなわち重按の脈[8]
弦とは弓の弦を張ったような，突っ張った感じの脈[7]

『金匱要略』（血痺虚労病篇）

「虚労，裏急，悸し，衄（じく）し，腹中痛み，夢に失精し，四肢痠痛（さんとう）し，手足煩熱し，咽乾口燥するものは小建中湯之を主る」

（意訳）過労などにより体力が衰えて，腹中が引きつれ，動悸がし，鼻血が出たり，腹中が痛み，夢の中でも精液をもらし，また手足がだるく痛み，手足がわずらわしくほてり，のどや口が乾くというようなものは，小建中湯が主治するものである[8]．

この2つの条文が示す臨床像は異なるが，現代医学での適応のポイントは「虚労，裏急，腹痛」．つまり，疲れ切っている場合（虚弱児）やお腹が痛い場合に使用する．

サマリー

- 虚弱体質の腹痛，便秘，下痢，冷え症，夜尿症などに．
- キーワード：体質改善，腹直筋攣急，甘くて飲みやすい

引用文献

1) 村松俊範, 越部　融, 幸地克憲, 他. 小児便秘症に対する薬物治療の検討: 主として漢方薬の有用性について. 日小外会誌. 1999; 35: 11-5.
2) 武原弘典, 松川義純, 田中　裕, 他. 発達障害に合併する睡眠障害に対して漢方治療が有効であった 2 症例. 日東洋医誌. 2018; 69: 246-51.
3) 松尾朋博. 小建中湯が有効であったと考えられた小児夜尿症の 3 例. 臨泌. 2010; 64: 509-11.
4) 塚本祐壮, 中島　理, 堀　忠, 他. 周期性嘔吐症に対する小建中湯の効果. 小児内科. 1984; 16: 46-50.
5) 寺澤捷年, 隅越　誠, 來村昌紀, 他. 小建中湯が奏効した小児一次性頭痛の 5 症例. 日東洋医誌. 2015; 66: 93-8.
6) 山口英明. 建中湯類の特徴と使い方. 小児外科. 2016; 48: 666-8.
7) 大塚敬節. 臨床応用 傷寒論解説. 第五十六章. 大阪: 創元社; 1966. p.266-70.
8) 藤平　健. 小建中湯. In: 藤門医林会, 編. 類聚方広義解説. POD版. 大阪: 創元社; 2005. p.111-7.

❷ 甘麦大棗湯（かんばくたいそうとう）

一言で言うと：**こころの問題**の代表薬

◆適応疾患

夜泣き，神経の高ぶりによる不眠，ひきつけ

こんな症状に

夜泣き，不眠症，不安感などこころのサポート，癇癪，パニック発作の予防など

◆ EBM

1 あくびの抑制[1)]
2 夜泣き・夜驚症に有効[2)]
3 憤怒痙攣（チアノーゼ型）に有効[3, 4)]
4 チックに有効[4, 5)]
5 月経前症候群．特に過食を伴う月経前不快気分障害に有効[6)]

6　自閉スペクトラム症（ASD）の社会性やコミュニケーションなどの一次障害が改善[7)]

◆処方の工夫

- 甘くて飲みやすいので一番最初に出すことが多い．
- 小麦，大棗，甘草の３つから構成されており，すべて食品からなっている．赤ちゃんにも安心して飲んでもらえる．
- こころの漢方薬として非常に「フレキシブル」に対応できる．夜泣き，夜驚症，癇癪，進級時の不安，チック，不登校，言語表出性遅滞と使用範囲が幅広い．こころの問題に対応するときは，0.3 ～ 0.4g/kg と少し多めの処方量を出す．
- 頓服で用いることもできる．

  例）パニック発作を起こしそうな前兆時：

  　　学校に行く前の不安時に飲んでから登校する．
- 精神の変調は肝や心が中心であるが，甘麦大棗湯は甘味があり脾気を補う作用がある[7)]．大量の小麦と大棗が心の安定に働く．
- 単糖類，二糖類，トリプトファン，グルタミン酸，ミネラル，ビタミンを含み，これらが神経系に複合的に作用する．特にトリプトファンは，血液脳関門から脳内に取り込まれ，神経終末部でセロトニンに合成される[8)]．セロトニンは，不眠や抑うつ，情緒不安定を改善し，ASD などの神経発達症にも関与する[7)]．
- 小麦アレルギーには注意する[9)]．
- 成人は，不安感や不眠症に使用する．

◆診察

1　**診察室のイメージ**：神経過敏，なんとなく不安気でそわそわしている，医師を見ると大きな声で泣く，母親との分離不安が強い，あくびが多い

2　**脈**：平または数

3　**舌**：淡紅舌

4　**腹**：軟～中等度，腹直筋攣急

JCOPY 498-14592

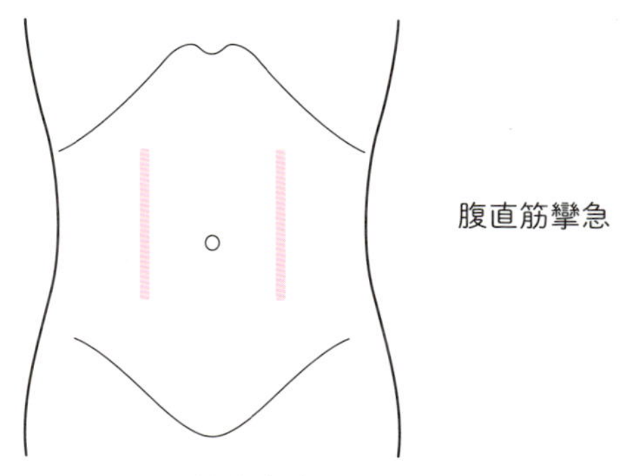

図3 甘麦大棗湯：腹診の特徴

◆漢方的病態

- **心血虚**（心の血が不足し，安心できず神経がたかぶり，不眠や不安などの精神症状や動悸を起こす証）

◆構成

小麦(20)，大棗(6)，甘草(5)（単位g）

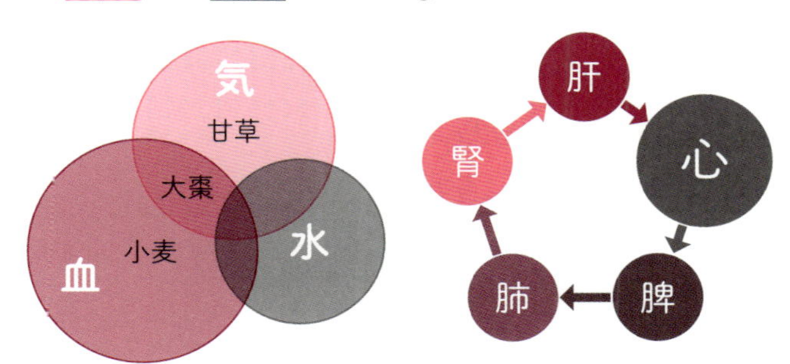

図4 甘麦大棗湯：血を増やし，心を安定させる

◆原典

『金匱要略』（婦人雑病篇）

「婦人，蔵躁，喜悲傷して哭せんと欲し，象神霊の作す所の如く，数欠伸，甘麦大棗湯之を主る」

（意訳）婦人のヒステリーで，しばしば嘆き悲しんで，泣きわめき，時にはまるで神がかりになったような不思議なしぐさをし，しばしばあくびをするような者を本方は主治する[10]．

（注釈）蔵とは子宮のこと[10)]

蔵躁とは婦人病による神経症でヒステリーのこと[10)]

サマリー

- ▶虚弱体質の夜泣き，不安感，癇癪などこころの問題に．
- ▶キーワード：分離不安，あくび，甘くて飲みやすい

引用文献

1）木村　博．ラットにおける甘麦大棗湯のドパミン作動薬誘発あくび行動に対する抑制作用．日東洋医誌．1997; 48: 53-7.

2）川島　希，山口英明．夜啼・驚啼に対する甘麦大棗湯の起源：医史学的考察．日小児東洋医会誌．2017; 30: 43-50.

3）Murata R, Matsuoka O, Hattori H, et al. Efficacy of kan-baku-taiso-to（TJ-72）on breath-holding spells in children. Am J Chin Med. 1988; 16: 155-8.

4）田島大輔，辻　功介．甘麦大棗湯が奏功した憤怒けいれん・チックの5例．脳と発達．2017; 49: S411.

5）黒川晃夫．チック，多動に対し甘麦大棗湯が奏効した1例．日小児東洋医会誌．2017; 30: 62-5.

6）Shiota A, Shime C, Nakai K, et al. "Kambakutaisoto" and emotional instability associated with premenstrual syndrome. Front Nutr. 2021; 8: 760958.

7）川嶋浩一郎．小児科診療における甘麦大棗湯の有用性．外来小児．2012; 15: 330-6.

8）志馬千佳，志馬裕明，蔭山　充，他．“甘麦大棗湯”の効果の分子栄養学的考察．産婦漢方研のあゆみ．2021; 37: 11-7.

9）松井照明，木許　泉．甘麦大棗湯に含まれる小麦タンパク量の検討．漢方と最新治療．2018; 27: 283-7.

10）藤平　健．甘草小麦大棗湯．In: 藤門医林会，編．類聚方広義解説．POD版．大阪：創元社; 2005. p.473-5.

❸ 五苓散（ごれいさん）

一言で言うと：体内の**水分代謝を調節する**代表薬

◆適応疾患

浮腫，ネフローゼ，二日酔，急性胃腸カタル，下痢，悪心，嘔吐，めまい，胃内停水，頭痛，尿毒症，暑気あたり，糖尿病

こんな症状に

急性胃腸炎の初期に伴う頻回嘔吐（水分をとろうとするが，嘔吐してしまう状

態），低気圧に関連した片頭痛，乗り物酔い，浮腫，熱中症，脳浮腫，陰嚢水腫，小児外科領域での術後のリンパ浮腫，慢性硬膜下血腫，ネフローゼ症候群に伴う浮腫など

◆ EBM

1 精索水腫[1)]
2 陰嚢水腫[2)]
3 小児の嘔吐症[3, 4, 5)]
4 片頭痛[6)]
5 雨の前日に発症する頭痛[7)]
6 小児交互性片麻痺[8)]
7 周期性 ACTH・ADH 分泌過剰症[9)]
8 慢性硬膜下血腫[10)]
9 水チャネルであるアクアポリン（AQP）のうち AQP4, AQP5 を抑制[11)]
10 利水作用[12)]

◆処方の工夫

- 子どもの水滞の第一選択．小児は水分代謝の異常を起こしやすいため，臨床では五苓散が適応になる機会が多い．急性胃腸炎から頭痛，陰嚢水腫やネフローゼ症候群まで使用範囲も広い．
- 口渇と尿量減少がポイントになる．飲んでも嘔吐してしまい，補液を検討する子に処方する．急性胃腸炎の際には，点滴をしながら待つ間に「吐いても問題ないので，少しでも飲んでみて」と飲んでもらう．点滴が終わり採血結果を説明する頃には，嘔吐も落ち着きスッキリした顔になる．それでも改善がない場合は，入院適応も考慮する1つの判断材料になる．
- 車酔いには車に乗る30分から1時間前に飲んでもらう．
- 雨の日に多い頭痛の場合は，気圧アプリを使い，気圧が下がる前に飲むことがポイント．気圧が下がりきった後に飲んでも効果が薄い．
- 沢瀉（たくしゃ）・蒼朮（そうじゅつ）・茯苓（ぶくりょう）・猪苓（ちょれい）と水の分布を調節する生薬が多く含まれる．

◆**診察**

1　診察室のイメージ：喉が渇き尿量も減っている，水分を飲むとすぐに嘔吐する（下痢よりも嘔吐が主症状），顔色不良，よく頭痛を訴える

2　舌：乾燥，淡紅，白苔～白膩苔（はくじたい），歯痕

3　腹：腹力中等度，振水音，心下痞鞕

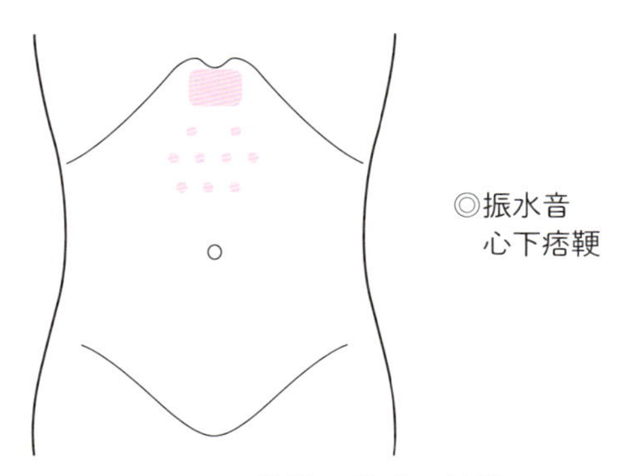

図 5　五苓散：腹診の特徴

◆**漢方的病態**

- 水滞（適切な水分の配分がされず，本来あるべきところに水がなかったり，ないはずの場所に水が過剰にあることで頭痛，耳鳴り，むくみ，嘔吐などを起こす証）

◆**構成**

沢瀉（4），蒼朮（3），猪苓（3），茯苓（3），桂皮（1.5）（単位 g）

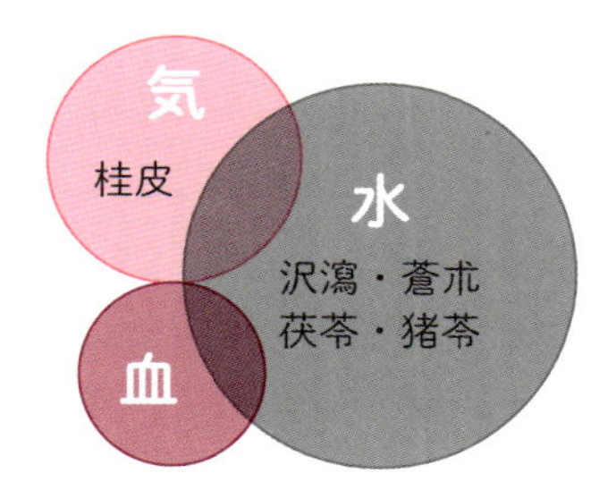

図 6　五苓散：体内の水の偏りを整える（利水作用）

JCOPY 498-14592

◆原典

『傷寒論』(太陽病中篇)

「太陽病，発汗後，大いに汗出で，胃中乾き，煩躁して眠ることを得ず．水を飲まんと欲する者は，少少與(あた)えて之を飲ましめ，胃気を和せしむれば則ち愈ゆ．若(も)し脈浮，小便利せず，微熱，消渇する者，五苓散之を主る」

(意訳) 太陽病を発汗したところ，表邪は去ったが，汗が大量に出たために，口渇を訴え，煩躁して（胸が苦しくて）眠れず，水を飲もうとする者には，少しずつ与えて胃の機能を調和してやるだけで，自然に治って眠れるようになる．さて，またもし，発汗後，脈が浮で小便不利と微熱があり，口渇が激しいものは，表に邪が存在し，裏には水飲が停滞しているから，表邪を散ずると同時に，裏の水をさばく必要がある．これは五苓散の主治である[13)]．

(注釈) 微熱とは一般にいう微熱のことではなく，外にあまり現れないで，内にこもった熱[13)]．

消渇とはのどが渇いて，水を飲んでも，その割に尿の出ないものをいう[13)]．

サマリー

▶ すべての体質の嘔吐，下痢，めまい，片頭痛に．
▶ キーワード：嘔吐，口渇，頓服でもよい

引用文献

1) Takeda N, Tanaka K, Watanabe E, et al. Efficacy of the traditional Japanese medicine goreisan for the resolution of spermatic cord hydrocele in children. Surg Today. 2018; 48: 175-9.
2) 大野賢二, 寺澤捷年. 漢方治療が奏効した小児陰嚢水腫の一症例. 日東洋医誌. 2008; 59: 647-9.
3) 吉田政己. 五苓散坐薬の効果. 日小児東洋医会誌. 2003; 19: 13-7.
4) 吉田政己. 幼小児の嘔吐に対する五苓散坐薬の効果. 東洋医学. 2000; 28: 36-8.
5) Selim A, 内田隆一. 子どもの水分代謝と五苓散: 消化器系を中心に バングラデシュの小児急性胃腸炎患者における, 五苓散エキスの急性嘔吐・下痢症に対する効果　ランダム化二重盲検プラセボ対照研究. 小児疾患の身近な漢方治療. 2016; 14: 38-43.
6) 來村昌紀, 立木隆雄, 関矢信康, 他. 小児片頭痛および小児周期性症候群に対する漢方治療の有用性. 日東洋医誌. 2011; 62: 574-83.
7) 灰本　元. 慢性頭痛の臨床疫学研究と移動性低気圧に関する考察―五苓散有効例と無効例の症例対照研究―. フィト. 1999; 1: 8-15.
8) 親里嘉展, 中川温子, 西山敦史, 他. 五苓散が奏効した小児交互性片麻痺の 1 例. 脳と発達.

2013; 45: 323-5.
9) 小崎　武. 周期性 Adreno-corticotropic Hormone (ACTH)・Anti-Diuretic Hormone (ADH) 分泌過剰症に対する五苓散料エキス細粒による治療の試み. 日東洋医誌. 1995; 45: 899-903.
10) 守口　尚. 子どもの水分代謝と五苓散: 頭部を中心に 五苓散の投与後早期に縮小した慢性硬膜下血腫の1小児例. 小児疾患の身近な漢方治療. 2016; 14: 44-8.
11) 礒濱洋一郎. 五苓散のアクアポリンを介した水分代謝調節メカニズム. 漢方医学. 2011; 35: 186-9.
12) 岡村信幸, 高山健人, 海田朋美. 塩類下剤誘発下痢モデルマウスに対する五苓散の効果. 日東洋医誌. 2009; 60: 493-501.
13) 大塚敬節. 臨床応用 傷寒論解説. 第四十二章. 大阪: 創元社; 1994. p.241-3.

❹ 黄耆建中湯（おうぎけんちゅうとう）

一言で言うと：**皮膚トラブルと免疫改善**の代表薬

◆適応疾患

虚弱体質，寝汗，病後の衰弱

こんな症状に

アトピー性皮膚炎，慢性湿疹，痔瘻や難治性潰瘍，多汗，風邪や中耳炎を繰り返す虚弱体質の体質改善，アレルギー性鼻炎など

◆EBM

1　アトピー性皮膚炎[1,2]
2　リンパ管奇形[3]
3　乳幼児反復性中耳炎[4]
4　小児片頭痛，周期性症候群[5]
5　不安症，起立性調節障害[6]

◆処方の工夫

- 黄耆の効能は主に3つ．皮膚を強くする[7]，自汗・盗汗に使用する[7]．補気の効果を持つ．特に黄耆は表面の虚を補う[8]．☞参考：グループで捉える漢方薬 (p.152)
- 黄耆は，『神農本草経（しんのうほんぞうきょう）』☞参考：コラム 中医学と日本漢方，用語の定義 (p.121)では，小児の百病に効くと書かれている[9]．つまり，「元気をつけ，皮膚を丈夫にして汗を止める」生薬である．

- 小建中湯＋黄耆＝黄耆建中湯
  腹部を温め消化機能を高める小建中湯に，体表の気を強くして免疫を高め，汗を止め，皮膚を丈夫にする黄耆が合わさったもの．アトピー性皮膚炎，多汗，風邪を繰り返す場合の第一選択薬となる．
- 甘くて飲みやすいため，乳幼児のアトピー性皮膚炎では一番最初に出す．
- 東洋薬行社の製剤には，膠飴が含まれていないため 1 袋あたりの量が少ない（ツムラ社は 18g / 日，東洋薬行社は 6g / 日）．量が飲めない場合や膠飴を必要としない成人によい．

◆診察

1. 診察室のイメージ：顔色が青白い，アトピー性皮膚炎など皮膚が弱い，風邪を繰り返している，疲れやすい
2. 脈：脈力がなく弱い
3. 舌：淡白舌，薄白苔
4. 腹：腹力軟，腹直筋攣急

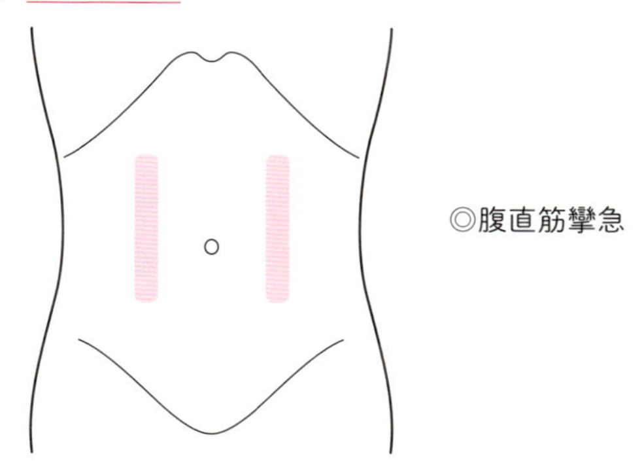

図 7　黄耆建中湯：腹診の特徴

◆漢方的病態

- **脾気虚**（脾の気の不足で，消化機能の低下を起こす証．食欲不振，下痢，疲労倦怠感，痩せ，出血傾向など）
- **肺気虚・衛気虚**（肺の気の不足により呼吸器症状や発汗異常，抵抗力の低下を起こす証[10]）

◆**構成**

芍薬(6)，黄耆(4)，桂皮(4)，大棗 (4)，甘草(2)，生姜(1)，膠飴(10)
(単位 g)

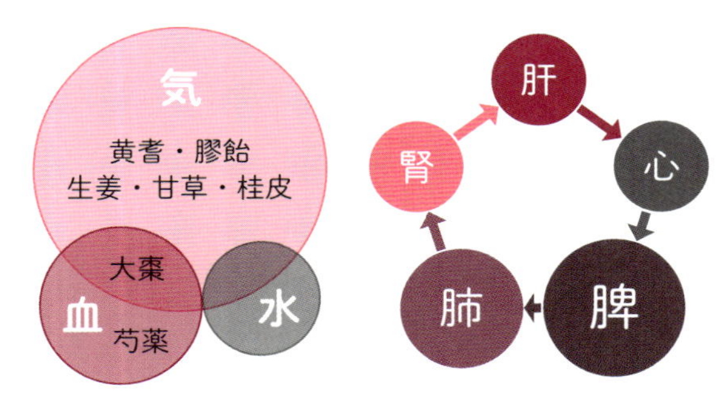

図 8　黄耆建中湯：冷えた脾を温め，さらに気を増やす

◆**原典**

『金匱要略』（血痺虚労篇）

「虚労，裏急，諸の不足は，黄耆建中湯之を主る」

（意訳）過労などにより体力が衰え，腹中が引っ張られるようにひきつれて痛み，表裏，気血，脈力ともに不足し，虚する者は，黄耆建中湯が主治するものである[11].

（注釈）虚労とは，慢性衰弱性疾患のことであり，裏急とは痙攣性の腹痛を指す．諸不足とは，表裏(体表，深部臓器)ともに虚していることである[12].
「虚労裏急」は，小建中湯にも同様の条文があるが，黄耆建中湯は小建中湯よりさらに虚弱なものに用いる．つまり，黄耆建中湯は，小建中湯よりさらに気虚が進んだ状態に適する．

サマリー

- 虚弱体質の風邪をひきやすさやアトピー性皮膚炎に.
- キーワード：湿疹，免疫改善，汗

引用文献

1) 前嶋啓孝. 皮膚疾患 アトピー性皮膚炎を中心に（特集 基本理論に基づいた小児漢方診療−Ⅲ. 疾患別漢方治療）. 小児診療. 2022; 85: 41-6.

2) 木許　泉. アトピー性皮膚炎（特集 実践！小児漢方 はじめの一手, 次の一手）. 小児診療. 2018; 81: 227-30.
3) 小川恵子. リンパ管奇形（特集 実践！小児漢方 はじめの一手, 次の一手）. 小児診療. 2018; 81: 231-4.
4) 小川恵子. 耳疾患に対する漢方治療. 日耳鼻会報. 2015; 118: 78-9.
5) 來村昌紀, 並木隆雄, 関矢信康, 他. 小児片頭痛および小児周期性症候群に対する漢方治療の有用性. 日東洋医誌. 2011; 62: 574-83.
6) 平林　香, 佐藤浩子, 佐藤真人, 他. 小児の不安障害・起立性調節障害の病態に西洋医学的治療との併用により黄耆建中湯が奏功した症例. 日東洋医誌. 2017; 68: 362-5.
7) 千福貞博. センプク漢方セミナー 長沢道寿「増補能毒」: 古典的要点に学ぶ 151 生薬. 黄耆. 東京: 新興医学出版社; 2020. p.15.
8) 神戸中医学研究会, 編著. ［新装版］中医臨床のための中薬学. 黄耆. 千葉: 東洋学術出版社; 2011. p.395.
9) 京都大学貴重資料デジタルアーカイブ. 神農本草経. https://rmda.kulib.kyoto-u.ac.jp/item/rb00003569#?c=0&m=0&s=0&cv=0&r=0&xywh=-3584%2C-723%2C13646%2C4800（最終参照日 2024/6/14）
10) 梁　哲成. 三大法則で解き明かす 漢方・中医学入門―基礎理論とエキス製剤による臨床―. 第2版. 肺の気が不足: 肺気虚. 東京: 燎原書店; 2010. p.133-4.
11) 藤平　健. 黄耆建中湯. In: 藤門医林会, 編. 類聚方広義解説. POD 版. 大阪: 創元社; 2005. p.117-9.
12) 坂口直哉. 小児アトピー性皮膚炎への黄耆建中湯の応用. 小児外科. 2016; 48: 689-92.

参考文献

① 川俣博嗣, 土佐寛順, 寺澤捷年. 寝たきり老人に黄耆建中湯が奏効した二例. 日東洋医誌. 1996; 47: 253-60.

❺ 柴胡桂枝湯（さいこけいしとう）

一言で言うと：**使用範囲の広い万能薬**

◆適応疾患

亜急性期の風邪症候群，気管支炎，気管支喘息，急性・慢性胃炎，胃・十二指腸潰瘍，胆嚢症，胆石症，胆嚢炎，慢性肝炎，膵炎，てんかん，不眠，神経症，慢性腎炎，腎盂炎，夜尿症，自律神経失調症

こんな症状に

亜急性期の風邪，繰り返す上気道炎，機能性腹痛，機能性頭痛，夜尿症など

◆EBM

1 繰り返す上気道炎（年７回以上反復[1,2]，保育園入園後の頻回の感染[3]）
2 アデノウイルス感染症[4]
3 インフルエンザの急性から亜急性期[4]
4 重症心身障害児の反復感染対策[5]
5 IgA 血管炎[5]
6 てんかん[6]

◆処方の工夫

- １つの製剤で急性期から慢性期までこれほど適応範囲が広い処方も珍しく，日常診療でとても使いやすい．子どもを診る医師にとって強い味方になってくれる．亜急性期の風邪や機能性頭痛症，機能性腹痛症のファーストチョイスになる．
- 桂枝湯＋小柴胡湯＝柴胡桂枝湯
柴胡桂枝湯は，風邪の超初期に使う「桂枝湯」と風邪にかかり少し時間がたったときに使う「小柴胡湯」が合わさってできた処方．小柴胡湯との鑑別は小柴胡湯のほうがより体力があり，強い炎症に使用する．
- 柴胡が肝の気滞を改善し，芍薬の補血作用と組み合わさることで，双方に働きあいストレスを軽減して体の緊張を取る．黄芩が熱を冷まし，炎症を抑える．
- 感冒に罹患し，３日目くらいまでの急性期を過ぎたが，微熱や鼻汁が続いてスッキリ治らない場合に使用する．風邪発症後，２～10日（平均5.1 ±２～３日）に有効な例が多く，微熱，悪寒，関節痛，咳嗽，食欲不振，口の苦味，倦怠感がある場合に有効[7]という報告がある．特にベースに虚弱な体質があり，十分にウイルスと戦えず，鼻水や汗がダラダラと流れてしまう感冒や気管支炎によく使用する．
- 風邪を繰り返す虚弱体質にも有効．現代では，夜寝るのが遅く，保育園で過ごす時間も長いため，疲れも蓄積しやすい．虚弱まではいかなくても，背景に風邪をひきやすい要素がたくさんあると考える．
- やや神経過敏で，機能性の腹痛や頭痛を繰り返す場合も有効．なかでも，頭痛，腹痛などさまざまな症状を呈する起立性調節障害には使用頻度が高い[8]．柴胡桂枝湯を継続する間に食欲が改善し，その結果活力が増すこともある．
- 筆者は経験がないが，柴胡桂枝湯の内服により副作用として悪夢を見る報告がある[5]．その場合は処方を変更する．

◆診察

1　診察室のイメージ：心配性，神経質な傾向．虚弱体質．腹痛や頭痛などが頻回に起こるが，症状がない場合はケロッとしている．

2　脈：平

3　舌：淡白舌～淡紅舌，白苔

4　腹：心下痞鞕，**胸脇苦満**，**腹直筋攣急**，心下支結〔心下支結とは中脘（臍中央から指4本分上がった，前正中線上のツボ）の圧痛点を指し，柴胡桂枝湯適応の徴候の1つとしている[9)]〕

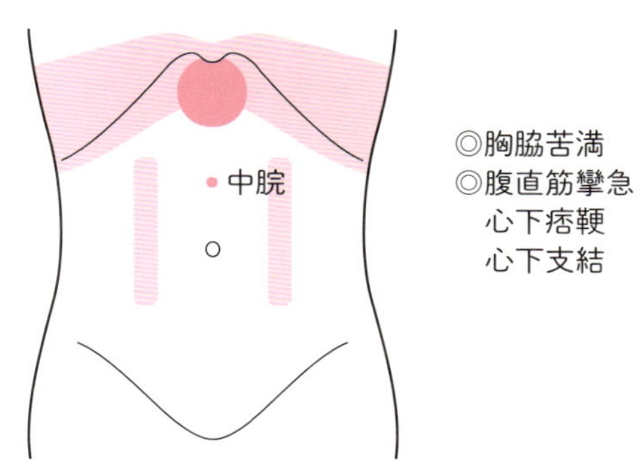

図9　柴胡桂枝湯：腹診の特徴

◆漢方的病態

- 太陽少陽兼証
- 肝気鬱結（肝の疏泄機能が失調し，精神症状と気滞の症状を起こす証[10)]．精神的な緊張と抑うつ，自律神経の緊張，怒りやすく，イライラしやすい，ヒステリックになる・脇腹の痛みなど）
- 脾虚肝乗（脾虚のため，脾胃が肝のコントロールに過敏に反応して腹痛や下痢などの消化管症状を起こす証[10)]）

◆構成

柴胡（5），半夏（4），黄芩（2），甘草（2），桂皮（2），芍薬（2），大棗（2），人参（2），生姜（1）（単位g）

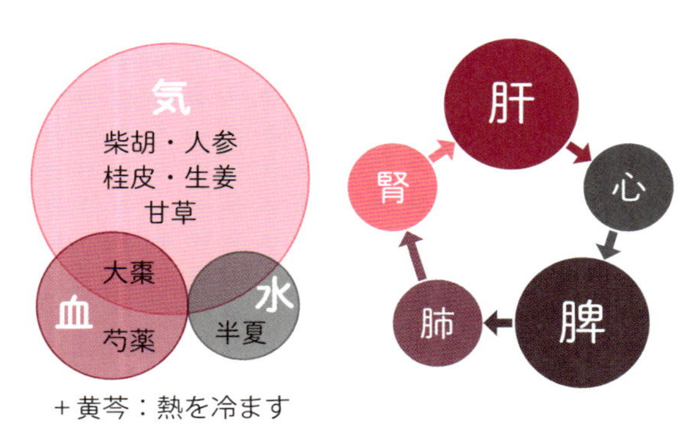

図 10　柴胡桂枝湯：肝の気の流れを整え，脾を守る

◆原典

『傷寒論』（太陽病下篇）

「傷寒六七日，発熱，微悪寒，支節煩疼（しせつはんとう），微嘔（びおう），心下支結，外證（がいしょう）未だ去らざる者は，柴胡桂枝湯之を主る」

（意訳）風邪に罹患して 6 ～ 7 日たつと邪が少陽に入る時期であるが，この頃になって，発熱悪寒，四肢煩疼の表証がまだあり，悪寒は微悪寒となって，邪の一部が裏に入ったことを示している[11]．さてこのようにして，少陽の部位に邪があっても，なお一部の邪が太陽の位置に残っているから，単純に小柴胡湯を用いるべきではなく，桂枝湯と小柴胡湯の合方ともみるべき柴胡桂枝湯を用いて，表裏の邪をいっしょに治すのである[11]．

（注釈）支節煩疼とは，支節が四肢の関節，煩疼はわずらわしい痛み[11]．

サマリー

- 虚弱体質～体力が中等度の風邪，頭痛，腹痛，てんかん，神経症などに．
- キーワード：胸脇苦満，急性期から慢性期まで，神経過敏

引用文献

1）秋葉哲生, 荒木康雄, 中島　章, 他. 柴胡桂枝湯長期服用による易感冒児の改善効果について. 日東洋医誌. 1991; 41: 149-55.
2）甲賀正聰. 易感染（反復気道感染）と柴胡剤. 日本小児東洋医学研究会会誌. 1997; 13: 71-5.
3）峯　真人. 集団保育施設での感染症罹患児に対する柴胡桂枝湯の効果. 漢方診療. 1993; 13: 28-31.

4）吉田政己. 柴胡桂枝湯—熱性疾患に対する効果—. 外来小児. 2012; 15: 351-4.
5）黒木春郎. 実践 子どもの漢方. 柴胡桂枝湯. 東京: 日本医事新報社; 2018. p.71-7.
6）相見三郎, 斉藤　隆. 松田健身. 柴胡桂枝湯による癲癇の治療その成績と考察及び脳波所見に及ぼす影響について. 日本東洋醫學會誌. 1976; 27: 99-116.
7）宮崎瑞明, 盛　克己. かぜ症候群に対する柴胡桂枝湯有効例の検討. 漢方と最新治療. 2000; 9: 69-74.
8）森　正樹, 山田一恵, 阪　正和, 他. 起立性調節障害に対する柴胡桂枝湯の臨床応用. 小児臨. 1992; 45: 1964-74.
9）寺澤捷年.『傷寒論』柴胡桂枝湯の条文における「心下支結」についての一考察. 日東洋医誌. 2013; 64: 243-5.
10）梁　哲成. 三大法則で解き明かす 漢方・中医学入門一基礎理論とエキス製剤による臨床一. 第2版. 臓腑弁証. 東京: 燎原書店; 2010. p.111-98.
11）大塚敬節. 臨床応用 傷寒論解説. 太陽病下篇 第七十八章. 大阪: 創元社; 1966. p.313-5.

参考文献

① 大谷かほり, 木村容子, 伊藤　隆. "憎寒壮熱"による不眠に柴胡桂枝湯が著効した3症例—支節煩疼と心下支結についての古典的考察を含めて—. 日東洋医誌. 2018; 69: 168-72.

❻ 柴胡加竜骨牡蛎湯（さいこかりゅうこつぼれいとう）

一言で言うと：**こころの問題や不眠**の代表薬

◆適応疾患

高血圧症, 動脈硬化症, 慢性腎臓病, 神経衰弱症, 神経性心悸亢進症, てんかん, ヒステリー, 小児夜啼症, 陰萎

こんな症状に

夜泣き, 神経過敏, 癇癪, 夜驚症, 睡眠時遊行症（夢遊病）, 神経発達症, 不登校など子どもの精神症状や神経症. 自律神経失調症, 不眠症, チック, 夜尿症, 円形脱毛症など

◆ EBM

1　小児の心身症状, ストレス性疾患[1)]

睡眠の改善, 夜驚症, 歯ぎしり, 寝言は2カ月以内に改善. 慢性チック症や神経発達症には期間を要した. 有効率84.2%.

2　小児てんかん[2)]

幼児期発症の一部のミオクロニーてんかんでの著効例，学童期の良性部分てんかんの有効例では脳波変化があり．

3 小児てんかん[3)]

頭部前屈発作に対して投与．発作が消失し，脳波も改善．

4 慢性チック症[4)]

5 慢性ストレスによる抗うつ効果[5)]

◆処方の工夫

- 安神薬の代表．柴胡により自律神経の緊張状態を和らげ，竜骨と牡蛎も精神安定作用を持つ．鑑別として，体力がある場合は柴胡加竜骨牡蛎湯，体力がない場合は桂枝加竜骨牡蛎湯（けいしかりゅうこつぼれいとう）といわれている．しかし，小児の精神症状に対しては桂枝ではなく,「柴胡と竜骨と牡蛎の組み合わせ」がキーポイントになる．特に幼児期においては，桂枝加竜骨牡蛎湯を使用する機会は少ない．
- 睡眠障害には就寝前（30分～1時間前）に内服する．夜泣き，夜驚症や夢遊病などは1カ月以内に効果が出る．経験的に1～3カ月ほどで臍上悸が少なくなったり，腹診所見が改善する例が多い．ただし，飲まなくなると臍上悸が再燃した例もある．
- 甘草を含まない．
- 大黄の有無がエキスメーカーによって異なる．入っている場合は，より清熱作用が強くなる．しかし下痢の副作用が起こりやすい．筆者は基本的には大黄が入っているものを処方し，もし下痢をした場合は大黄が含まれないものに変更する．
- 母子同服で用いることもある．

◆診察

1 **診察室のイメージ**：ドキドキしやすく，少し怯えた様子や神経質でイライラしている印象のある子ども．

2 **脈**：弦

3 **舌**：淡白舌～紅舌，**舌尖に紅点**を認めることが多い

4 **腹**：腹力は中等度，**胸脇苦満**，**臍上悸**

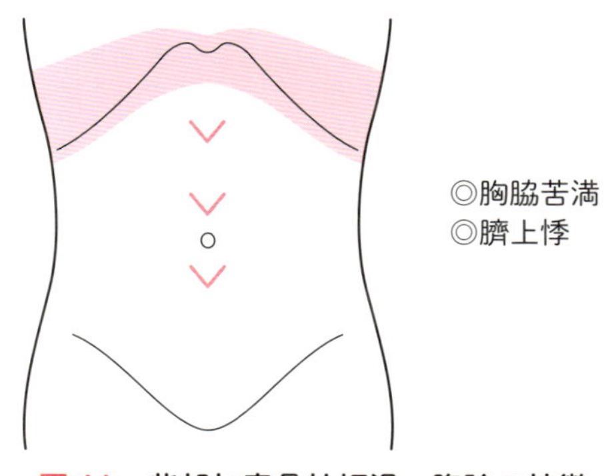

図 11　柴胡加竜骨牡蛎湯：腹診の特徴

◆漢方的病態

- 肝気鬱結（肝の疏泄機能が失調し，精神症状と気滞の症状を起こす証[6]．精神的な緊張と抑うつ，自律神経の緊張，怒りやすく，イライラしやすい，ヒステリックになる，脇腹の痛みなど）
- 心神不寧（動悸，驚きやすさ，不眠，胸苦しさなど）

◆構成

柴胡（5），半夏（4），桂皮（3），茯苓（3），黄芩（2.5），竜骨（2.5），牡蛎（2.5），人参（2.5），大棗（2.5），大黄（1），生姜（1）（単位 g）

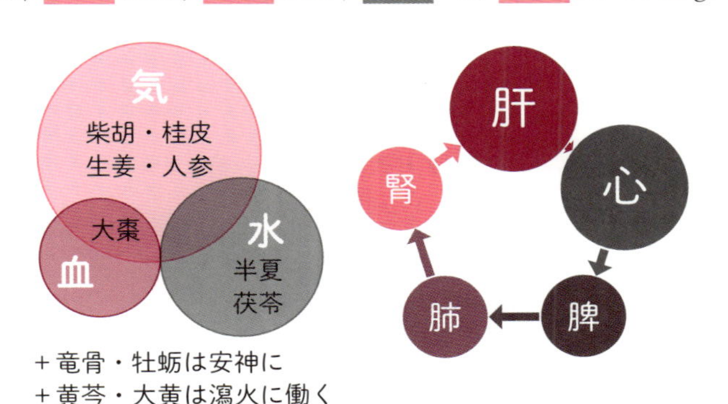

図 12　柴胡加竜骨牡蛎湯：心と肝に働き，精神を安定させる（安神薬）

◆原典

『傷寒論』(太陽病中篇)

「傷寒八九日，之を下し，胸滿煩驚，小便不利，譫語し，一身盡く重く，轉側すべからざる者は，柴胡加龍骨牡蠣湯之を主る」

(意訳) 傷寒にかかって 8 ～ 9 日を経て，下す (下痢) べき証があって，下したところ，心窩部の膨満と神経過敏と腹部の動悸の亢進が現われ，さらに小便が出ず，うわ言と全身の沈重感があり，自分で寝返りもできないほどのものは，柴胡加竜骨牡蛎湯の主治である[7].

(注釈) 煩驚とは神経過敏な状態．心下または臍部で動悸の亢進しているものがある[7].

譫語とはうわ言[7].

サマリー

- ▶体力が中等度～体力がある子どもの精神症状，神経症，不眠に.
- ▶キーワード：不眠，胸脇苦満，臍上悸

引用文献

1) 岩間正文, 青山重雄. 小児科における柴胡加竜骨牡蛎湯の治療成績: 症例報告. 漢方と最新治療. 2021; 30: 47-52.
2) 栗原栄二. 小児てんかんに対する柴胡加竜骨牡蛎湯の有効性の検討. 日小児東洋医会誌. 2016; 29: 79-86.
3) 橋本修二, 山本寿子, 足立美穂. 柴胡加竜骨牡蛎湯が有効であった頭部前屈発作の 1 例. 小児臨. 2015; 68: 360-4.
4) 岩間正文, 入山恵津子. 慢性チック症に対する漢方エキス剤の改善効果. 漢方と最新治療. 2019; 28: 84-8.
5) 溝口和臣. 慢性ストレスによるうつ病様病態に対する柴胡加竜骨牡蛎湯の効果. 和漢医薬誌. 2003; 20: 52.
6) 梁　哲成. 三大法則で解き明かす 漢方・中医学入門―基礎理論とエキス製剤による臨床―. 第 2 版. 臓腑弁証. 東京: 燎原書店; 2010. p.111-98.
7) 大塚敬節. 臨床応用 傷寒論解説. 第六十一章. 大阪: 創元社; 1966. p.279-82.

❼ 抑肝散，抑肝散加陳皮半夏

一言で言うと：**イライラや癇癪**の代表薬

◆適応疾患

神経症，不眠症，小児夜泣き，疳の虫（異常行動）

こんな症状に

神経過敏で，興奮しやすく，怒りやすい，癇癪，イライラ，夜泣き，爪噛み，歯ぎしり，睡眠障害，神経発達症の精神症状，ヒステリー症など．眼瞼痙攣や，顔面の痙攣，神経性斜頸，術後のせん妄など

◆ EBM

1　神経発達症や不登校の子どもの精神症状に有効[1)]
　15 歳以下の神経発達症，不登校に対する癇癪，易興奮性，イライラ，乱暴，多動，睡眠障害，チック症状に対して，32.9%で有効，47.9%で効果あり．

2　抗不安薬などの減薬に有効[2)]
　児童精神科の診療で西洋薬と併用することで，抗不安薬などの西洋薬の用量を減らせた．

3　ストレスに対する有用性[3)]

4　小児集中治療における鎮静薬としての使用[4)]
　50 例中 45 例が有効．作用発現時間は平均 28 分，持続時間は 2 ～ 8 時間ある．血圧や SpO_2 には変化なし．

5　小児心臓手術後における鎮静効果[5)]

6　むずむず脚症候群[6)]

7　言語発達遅滞[7)]

8　神経発達症，チック障害[8)]

9　反復性発熱[9)]

◆処方の工夫

- 抑肝散に陳皮と半夏が加わると抑肝散加陳皮半夏となる．陳皮と半夏は胃腸に作用する薬であり，胃腸の水をさばき，吐き気を改善する．小児の特徴である脾虚を考慮して，抑肝散加陳皮半夏を使用することが多い．味も抑肝散より飲みやすい．
- 診察室でもイライラして，なんとなく落ち着きがない子に使用する．しかし，イライラ解消を目標にしても効果がない場合がある．それは，イライラの奥に「不

安感や寂しさや焦り，かまってほしい，認めてほしい」がある場合である．その場合は，甘麦大棗湯を併用するとイライラの背景の寂しさや不安感が解消され，さらに抑肝散の効果により癇癪なども落ち着く．

- 大柴胡湯や柴胡加竜骨牡蛎湯と同様に，神経発達症の子どもにも使用する．怒りやパニックがなくなるだけではなく，経験的にコミュニケーションや社会性がよくなるケースもある．
- 『保嬰金鏡録』(中国明代 1550 年）に抑肝散を母子同服すると記載がある（現在のエキス剤を親子で一緒に飲む飲み方とは異なり，歴史的には経母乳栄養の形で投与する方法も多かった)[10]．癇癪，夜泣き，疳の虫，チック症などは母親の精神状態を反映している側面があり，親子で内服するとさらに有効．
- 成人のイライラや不眠に使う場合も，眠くなることはないので運転にも差し支えない．

◆診察

1. 診察室のイメージ：イライラしやすい，落ち着きがない，親も困っていて矢継ぎ早に話す
2. 脈：数
3. 舌：紅舌，白苔，白膩苔
4. 腹：腹力は軟～中等度，**腹直筋攣急**
   抑肝散加陳皮半夏は，左の**腹部大動脈の動悸が亢進**している場合に使用する[11]．

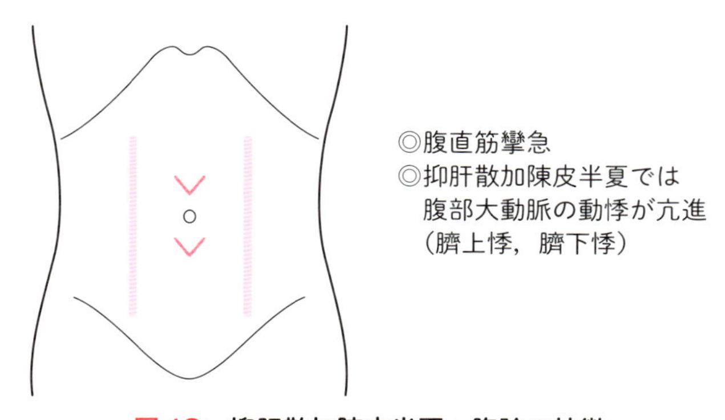

図 13　抑肝散加陳皮半夏：腹診の特徴

◆漢方的病態

- 肝気鬱結（肝の疏泄作用が失調し，精神症状と気滞の症状を起こす証[12]・精神的な緊張と抑うつ，自律神経の緊張，怒りやすく，イライラしやすい，ヒステリックになる・脇腹の痛みなど）
- 肝火上炎（感情の抑うつや怒りから肝を損傷し，肝気鬱が火に変化し，気と火が上逆したために起きる[13]．頭痛，めまい，顔面と目の紅潮など）
- 肝風内動（肝の証から内風を生じて，痙攣，振戦，意識障害などを起こす証[12]．頭痛，ふらつき，めまい，手足の震え，四肢のしびれ，筋肉の引きつりなど）

◆構成（抑肝散加陳皮半夏）

半夏(5)，蒼朮(4)，茯苓(4)，川芎(3)，釣藤鈎(3)，陳皮(3)，当帰(3)，柴胡(2)，甘草(1.5)（単位 g）

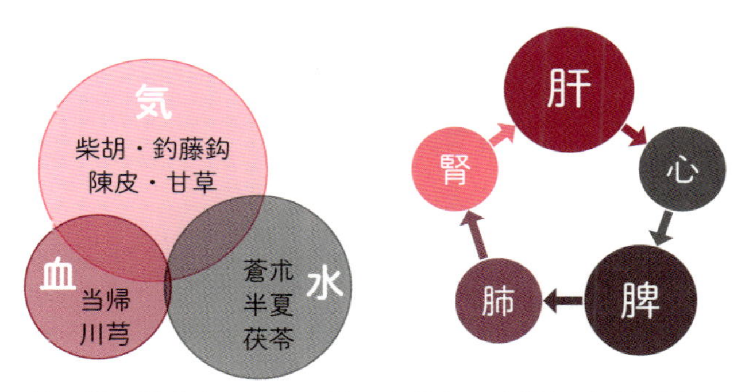

図 14　抑肝散加陳皮半夏：肝の流れを整え，痙攣など（内風）を鎮める．脾を守り水をさばく

◆原典

- 抑肝散

『保嬰金鏡録』

（原典は『保嬰金鏡録』であるが，実際には『保嬰撮要』（肝臓門）の下記の条文が引用されることが多い）

「肝経の虚熱，搐を發し，或は發熱咬牙，或は驚悸寒熱，或は木土に乗じて嘔吐痰涎，腹脹食少なく，睡臥不安なるを治す」

（意訳）肝経の虚熱により，ひきつけを起こしたり，あるいは発熱して歯ぎしりしたり，あるいは驚いて動悸がしたり，悪寒・熱感があったり，あるいは肝がたかぶって，脾の働きを抑えてしまい，痰涎を嘔吐し，腹が張ってあまり食べられなくなり，眠れなくなった人を治療する[14].

• 抑肝散加陳皮半夏

『本朝経験方（浅井腹診録）』

「臍の左の辺より心下迠（まで）も動気盛なるは，肝木の虚に痰火の甚（だしき）症なり．北山人常に抑肝散に陳（中）半夏（大）を加ふ．験を取ること数百人に及ぶ．一子に非ざれば傳ふる勿れ」

（意訳）臍の左側付近からみぞおち付近にかけて強く動悸するのは，肝が虚した上に痰飲と火熱が盛んになっているからである．北山人は，抑肝散に陳皮（中等度）と半夏（多め）を加えることで，この証の患者，数百人を治した．この秘訣は一子相伝で，他に漏らしてはならない[14].

サマリー

- ▶虚弱体質～体力が中等度のイライラ，癇癪，怒りっぽい症状に．
- ▶キーワード：イライラ，不眠，母子同服

引用文献

1) 氏家　武. 児童精神科疾患に対する抑肝散加陳皮半夏の効果について. Phil漢方. 2010; 32: 18-19.
2) 縄手　満, 仁平寛子, 岩本圭祐, 他. 子どものこころの外来（児童精神外来）における漢方薬の処方. KKR札幌医療センター医学雑誌. 2013; 10: 44-7.
3) 塚田　愛, 池本英志, 井上達貴, 他. ストレスに対する漢方薬の有用性～基礎研究からの検討～. Equilibrium Res. 2021; 80: 296-302.
4) 前田貢作, 森田圭一, 河原仁守, 他. 小児集中治療における鎮静薬としての抑肝散の使用経験. 日小外会誌. 2020; 56: 122.
5) 永渕弘之, 熊坂　治, 麻生俊英. 小児心臓手術後におけるデクスメデトミジンと抑肝散併用療法の鎮静効果. 日集中医誌. 2017; 24: 345-7.
6) 栗原栄二. むずむず脚症候群の母子例に対する漢方治療と作用機序の考察. 脳と発達. 2020; 52: S253.
7) 花岡　繁. 自閉スペクトラム症の診断基準を充たさぬ言語発達遅滞児に抑肝散が有効であった症例. 脳と発達. 2020; 52: S339.
8) 川嶋浩一郎. 小児の精神発達障害, 心身症における抑肝散と抑肝散加陳皮半夏の使用経験. In: 第61回日本東洋医学会学術総会. 伝統医学臨床セミナー. 抑肝散の応用. 日東洋医誌. 2011; 62: 483-90.
9) 五野由佳理, 堀田広満, 奥富俊之, 他. 反復性発熱に抑肝散が奏効した一例. 日東洋医誌. 2014; 65: 191-6.
10) Yamaguchi H, Yoshino T, Oizumi H, et al. A review of frequently used Kampo prescriptions.

JCOPY 498-14592

Part 3. Yokukansan. Traditional & Kampo Medicine. 2023; 10: 197-223.
11) 矢数道明. 臨床応用 漢方処方解説. 増補改訂版. 抑肝散. 大阪: 創元社; 1981. p.599-605.
12) 梁 哲成. 三大法則で解き明かす 漢方・中医学入門―基礎理論とエキス製剤による臨床―. 第2版. 臓腑弁証. 東京: 燎原書店; 2010. p.111-98.
13) 宋 鷺冰, 主編. 柴崎瑛子, 訳. 中医病因病機学. 肝火上炎. 千葉: 東洋学術出版社; 1998. p.299-300.
14) 日本東洋医学会漢方医学書籍編纂委員会, 編. 漢方医学大全. 抑肝散・抑肝散加陳皮半夏. 東京: 静風社; 2022. p.512-3.

参考文献

① 杵渕 彰, 小曽戸洋, 木村容子, 他. 抑肝散の原典について. 日東洋医誌. 2014; 65: 180-4.

❽ 大柴胡湯去大黄（だいさいこうきょだいおう）

一言で言うと：**神経発達症の諸症状**の代表薬

◆適応疾患

肝炎，胆嚢炎，胆石症，胃腸カタル，不眠症，肋間神経痛，動脈硬化症，高血圧症

こんな症状に

小児の神経症，多動，衝動的な行動，睡眠障害に使用することが非常に多い．
肥満や過食など
成人では，脂肪肝，高脂血症，高血圧症，糖尿病にも効果がある[1]．

◆ EBM

1 自閉スペクトラム症（ASD）[2]
多動，癇癪，パニック，自傷，同一性保持，強迫的行動，儀式的行動，聞き分け，コミュニケーション，会話能力，集団参加に効果あり
2 ASD の睡眠障害[3]

◆処方の工夫

- ASD に合併する睡眠障害や頑固な夜泣きには，大柴胡湯去大黄＋甘麦大棗湯を処方する．早い場合は 1 週間ほどで効果が現れる．独特の味だが，ASD の子どもた

ちは嫌がらずに飲んでくれることが多い．

- 大柴胡湯から大黄を抜いたものが大柴胡湯去大黄になる．柴胡と枳実(きじつ)で気を巡らし，黄芩が熱を調節する．大黄により下痢を起こす可能性があること，長期連用により大腸メラノーシスの副作用報告もあり，神経発達症などで長期に飲む場合は，なるべく大柴胡湯去大黄で処方している．
- 大柴胡湯は錠剤もあるため，下痢にならなければ，錠剤を選択することもある．
- 大柴胡湯去大黄，抑肝散加陳皮半夏，柴胡加竜骨牡蛎湯，甘麦大棗湯の鑑別は図15の通り．この４剤を基本にすれば，小児の精神症状は概ねカバーできる．

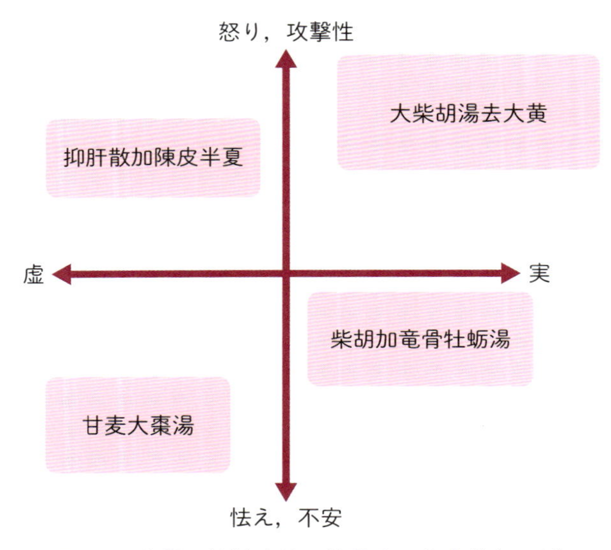

図15　小児の精神症状に使用する代表的な４剤

◆診察

1　診察室のイメージ：体力があり，落ち着きがない．胸や脇腹に圧迫感や痛みを訴える．肥満傾向を認めることも．

2　脈：実，脈力あり

3　舌：紅舌，白苔～黄苔

4　腹：腹力あり，**胸脇苦満**，**心下痞鞕**，時に腹直筋攣急
心窩部に厚みがあって堅く緊張し，季肋下部を圧迫するも凹まないほどのもの[4]．

JCOPY 498-14592

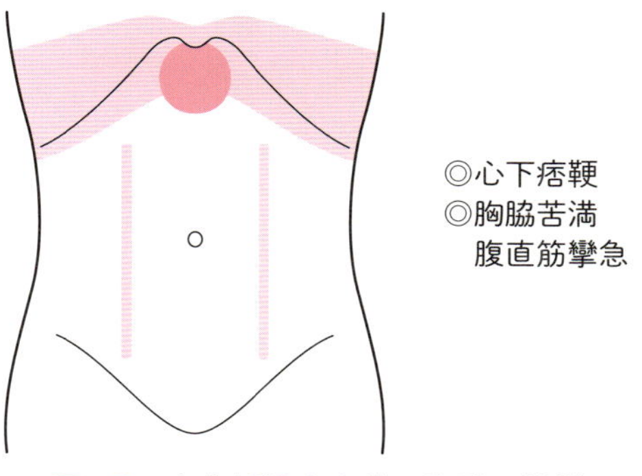

図16　大柴胡湯去大黄：腹診の特徴

◆漢方的病態

- 肝鬱化熱（肝気鬱結が高じると，停滞した気から内熱を生じ，その熱が頭面部に昇って，強い焦燥とのぼせなどを起こす証[5]．強い焦燥，抑うつ，のぼせ，頭痛[5]）

◆構成

柴胡(6)，半夏(4)，黄芩(3)，芍薬(3)，大棗(3)，枳実(2)，生姜(1)
(単位 g)

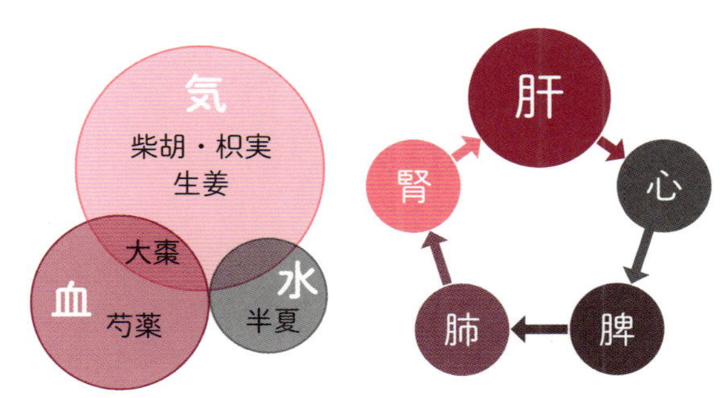

図17　大柴胡湯去大黄：肝の熱を取り，気の流れを整える

◆原典

大柴胡湯去大黄の条文の代わりに大柴胡湯の条文を載せる．

『傷寒論』（太陽病中篇）

「太陽病，過經十餘日，反て二三之を下し，後ち四五日，柴胡の證仍(な)ほ在る者には，先づ小柴胡湯を與ふ，嘔止まず，心下急，鬱々微煩の者は，未だ解せずと爲すなり，大柴胡湯を與へて，之を下せば則ち癒ゆ」

（意訳）太陽病にかかって10余日を経た頃，2，3回下してしまい，その後4，5日経てもなお柴胡の証がある場合は，まず小柴胡湯を与える．これを与えても嘔吐が止まず，心窩部が詰まったように硬く，鬱々として苦しい者は，未だに邪が解散していないのである．さらに大柴胡湯を与えて之を下せば治る[6]．

サマリー

- 体力がある子どもの精神症状に．
- キーワード：自閉スペクトラム症（ASD），睡眠障害，胸脇苦満

引用文献

1）室賀一宏, 安井廣迪. 大柴胡湯（傷寒論，金匱要略）. Phil 漢方. 2006; 17: 7-8.
2）飯田　誠. 軽度発達障害に漢方薬は有効ですか？ どのように使えばよいですか？ 小児内科. 2007; 39: 276-8.
3）飯田　誠. 自閉症. 小児診療. 2004; 67: 1489-92.
4）矢数道明. 臨床応用 漢方処方解説. 増補改訂版. 大柴胡湯. 大阪: 創元社; 1981. p.400-5.
5）梁　哲成. 三大法則で解き明かす 漢方・中医学入門―基礎理論とエキス製剤による臨床―. 第2版. 臓腑弁証. 東京: 燎原書店; 2010. p.111-98.
6）日本東洋医学会漢方医学書籍編纂委員会, 編. 漢方医学大全. 大柴胡湯・大柴胡湯去大黄. 東京: 静風社; 2022. p.453-5.

⑨ 桂枝加芍薬湯（けいしかしゃくやくとう）

一言で言うと：**腹部症状**の代表薬

◆適応疾患

腹部膨満感を伴うしぶり腹や腹痛，下痢，便秘

こんな症状に

反復性臍疝痛症，過敏性腸症候群，起立性調節障害の腹部症状など

◆EBM

1 若年性ミオクロニーてんかん[1)]
2 自閉スペクトラム症 (ASD) のフラッシュバック[2)]
3 トラウマによるフラッシュバック[3)]
4 複雑性 PTSD[4)]
西洋薬の少量処方と神田橋処方 (四物湯合桂枝加芍薬湯) および簡易トラウマ処理による治療
5 過敏性腸症候群 (下痢型) の腹痛[5)]
6 過敏性腸症候群の抗ストレス作用[6)]
腸管の平滑筋に対して鎮痙作用と抗うつ作用を認める
7 肛門痛に有効[7)]
8 ダンピング症候群[8)]
9 三叉神経痛[9)]
10 再燃性ヘルペス脳炎後遺精神・神経症状[10)]
11 抗痙攣作用，神経細胞保護作用[11)]

◆処方の工夫

- 過敏性腸症候群や起立性調節障害の消化器症状では，第一選択で使用している．腹痛時に頓服する方法もある．効果は比較的即効性があり，患者さんの話を確認すると 30 分ほどで軽快するという声が多い．腹痛に使用する際は乳幼児期は小建中湯を，学童期以降は桂枝加芍薬湯を使用することが多い．錠剤もあるため思春期の子にも使用しやすい．
- 芍薬の量が多い．芍薬が横紋筋と平滑筋に作用し，筋肉の攣縮を緩和させ，鎮痛作用につながる．腹直筋攣急の程度は桂枝加芍薬湯・小建中湯＞柴胡桂枝湯．桂枝加芍薬湯は，学童期以降でお腹の緊張が特に強い場合に使用する．
- 他の漢方薬と合わせることにより，てんかんや PTSD など，臨床で使用できる幅が広がる．特に，桂枝加芍薬湯と四物湯を合わせて「神田橋処方」という[12)]．トラウマ治療やフラッシュバックに有効．
- 桂枝加芍薬湯を基本として，当帰建中湯 (＋当帰)，小建中湯 (＋膠飴)，桂枝加芍薬大黄湯 (＋大黄) になる．建中湯類を構成する骨格となる処方 (図 18)．

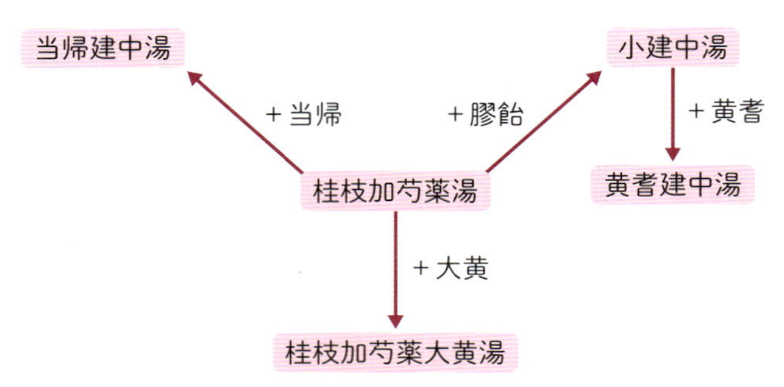

図 18　桂枝加芍薬湯：建中湯類の骨格になる

◆診察

1　診察室のイメージ：虚弱体質，診察室でも緊張しやすい．お腹を触るとさらに力が入り，腹力がわかりにくくなる．痛みの訴えは比較的強い．

2　脈：弦

3　舌：淡紅または淡白舌，薄白苔

4　腹：腹力弱～中等度，腹直筋攣急

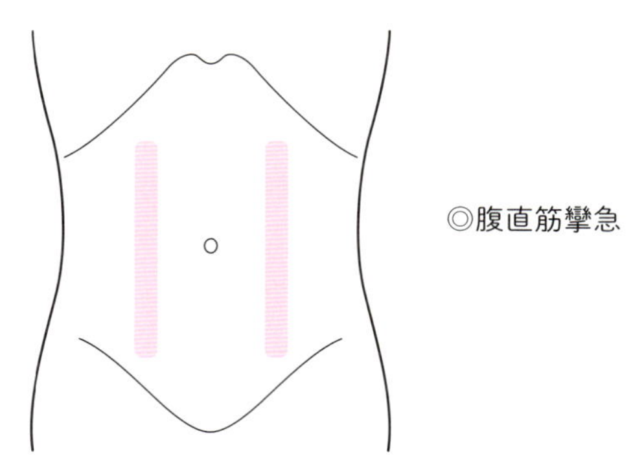

◎腹直筋攣急

図 19　桂枝加芍薬湯：腹診の特徴

◆漢方的病態

- 脾気虚（脾の気の不足で，消化機能の低下を起こす証．食欲不振，下痢，疲労倦怠感，痩せ，出血傾向など）

◆構成

芍薬（6），桂皮（4），大棗（4），甘草（2），生姜（1）（単位 g）

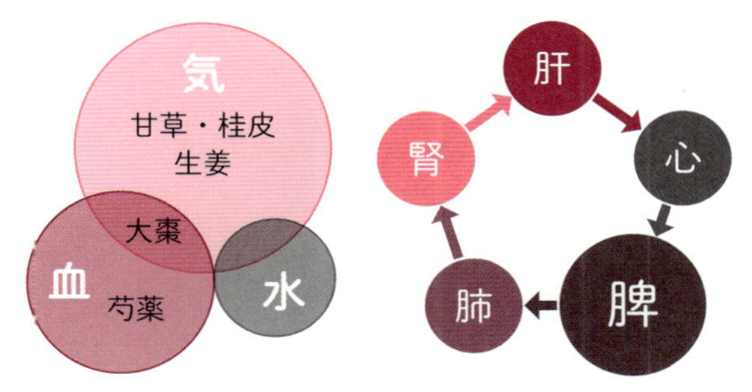

図 20　桂枝加芍薬湯：冷えた脾を温め，痛みを止める

◆原典

『傷寒論』（太陰病篇）

「本(もと)太陽病，醫反って之を下し，因りて腹満し，時に痛む者は，太陰に屬するなり．桂枝加芍薬湯之を主る」

（意訳）もともと太陽病で発汗して治すべきものを，医者が誤って下したために，腹が張って，時々腹の痛むものは太陰病になっているから，桂枝加芍薬湯の主治である[13]．

サマリー

- ▶虚弱体質〜体力中等度の過敏性腸症候群，起立性調節障害，てんかんに．
- ▶キーワード：腹痛，腹直筋攣急，他の処方の基本骨格

引用文献

1) 中江啓晴，草鹿砥宗隆，小菅孝明．若年性ミオクロニーてんかんに対してレベチラセタムと小柴胡湯合桂枝加芍薬湯が奏功した 1 例．日東洋心身医研．2021; 35: 34-8.

2) 石崎朝世，洲鎌倫子，竹内紀子．自閉症のフラッシュバックとその関与が疑われる著しい情緒行動の問題への神田橋処方（四物湯合桂枝加芍薬湯）の有用性について．脳と発達．2018; 50 (Suppl): S324.

3) 田中理香．トラウマを背景とするフラッシュバックへの漢方治療経験―神田橋処方を用いて―(経過報告)．日東洋心身医研．2019; 34: 34-8.

4) 杉山登志郎．複雑性 PTSD への簡易トラウマ処理による治療．心身医学．2019; 59: 219-24.

5) 佐々木大輔，上原　聡，樋渡信夫 他．過敏性腸症候群に対する桂枝加芍薬湯の臨床効果―多施設共同無作為割付群間比較臨床試験―．臨と研．1998; 75: 1136-52.

6) Oka T, Okumi H, Nishida S, et al. Effects of Kampo on functional gastrointestinal disorders. Biopsychosoc Med. 2014; 8: 5.

7) 島　秀樹，脇坂宗親，長江秀樹，他．肛門痛に対する桂枝加芍薬湯の使用経験．日小外会誌．

2012; 48: 281.
8) 長坂和彦, 福田秀彦, 名取通夫. 桂枝湯類が奏効したダンピング症候群の 4 症例. 日東洋医誌. 2008; 59: 495-7.
9) 大野健次, 延原弘明. 三叉神経痛に対する小柴胡湯・桂枝加芍薬湯併用療法の効果. 日東洋医誌. 1995; 46: 55-61.
10) 三潴忠道, 檜山幸孝, 土佐寛順, 他. 再燃性ヘルペス脳炎後遺精神・神経症状に対し, 和漢薬治療を試みた一症例. 日東洋医誌. 1990; 41: 91-8.
11) 菅谷英一. てんかんの漢方療法 未来の医学へのヒント. 医のあゆみ. 1991; 156: 320-4.
12) 神田橋條治. PTSD の治療. 臨精医. 2007; 36; 417-33.
13) 大塚敬節. 臨床応用 傷寒論解説. 第百三十四章. 大阪: 創元社; 1998. p.409-10.

⑩ 小青竜湯（しょうせいりゅうとう）

一言で言うと：**アレルギー性鼻炎など水様性鼻汁**の代表薬

◆適応疾患

花粉症，アレルギー性鼻炎，気管支喘息，気管支炎，風邪症候群

こんな症状に

受験生など抗ヒスタミン薬で眠くなることを避けたいときの花粉症治療，気管支喘息発作の初期，透明な鼻汁が出る風邪など

◆ EBM

1 肥満細胞からのヒスタミン遊離および脱顆粒抑制作用[1].
2 ヒスタミン H_1 受容体と IL-33 遺伝子発現亢進をともに抑制[2].
3 通年性鼻アレルギーの 220 例を，プラセボ群と小青竜湯群にランダム化し，鼻症状，鼻腔所見，鼻誘発反応，鼻汁中好酸球数を比較．アレルギー性鼻炎の症状（くしゃみ，鼻汁，鼻閉）において有意差あり[3].
4 アレルギー性鼻炎の成人 154 人を，小青竜湯内服 4 週間とプラセボ群 4 週間にランダム化し，鼻症状と QOL を比較．小青竜湯群は 4 週間の投薬後には改善したが，投与終了 8 週間後には再燃していた[4].
5 スギ花粉曝露後の遅発性の症状に効果あり（花粉飛散の 2 週間前から投与しても即時症状の予防効果には有意差なし）[5].
6 急性気管支炎 226 例を，プラセボ群と小青竜湯群にランダム化した二重盲検

比較試験．小青竜湯群は，気管支炎の症状（咳の回数，強さ，喀痰の切れ，日常生活への支障）に対して有意差あり[6]．

7　小児気管支喘息．特にIgEの高いアトピー型でくしゃみ，鼻水，咳などがあり顔色や気持ちの悪くなりやすいものに有効[7]．

8　湿性ラ音を伴う小児急性肺炎，気管支炎に対する効果を検討．小青竜湯群にて，解熱までの日数，湿性ラ音の消失までの日数が短い[8]．

◆処方の工夫

- 透明な水様性鼻汁や湿性咳嗽を目標に使用する．もし暑がりで黄色い鼻汁があれば，辛夷清肺湯（しんいせいはいとう）のほうがよい．
- 桂皮（けいひ），細辛（さいしん），乾姜（かんきょう），麻黄（まおう）が含まれ，温めながら水分を取り除く．
- 五味子（ごみし）が入っているため酸味を感じる．りんごジャムとの相性が良い[9]．
- 麻黄が入っているため，胃腸虚弱の子どもの長期連用や不眠に注意する．麻黄の主成分であるエフェドリンには，交感神経興奮作用があり，抗ヒスタミン薬で眠気がある場合や受験生にも有効．

◆診察

1　診察室のイメージ：顔色は蒼白．透明な鼻水を垂らし，苦しそう．鼻閉音が聞こえる．目の周りが腫れぼったい．手足の冷えがある．

2　脈：平

3　舌：淡白舌，やや胖大，表面に水分が多い，歯痕

4　腹：腹力は中等度からやや軟，振水音

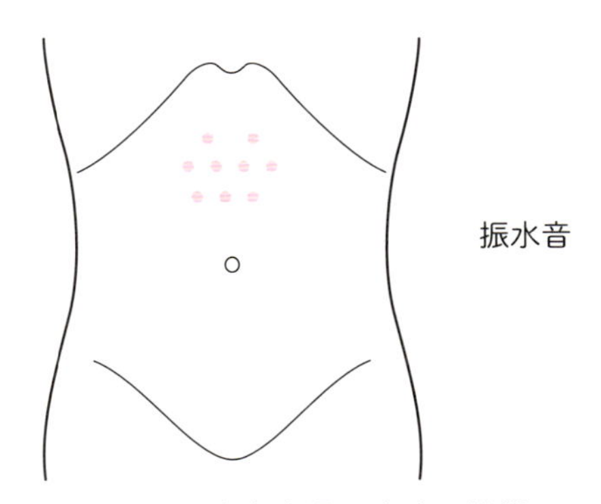

図21　小青竜湯：腹診の特徴

◆漢方的病態

- **表寒による寒痰の喘咳**[10]（外気の寒さにより冷えが入り，水の代謝が悪くなり体に溜まっている．溜まった水が，痰や咳嗽として現れる）

◆構成

半夏(6)，乾姜(3)，甘草(3)，桂皮(3)，五味子(3)，細辛(3)，芍薬(3)，麻黄(3)（単位 g）

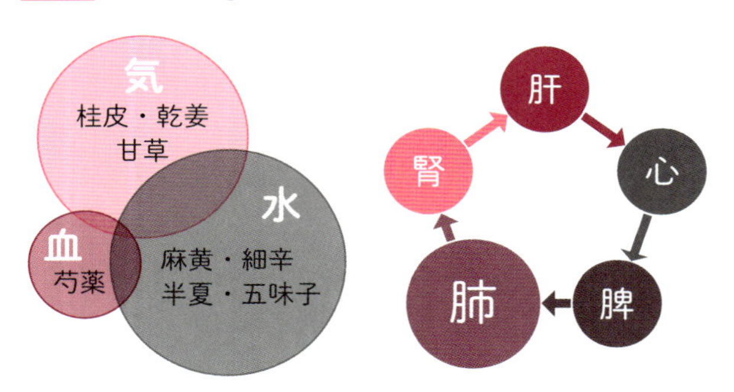

図22　小青竜湯：冷えた肺を温め，水をさばく

◆原典

『傷寒論』（太陽病中篇）

「傷寒，表解せず，心下水気ありて，乾嘔，発熱して欬し，或いは渇し，或いは利し，或は噎（むせ）し，或は小便利せず，少腹満し，或は喘する者は，小青竜湯之を主る」

（意訳）風邪のひき始めにおいて，発熱，頭痛，悪寒がして，（本当なら体を温めて発汗させて病を治す方向に持っていきたいのだが，汗を出すことができず，なかなか治らない状態），みぞおちの辺りに水が溜まり，からえずき（げえっと吐きそうになるが，少量の唾や痰しか出ず，吐物の出ないこと）し，熱っぽく咳をし，あるいは喉が渇き，あるいは下痢し，あるいはむせ，あるいは尿が出なくて下腹部が張ったり，あるいはゼーゼーと息が苦しくなるような場合には，小青竜湯を処方するのがよい[11]．

JCOPY 498-14592

サマリー

- すべての体質のアレルギー性鼻炎，風邪の初期，気管支喘息，気管支炎.
- キーワード：水様性鼻汁，アレルギー，眠くならない

引用文献

1) 松本達始, 石田　稔, 八田千広, 他. 小青竜湯エキスのラット肥満細胞からのヒスタミン遊離および脱顆粒抑制作用. 耳鼻展望. 1991; 34: 289-93.
2) 中野誠一, 北村嘉章, 神村盛一郎, 他. ヒスタミン H_1 受容体と IL-33 遺伝子発現亢進に対する小青竜湯の抑制効果. 日鼻科会誌. 2020; 59: 73-4.
3) 馬場駿吉, 高坂知節, 稲村直樹, 他. 小青竜湯の通年性鼻アレルギーに対する効果. 耳鼻臨床. 1995; 88: 389-405.
4) Kim MH, Hong SU, Kim HT, et al. A multicenter study on the efficacy and safety of So-Cheong-Ryong-Tang for perennial allergic rhinitis. Complement Ther Med. 2019; 45: 50-6.
5) Kurita J, Yonekura S, Iinuma T, et al. Evaluation of shoseiryuto for seasonal allergic rhinitis, using an environmental challenge chamber. World Allergy Organ J. 2022; 15: 100636.
6) 宮本昭正, 井上洋西, 北村　諭, 他. TJ-19 ツムラ小青竜湯の気管支炎に対する Placebo 対照二重盲検群間比較試験. 臨医薬. 2001; 17: 1189-214.
7) 小田嶋博, 馬場　実. 小児気管支喘息に対する小青竜湯投与経験. 日小児アレルギー会誌. 1988; 2: 36-40.
8) 安達原曄子, 本間直美, 市村一義, 他. 湿性ラ音を伴う急性肺炎, 気管支炎の小児に対する小青竜湯エキスの効果. 医療. 1981; 35: 857-60.
9) 坂崎弘美, 新見正則. フローチャートこども漢方薬 びっくり・おいしい飲ませ方. 小児科頻用漢方薬の味見表. 東京: 新興医学出版社; 2017. p.146-7.
10) 秋葉哲生. 漢方製剤 応用自在のユニット処方解説. 小青竜湯. 東京: ライフ・サイエンス; 2017. p.60-1.
11) 木村康子. 小0青竜湯 (特集 日常診療に活かす小児の漢方). 小児診療. 2014; 77: 1017-21.

⑪ 麻黄湯（まおうとう）

一言で言うと：**発熱初期**の代表薬

◆適応疾患

悪寒，発熱，頭痛，腰痛，自然に汗の出ない場合の感冒やインフルエンザ（初期のもの），関節リウマチ，喘息，乳児の鼻閉塞，哺乳困難

こんな症状に

インフルエンザや感冒の初期，乳児の鼻閉などに使用する．特に基礎疾患のないウイルス性上気道炎の発熱など

◆ EBM

1. 小児のインフルエンザ感染症[1)]
2. 麻黄湯単独あるいは麻黄湯とオセルタミビルを併用するとインフルエンザの解熱までの時間が短縮[2)]
3. インフルエンザウイルスの増殖抑制効果[3)]
4. インフルエンザを含む上気道炎に対して，西洋薬群よりも漢方群のほうが受診回数や重症化が少ない[4)]
5. COVID-19[5)]
6. RS ウイルス感染症に有効．RS ウイルス外被蛋白に結合し，細胞への感染を阻害する[6)]

◆処方の工夫

- 比較的元気があり，水分がとれて，汗をかいていない子どもに適応がある．寒気が強く，頭痛や関節痛を訴える場合により効果的．高熱，無汗がポイント．背中の聴診のときに，上背部を軽く触って発汗を確認する．ベタつきがまったくなく，カラッとしている．2 ～ 3 時間おきに内服し，体を温かくして，発汗したら中止する．温服で飲むほうがよい．虚弱体質の子どもに使うときは短期間で終了する．
- 遷延するインフルエンザの発熱には，柴胡桂枝湯のほうがよい． ☞参考：柴胡桂枝湯 (p.203)
- 薬価が安い（2024 年 7 月現在）
  - ツムラ麻黄湯　1g あたり 11.4 円
  - オセルタミビルリン酸塩（タミフル®ドライシロップ 3%）（先発）1g あたり 132.0 円
- 乳児の鼻閉に対しては生後 1 カ月から使用可能．短期間で効果判定をする．漫然とは飲まない．

JCOPY 498-14592

◆診察

1 診察室のイメージ：体がとても熱く，汗が出ず悪寒や関節痛を訴える．
2 脈：有力，浮
3 舌：薄白苔
4 腹：腹力中等度，特徴的な腹診所見はない

◆漢方的病態

- 太陽病（表寒，表実）（体力があり，病邪が比較的浅いところにある）

◆構成

杏仁(5)，麻黄(5)，桂皮(4)，甘草(1.5)（単位 g）

※麻黄湯は，慢性疾患での使用頻度は非常に少ない．急性発熱性疾患に使用する薬と考え，六病位で捉える．

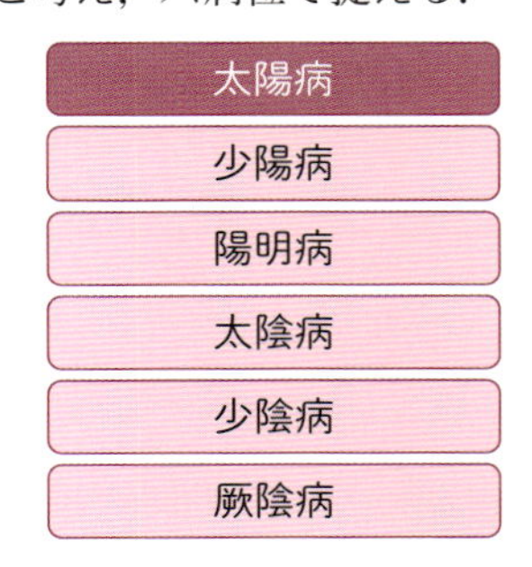

図 23　六病位における麻黄湯の位置

◆原典

『傷寒論』（太陽病中篇）

「太陽病，頭痛發熱，身疼腰痛，骨節疼痛，悪風し，汗無くして喘する者は，麻黄湯之を主る」

（意訳）太陽病で頭痛，発熱があり，身体疼痛，腰痛，節々の痛み，ゾクゾクと寒気がし，汗がなく，息苦しく喘いでいる場合は，麻黄湯で治療する[7]．

サマリー

▶体力中等度～体力がある子どもの初期の風邪に．発汗により免疫調節に働く．
▶キーワード：無汗，高熱，インフルエンザ

引用文献

1) 山内智彦, 菅野晶夫, 市村恵一. 小児インフルエンザ感染症に対する麻黄湯の有効性. 日東洋医誌. 2011; 62: 556-8.
2) Kubo T, Nishimura H. Antipyretic effect of Mao-to, a Japanese herbal medicine, for treatment of type A influenza infection in children. Phytomedicine. 2007; 14: 96-101.
3) 宮崎忠昭. インフルエンザウイルスの増殖抑制効果を有する漢方薬成分. 日薬理誌. 2012; 140: 62-5.
4) 阿部勝利, 高木清文. 小児上気道炎に対する漢方薬治療群と西洋薬治療群の成績の比較について. 日東洋医誌. 1993; 43: 509-15.
5) 木許　泉. 学校保健安全法関連感染症と小児漢方診療（特集 基本理論に基づいた小児漢方診療）. 小児診療. 2022; 85: 125-9.
6) Fujikane A, Sakamoto A, Fujikane R, et al. Ephedrae Herba and Cinnamomi Cortex interactions with G glycoprotein inhibit respiratory syncytial virus infectivity. Commun Biol. 2022; 5: 94.
7) 日本東洋医学会漢方医学書籍編纂委員会, 編. 漢方医学大全. 麻黄湯. 東京: 静風社; 2022. p.503-4.

⑫ 小柴胡湯（しょうさいことう）

一言で言うと：**抗炎症薬**，**免疫調節薬**の代表薬

◆適応疾患

急性発熱性疾患，肺炎，気管支炎，気管支喘息，感冒，リンパ腺炎，慢性胃腸障害，産後回復不全，慢性肝炎における肝機能障害の改善

こんな症状に

風邪の亜急性期，ストレスによる腹痛や食欲不振，風邪を繰り返す子どもの感冒予防など

◆ EBM

1 PFAPA 症候群[1)]
2 先天性胆道閉鎖症の術後の遷延する黄疸に使用して改善した２例[2)]
3 繰り返す上気道炎[3)]
4 亜急性壊死性リンパ節炎[4)]
小柴胡湯はステロイド様作用と免疫調節作用を持つ.

JCOPY 498-14592

5　ネフローゼ症候群（小柴胡湯と五苓散による治療）[5)]

6　難治性てんかん（小柴胡湯と小建中湯による治療）[6)]

◆処方の工夫

- 少陽病〔口が苦い，喉が渇く，めまいがする，寒熱往来（悪寒と発熱を繰り返す状態），微熱，胸脇苦満〕の代表処方．半表半裏の熱を中和（和解）する．
- 風邪の亜急性期の治療については，体力がない場合は柴胡桂枝湯を，ある場合は小柴胡湯を使用する．診療の際に，咽頭所見を見るときに一緒に舌の苔に注目すると，熱が下がらず食欲が低下している子どもたちにべたっとした白い苔（白膩苔）が多いことに気がつく．このような舌の所見に使用する．回復すると，また通常通りの薄い苔の舌に戻る．
- 滲出性中耳炎を繰り返す場合に，柴苓湯（小柴胡湯と五苓散を合わせた処方）を半年ほど投与するとよい．繰り返す感染や喘息などのアレルギー疾患などは慢性炎症と考え，小柴胡湯の抗炎症作用を使う．
- 柴胡桂枝湯，大柴胡湯などさまざまな処方の基本骨格になる．
  - 小柴胡湯＋五苓散＝柴苓湯
  - 小柴胡湯＋半夏厚朴湯＝柴朴湯

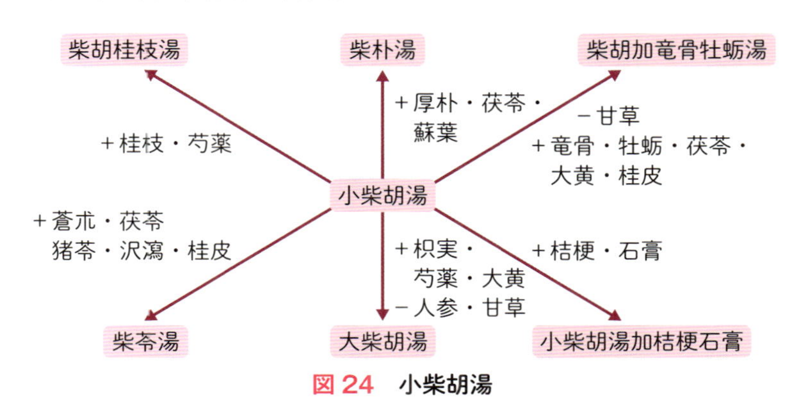

図 24　小柴胡湯

- 副作用として間質性肺炎がよく知られている．咳嗽，呼吸困難，発熱などの症状が出現してきたら，胸部 X 線撮影が必要．リスク因子は，既存の間質性肺炎，高齢，男性，喫煙，低肺機能，低栄養がある[7)]．投与後，1 ～ 2 週間後に発症しやすい．年間約 4/10 万程度とまれであり（自然発生頻度とほぼ同等，インターフェロンによる発生率は182/10万），高齢者がほとんど[8)]．小児における薬剤性間質性肺炎の発生はきわめてまれ[8)]．

- インターフェロンとの併用，肝硬変・肝癌患者・慢性肝炎における肝機能障害で血小板数10万/μL以下（肝硬変が疑われる）は禁忌．
- 小児での副作用報告
  先天性胆道閉鎖症の術後に黄疸が遷延する症例に対して小柴胡湯が有効であった症例報告もあるが[2)]，一方で先天性胆道閉鎖症に小柴胡湯を使用した薬剤性肝障害の報告もある[9)]．
  急性白血病で輸血後C型肝炎を発症し，小柴胡湯を投与した結果，急性間質性肺炎を発症した報告例がある[10)]．
- 副作用の報告例の多くがDLSTのみを根拠として結論づけているが，DLSTには偽陽性も多い．過去の漢方薬による薬物アレルギーに関する論文では，本当に漢方薬が原因薬剤であるかどうかが，今となっては不明なままになってしまっているものもある[11)]．

◆診察

1. 診察室のイメージ：体力は中等度．風邪を繰り返し食欲が少ない．上腹部が張って苦しい．
2. 脈：弦，熱がある場合は数
3. 舌：紅舌，薄白苔・白黄苔，白膩苔
4. 腹：腹力中等度，胸脇苦満，心下痞鞕，時に腹直筋攣急あり

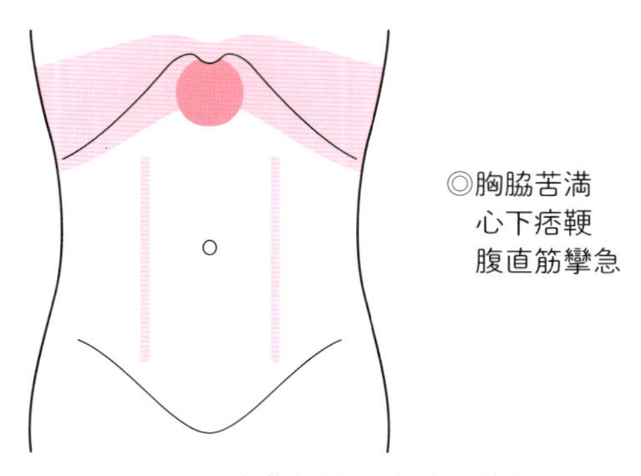

図25　小柴胡湯：腹診の特徴

◆漢方的病態

- 少陽病
- 肝気鬱結（肝の疏泄機能が失調し，精神症状と気滞の症状を起こす証[12]．精神的な緊張と抑うつ，自律神経の緊張，怒りやすく，イライラしやすい，ヒステリックになる・脇腹の痛みなど）
- 脾虚肝乗（脾虚のため，脾胃が肝のコントロールに過敏に反応して腹痛や下痢などの消化管症状を起こす証[12]）

◆構成

柴胡(7)，半夏(5)，黄芩(3)，大棗(3)，人参(3)，甘草(2)，生姜(1)
(単位 g)

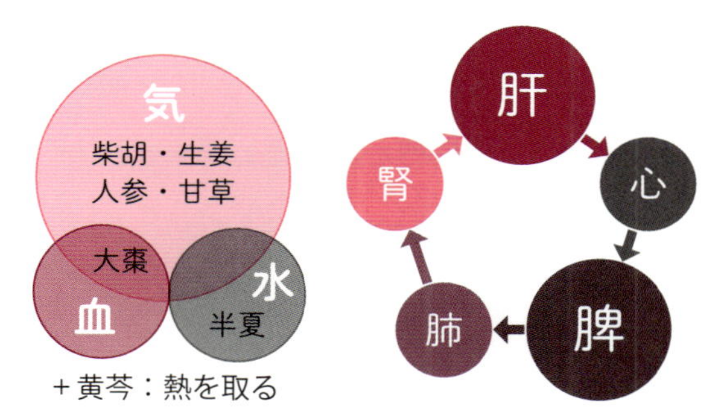

図 26　小柴胡湯：脾を守りながら，半表半裏にある邪を取り除く

◆原典

『傷寒論』(太陽病中篇)

「傷寒五六日，往来寒熱し，胸脇苦満し，黙黙として飲食を欲せず，心煩し，喜嘔す．或は胸中煩して嘔せず，或は渇し，或は腹中痛み，或は脇下痞鞕し，或は心下悸し小便利せず，或は渇せず身に微熱有り，或は欬する者は，小柴胡湯之を主る」

(意訳) 傷寒にかかって，5～6日たつと，今までの悪寒発熱が往来寒熱に変じ，胸脇の部がつまったように苦しく，物うくて飲食を欲せず，胸苦しくなって，たびたび吐くようになる．これは，小柴胡湯の主治である[13]．
ところが時としては，胸中が苦しくても吐かないことがあり，また口渇があることがあり，また腹が痛むことがあり，また腋下が痞えて堅くなり，または心下部で動悸がして，小便の出が少ないことがあり，また口渇がなくて，熱がうちにこもっていることもあり，また咳の出ることもある．このような場合も，小柴胡湯の主治である[13]．

（「或」の字以下は，あることもあり，ないこともある症状である）

（注釈）往来寒熱とは寒と熱が往来する．悪寒がやむと熱が出る，熱が下がるとまた悪寒がする，というような熱状で，少陽病の熱型の一つである[13]．

サマリー

- 体力中等度の急性気管支炎などの感染症，繰り返す発熱や慢性炎症に．
- キーワード：胸脇苦満，慢性炎症，他の処方の基本骨格

引用文献

1) 山口英明. 専門医が教える 子育てに活かせる漢方のソフトパワー 第9回 熱を出しやすい子の漢方. チャイルドヘルス. 2014; 17: 646-7.
2) 瀧藤克也, 谷村 弘, 谷口勝俊, 他. 先天性胆道閉鎖症の術後黄疸遷延例に対する小柴胡湯の効果. 日小外会誌. 1994; 30: 639.
3) 岩間正文, 入山恵津子. 反復性・有熱性気道感染に対する小柴胡湯の効果. 漢方医学. 2001; 25: 115-7.
4) 平澤一浩, 小野真吾, 塚原清彰. 亜急性壊死性リンパ節炎と臨床診断し, 小柴胡湯が奏功した 2 例. 日東洋医誌. 2021; 72: 275-80.
5) 永田紀四郎, 神 靖衛. 難治性小児一次性ネフローゼ症候群への漢方方剤による一治験例 本邦における報告症例のまとめ. 日東洋医誌. 1998; 49: 257-71.
6) 杉本健郎, 安原昭博, 西田直樹, 他. 難治性てんかんの漢方併用療法―小柴胡湯と小建中湯による治療―. 小児臨. 1992; 45: 2875-80.
7) 厚生労働省. 重篤副作用疾患別対応マニュアル: 間質性肺炎（肺臓炎, 胞隔炎, 肺線維症）平成 18 年 11 月（令和元年 9 月改定）. https://www.mhlw.go.jp/topics/2006/11/dl/tp1122-1b01_r01.pdf（最終参照日 2022/12/19）
8) 伊藤晴通. 小柴胡湯・桔梗石膏・白虎加人参湯. 小児診療. 2014; 77: 1029-35.
9) 谷内昇一郎, 小林陽之助, 佐藤正人, 他. 小柴胡湯による薬剤性肝障害が惹起された先天性胆道閉鎖症の 1 例（第 19 回日本胆道閉鎖症研究会）. 日小外会誌. 1993; 29: 401.
10) 和田靖之, 久保政勝. 経過中 C 型肝炎に罹患し, 小柴胡湯による急性間質性肺炎を併発した急性リンパ性白血病の 7 歳男児例. アレルギー. 1997; 46: 1148-55.
11) 元雄良治, 牧野利明. 小柴胡湯の副作用事例の遺したもの. 治療. 2013; 95: 1678-82.
12) 梁 哲成. 三大法則で解き明かす 漢方・中医学入門―基礎理論とエキス製剤による臨床―. 第 2 版. 臓腑弁証. 東京: 燎原書店; 2010. p.111-98.
13) 大塚敬節. 臨床応用 傷寒論解説. 大阪: 創元社; 1998. p.262-4.

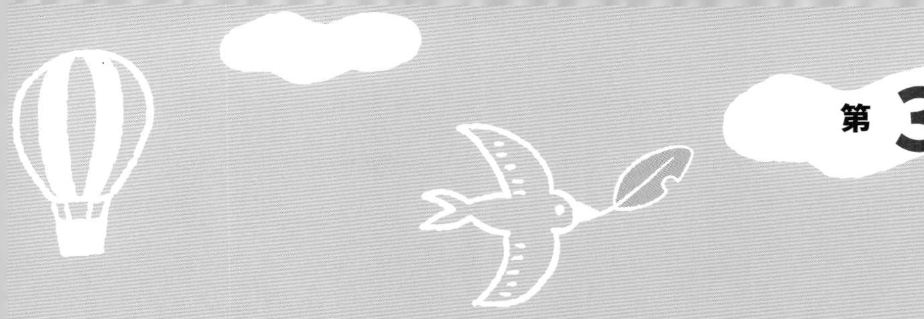

第3章

よくある訴え

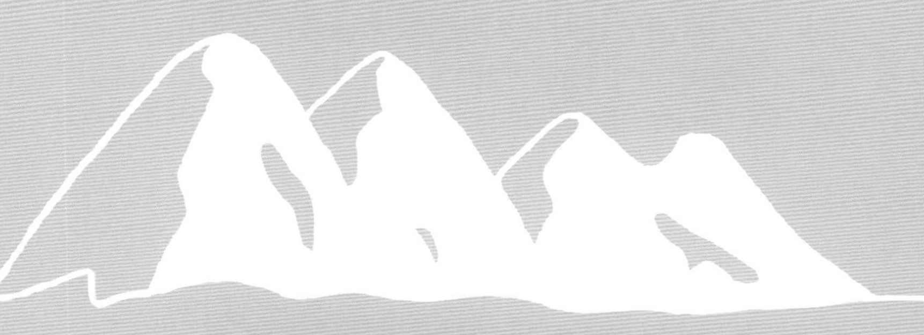

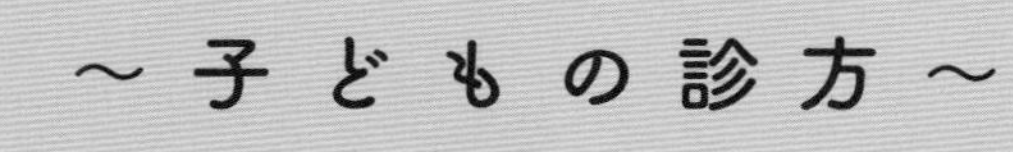

～子どもの診方～

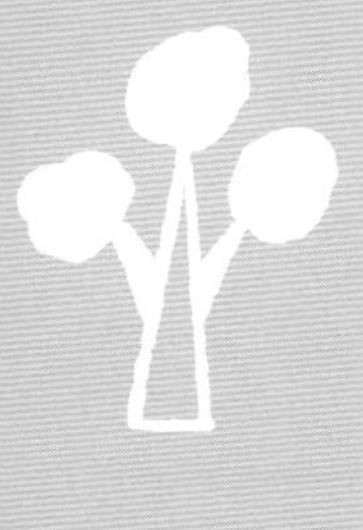

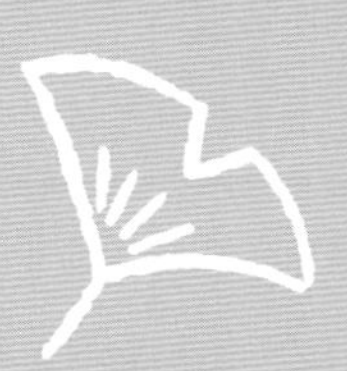

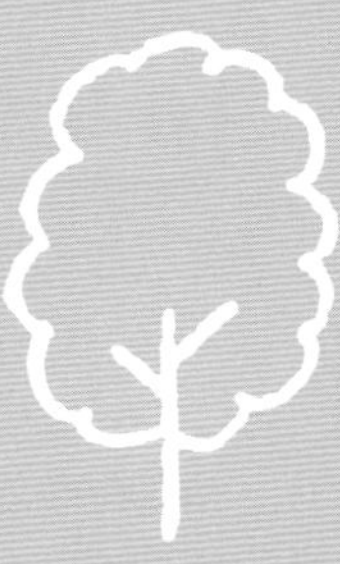

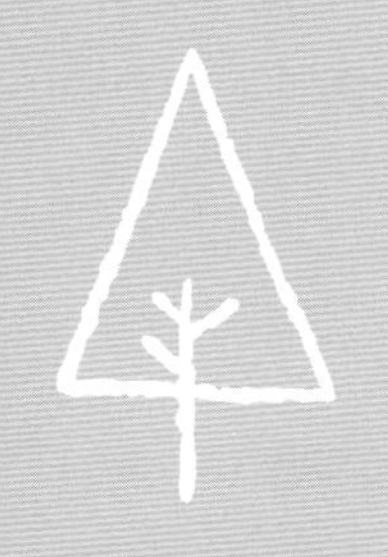

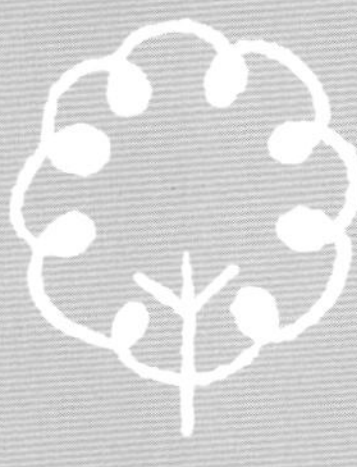

1 眠る力，食べる力，排泄する力

「ぐっすり眠れる，バランスのとれた食事を美味しく食べられる，いいうんちが出る」状態はまさに健康です．

漢方薬はとても効果がありますが，漢方薬だけでは，よくなりません．土台となる生活も一緒に整えていくことが大切です（図 1）．筆者は睡眠の改善，胃腸を整えること（ご飯を美味しく食べられる・排泄がきちんとあること），この 2 点にとても力を入れています．特に，小児は著しい成長のためにより大きなエネルギーが必要になります．

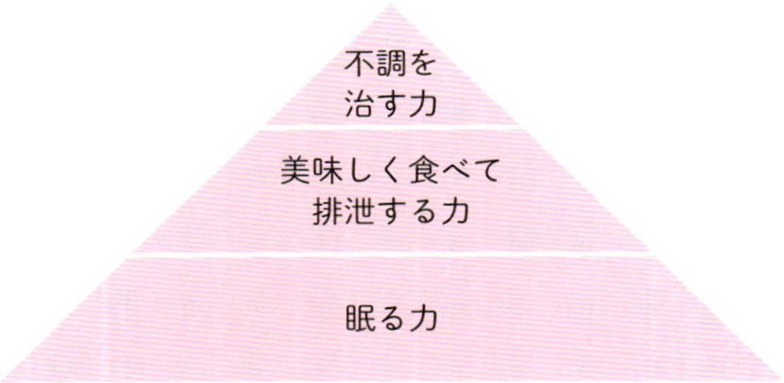

不調を
治す力

美味しく食べて
排泄する力

眠る力

図 1　病気を治すためには，土台が大切

❶ 眠る力

小児で最も大切な力は睡眠です．就寝時間と起床時間を確認し，ぐっすり眠ることを最初にサポートします．

◆睡眠の効果

睡眠は子どもの健康にとって，また正常発達にとって非常に大切であることは広く知られています．さらに子どもは，大人と比べて長時間，深い眠りが必要です．その効果は，以下になります（図 2）．

① 心身のリフレッシュ[1)]
② 記憶の固定[1)]
③ 免疫の強化[1)]
④ 学業成績の向上[1)]
⑤ 大脳を休ませ，修復する（脳内の老廃物の除去，神経障害の予防）[2)]
⑥ 成長ホルモン・コルチゾール・メラトニンなどのホルモン分泌[2)]
⑦ 骨・筋肉形成[3)]

睡眠不足は発達遅延や学業不振，注意力低下，衝動性，攻撃性での認知・行動面での合併症が多いとされています[1,4,5)]．

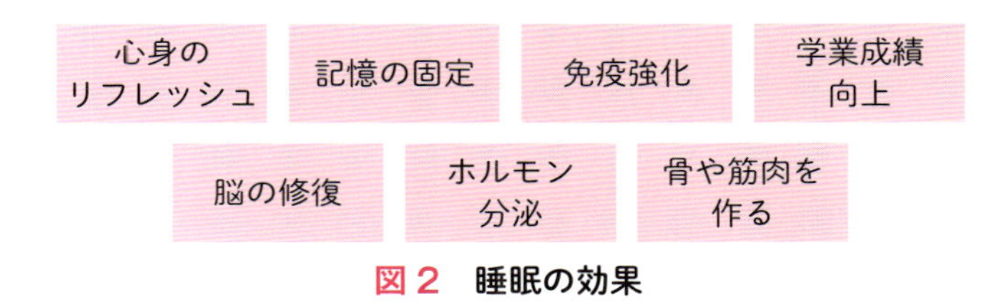

図 2　睡眠の効果

実際に診療の場でも以下のように患者さんの変化から睡眠の大切さを感じます．

筆者は夜泣きの患者さんを約 200 人ほど治療して，睡眠以外の患者さんの変化に気がつきました．よく眠れたことで，こころが安定し日中の癇癪が減り，親子の意思疎通がスムーズになります．安定した生活を基盤にして，発達がさらに進むようになります．特に，つかまり立ちや歩行が急速に発達し，発語が出るようになった例を何例も経験しました．このような経験を積み重ねるうちに,「寝る子は育つ」と改めて実感したのです．

不登校，神経発達症の子どもたちや，更年期障害を含む大人にも，睡眠の治療に力を入れたところ，やはり各障害の改善にも非常に効果がありました．

よく眠れるようになると，日中の眠気がないため頭も体もよく働き，しっかりと動けるようになり, 結果として発達が伸びます．しっかりと動けば, お腹が空き, 食べられるようになり，良い排泄につながります．つまり，睡眠を整えていくと，体全体に良い循環が生まれるのです（図 3）．

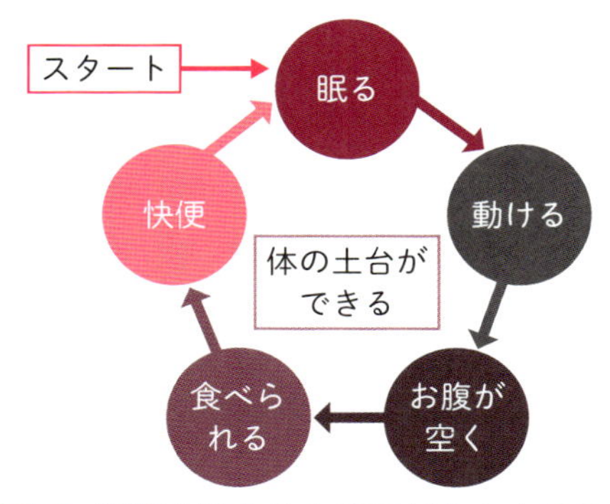

図3　睡眠を整えると歯車がうまく回る

さらに睡眠を東洋医学的な観点から考察します．
日中は陽の時間で，夜は陰の時間です（図4）．

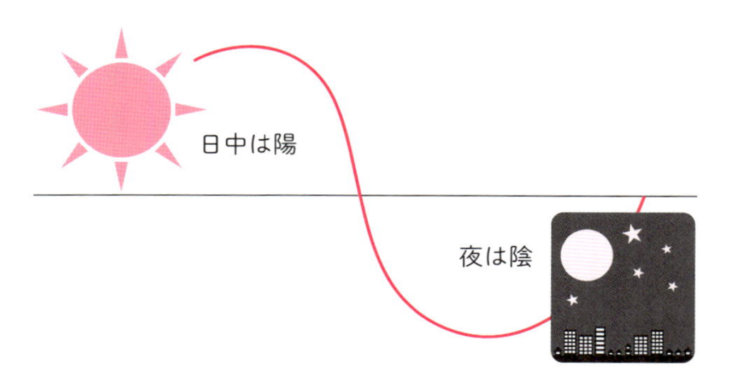

図4　1日の陰陽

陰と陽は対になっているため，陰がしっかりとすれば陽もしっかりとしていきます．つまり，しっかりと眠る（陰が成長する）と日中の活動も盛んになり，元気に動くことができる（陽が成長する）のです（図5）．

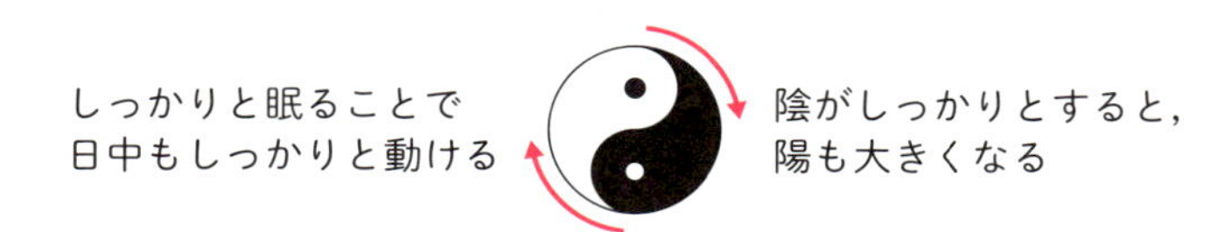

図5　陰が育つと陽が育つ

❷ 食べる力，排泄する力

睡眠が改善したら，次はお腹を整えます．

なぜなら，以下に示すように，子どもの胃腸の力は少し弱いのです．

◆子どもの生理的特徴

小児の生理的な特徴は，「生機蓬勃（せいきほうぼつ），発育迅速」，「臟腑嬌嫩（きょうどん），形気未充（けいきみじゅう）」です．

「生機蓬勃，発育迅速」とは，生命力が湧き上がり，発育が速いことを意味します．体のすべての機能や臓器が成熟に向かって進んでいます．そして年齢が低いほど，そのスピードは速くなります．新生児で生まれた子どもが 1 年後に食事をとれるようになり，一人で立ち，言葉を少しずつ覚えるようになるという変化を考えると，納得していただけると思います．

「臓腑嬌嫩，形気未充」とは，臓器の働きが弱いこと，つまり五臓六腑は形成されているものの，その働きは完全ではなく，生理機能も未熟であることを意味します．特に，五臓の中でも脾と肺と腎の力が弱く，肝と心は過剰であり，これを「二余三不足」といいます（二余＝肝と心が過剰で，三不足＝脾と肺と腎が不足している）（図 6）．

精神的な活動に関与する肝と心がたかぶっているために癇癪を起こしやすく，免疫に関わる脾肺腎の力が弱いために，風邪やアレルギー疾患，消化器症状を起こしやすいと説明ができます．これらは，成長とともにバランスがとれるようになります．

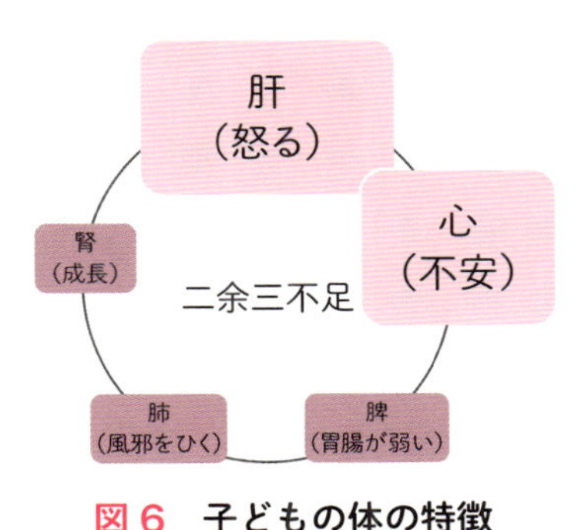

図 6　子どもの体の特徴

◆気血を作る胃腸

このように，気血を作るための胃腸の力が生理的に弱いため，より意識して治療を行うことが大切です．

その理由は，食べたものと睡眠からエネルギー＝「気」や「血」を作り出し，活動しているためです．特に，成長発達段階にある子どもたちにおいては，まず気血をしっかりと充実させることが漢方治療に欠かせません．

重要な気血を作り出す脾と胃は，体の元気を生産する工場のような働きをしています．脾胃*で作られた気血が体を巡り，成長や活動が行われ，不調が取れていくのです．

＊消化機能を合わせて脾胃と表します．主に，胃腸の働きと考えることが多いですが，厳密には脾と胃の働きは異なります．食べ物は胃で消化された後，脾によって吸収され運ばれます．さらに脾は，肺と腎と協力して水を運び排泄し，心と肝と協調して血の調節を行っています．

胃腸を整えて美味しく食べ，排泄する力を作る．そうすることにより，体を治す土台ができます(図7)．その他の4つの臓器は作られた気血を運ぶ役目がありますが，気血を作る中心は脾しかありません．臨床的にも，食事や排泄が非常に大切であることは納得していただけるかと思います．

特に病気が長期化し，病態が複雑になると複数の臓器が関連して治療も難しくなります．その場合には，まず「脾(胃腸)」を整えることから考えてください．

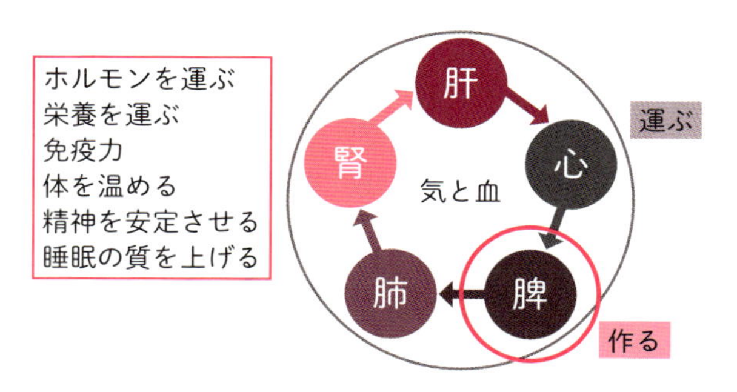

図7　健康な体は胃腸（脾胃）から

このことは，中国の三大古典の1つであり最古の医学書である『黄帝内経(素問・霊枢)』にも書かれています(『黄帝内経』とは，鍼灸や漢方の考え方の根本になり，現在まで受け継がれている最も貴重な文献です)．

『素問』平人気象論（中国，年代・著書不明）に「胃の気がある者は生命に別状はないが，これがなくなると死亡する」,『霊枢』五味（中国，年代・著者不明）に「五臓六腑はみな気を胃の腑から受け取る」という記載があります[6]（①）．

また『脾胃論』という重要な書物があります．金時代の1249年に李東垣が書いた書物ですが，治療において，脾を補うことを重要視することが書かれています．

これにも,「胃虚となると，五臓六腑，十二経絡，十五絡，四肢など全身がエネルギーを得られず，あらゆる疾病を発症することになる」という記載があります[6]（②）．

つまり，①胃腸はすべての大元である，②胃腸が元気であれば，気血が十分に供給されエネルギーに満ちるが，胃腸の元気がないとすべての病気の発生の源になるということです．

以上のように，処方の選択に迷ったときは，まず睡眠と胃腸を整える処方を意識するとよいでしょう．

サマリー

►眠る力，食べる力，排泄する力をしっかりと整える．

生活指導は漢方薬剤師の堀江昭佳先生よりご指導いただきました．

引用文献

1）谷池雅子．神経発達の面から小児睡眠医療を考える．脳と発達．2008; 40: 235-7.
2）宮崎総一郎，林　光緒．正常睡眠の仕組み．成人病と生活習慣病．2018; 48: 841-6.
3）亀井雄一，岩垂喜貴．子どもの睡眠．保健医療科．2012; 61: 11-7.
4）駒田陽子．知っておきたい子どもの睡眠．睡眠口腔医学．2017; 3: 127-32.
5）駒田陽子．知っておきたい子どもの睡眠アップデート．睡眠口腔医学．2023; 9: 17-24.
6）藤本蓮風．改訂増補版 図解鍼灸脈診法 胃の気の脈診．胃の気について．大阪: 森ノ宮医療学園出版部; 2002. p.8-13.

参考文献

① 江　育仁，主編．田久和義隆，訳．全訳中医小児科学: 中医薬大学全国共通教材．東京: たにぐち書店; 2013. p.20-2.
② 堀江昭佳．血流がすべて解決する．東京: サンマーク出版; 2016.

1 ▶東洋医学的な観点から見る子どもの特徴

2 うまくいかない場合に立ち返る治療の順番

時間経過が長く，難しい病気ほど複数の臓器や気血水が関係しているため，複数の病態が重なっています．前項「1　眠る力，食べる力，排泄する力」で述べたように，睡眠と胃腸の力を立て直すことが前提ですが,「処方を出してみたけれど，効果がなかった」と感じることもあります．

そんなときには,「証」を見直すことも大切ですが，気血水の治療原則＝「処方の軸」を持っておくとよいでしょう．子どもは「気→血→水」の順番で見直すことを勧めます．

❶ 子どもの病理的特徴

小児の病理の特徴は以下のように捉えます．

① 発病容易，伝変迅速（発病しやすく，伝播・変化が速い）[1]

② 臓器清霊，易趨康復（臓気が清く旺盛で，回復しやすい）[1]

③ 純陽

子どもの病気は，発病しやすく，症状の変化が非常に速いことは日々の診療で感じることだと思います．特に３歳以下の子どもは「純陽」といい，陽のエネルギーが高く変化が著しいことが特徴です．これは，唐時代に記されたとされる小児科専門書である『顱顖経（ろしんきょう）』に,「凡孩子三歳以下，呼為純陽」（三歳未満の子供の場合，純陽と呼ぶ．生命エネルギー（元気）がいまだ分散していないからである）と述べられています[2]．つまり，子どもの体は，相対的に陽が中心であり，陰が不足しやすい状態で，陰陽のバランスが陽に傾いていることを示しています．そのために高熱を出しやすく，熱性痙攣も起こりやすいのです．

❷ 気血水を治す順番

子どもの「気」の流れは，年齢が小さいほど非常に速く変化します．そのため思春期までは，まず「気」に注目し,「気」から治すことが大切です．

思春期以降になると,「血」が大切になります．特に女子の場合は，月経が始まると潤沢な「血」の流れが必要になります．これは，幼少期から漢方を処方していた子どもに月経が来たタイミングで，体質が大きく変化し処方内容が変わったことから気がつきました．

また『黄帝内経』の『素問』(「調経論」) をもとに，「気は血を統帥する」，「気は血の母である」と考えられています[3,4]．「気が流れれば血はスムーズに流れ，気がうっ滞すると瘀血を生じる」と言われるように，気と血は密接に関わります．特に小児の場合はよく動き，成長にもたくさんの気を必要とします．実際の治療では，まず気を補うことで血の生長を助けると，結果として血が作りやすくなることがあります．

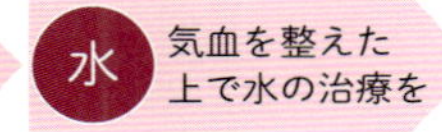

図 1　子どもの治療の順番

例えば，下痢気味で疲れやすくめまいがする子どもがいる場合,「脾虚，気血両虚，水滞」と判断します．まず脾虚の治療を行って気を増やし，次に血を補って血虚を治し，最後に「水」の治療を行うという順番を意識すると，処方の軸がぶれにくくなります (図 1)．

サマリー

► 処方の効果がなかった場合は，気→血→水の順番で治療を考え直す．

引用文献

1) 江　育仁, 主編. 田久和義隆, 訳. 全訳 中医小児科学: 中医薬大学全国共通教材. 東京: たにぐち書店; 2013. p.22-5.
2) 京都大学貴重資料デジタルアーカイブ.「顱顖経」. https://rmda.kulib.kyoto-u.ac.jp/item/rb00005833#?c=0&m=0&s=0&cv=0&r=0&xywh=-5959%2C-240%2C18397%2C4799（最終参照日 2023/6/7）
3) 南京中医学院医経教研組, 編. 石田秀実, 監訳. 現代語訳 黄帝内経素問（中巻). 調経論篇第六十二. 千葉: 東洋学術出版社; 1992. p.367-97.
4) 中國哲學書電子化計劃.「血證論」https://ctext.org/wiki.pl?if=gb&res=99139（最終参照日 2024/7/7）

3 次の一手の考え方

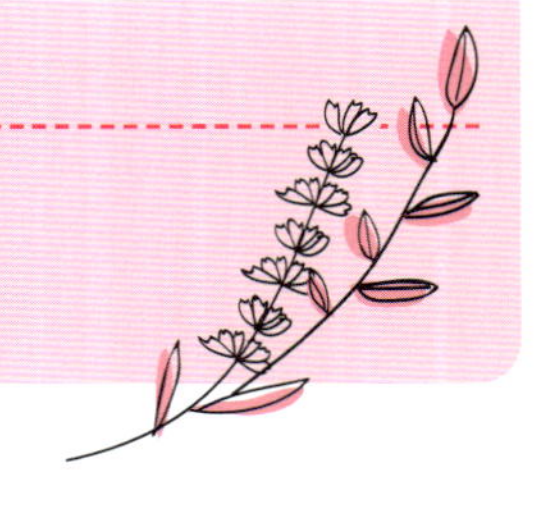

これまでにご説明した，睡眠，胃腸，気血水のポイントをもとに，最初の処方で効果がなかった場合に,「次の一手」をどのように考えるかをフローチャートで示します（図 1）．繰り返しになりますが，漢方処方の面白みは，頭痛があるので鎮痛薬を使用するというような治療薬の選択にはならないところです．なぜ頭痛を起こすのかという身体的・心理的背景を考慮し，体表観察によってその原因を把握したうえで，漢方薬を処方します．根本原因に立ち返ることが上達のヒントです．

本章では，診療をイメージしやすいように症例の中でも解説します．

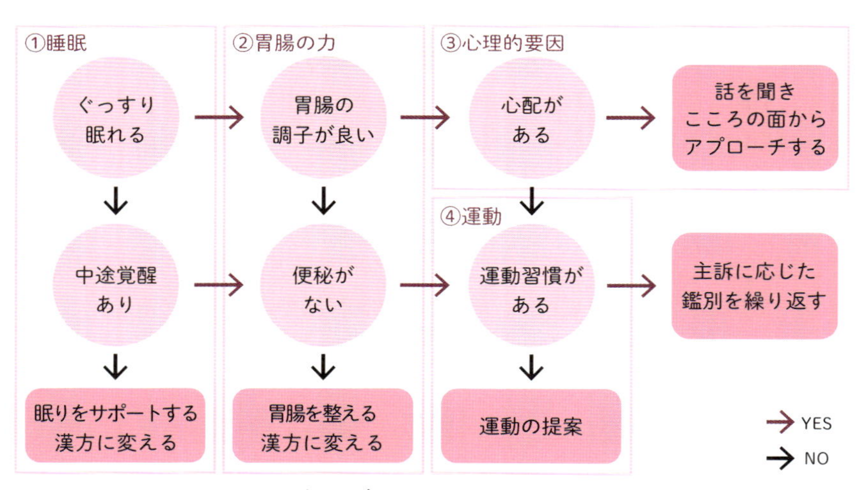

図 1　効果がなかったときの次の一手

❶ 4 つのポイントで次の一手を考える

漢方薬を処方したけれど，効果がなかった場合に確認するポイントが４つあります．それは，①睡眠，②胃腸の力（食べる力と排泄する力)，③心理的要因，④運動です．これらは表層的な問題ではなく，病気の根本原因を見つけ，解決するためにとても重要な内容です．

① **睡眠**

最初に最も大切な睡眠について確認します．寝つくまでの時間，中途覚醒，夢をよく見るか，朝スッキリと起きられるかなどを細かく確認します．しっかり眠れていなければ，眠りをサポートする漢方薬を処方します．大切なポイントのため繰り返しますが，小児は睡眠を重要視します．☞参考：睡眠障害（p.307）

② **胃腸の力**

次に，胃腸の調子を確認します．胃もたれがないか，便秘や下痢はないか，胃痛や腹痛があるか．お腹が空いてご飯が美味しく食べられるか，など睡眠と同様に多方面から問診をとります．問診票で記載がなくても，偏食や食が細いと悩んでいることがわかる場合もあります．胃腸の不調があれば，胃腸を整える漢方薬を処方します．☞参考：便秘（p.271），腹痛・下痢（p.279）

③ **心理的要因**

睡眠と胃腸に問題がなければ，心理的な要因や運動習慣の確認をします．

特に，こころの問題は少し時間をかけて話を聞きます．そこが病気の中心だと考えた場合には，こころにアプローチする漢方薬に処方を変更します．☞参考：こころの不調（p.321）

④ **運動**

睡眠，胃腸，こころの問題がなければ，運動習慣（しっかりと体を動かす遊びをしているか）を確認します．運動については，具体的な遊びのアドバイスなども有効です．☞参考：幼児期のエッセンス（p.58）

サマリー

► 漢方薬の効果がない場合には，睡眠，胃腸の力（食べる力と排泄する力），心理的要因，運動を確認する．

2 ▶ よくある訴え

1 夜泣き

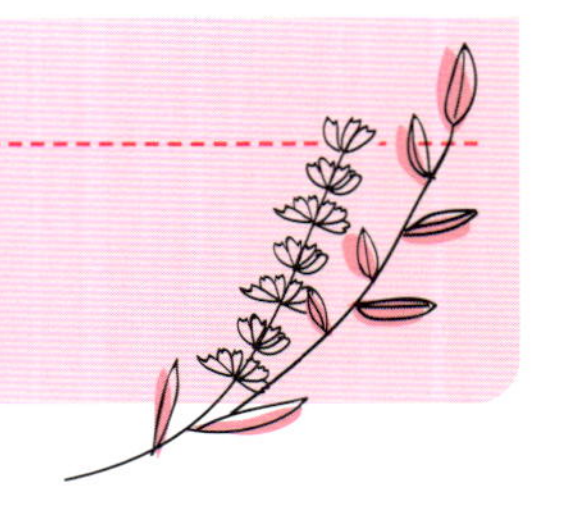

「寝る子は育つ」というように，良い睡眠は日中の活発な活動を支えます．また，日々寝不足が続く両親もSOSを出しています．子どもの健やかな発達のためにも，子育てや仕事で疲れている親御さんのためにも，漢方薬で良質な睡眠をサポートします．

◆西洋医学的ポイント

0歳児が1晩で1～2回泣く程度であれば，ほぼ生理的な夜泣きと考えます．もちろん，これが1年以上も続くと親も辛いですが，朝までぐっすり眠れる日もあるならば，年齢とともに落ち着いてくることがほとんどです．

◆見逃したくない点

寝つきの悪さ・体動の多い安定しない眠り，夜間の頻回な中途覚醒や足の不快感が見られる場合，のちに神経発達症の診断がつくこともあります．特に自閉スペクトラム症（ASD）では，知的レベルに関係なく約60～86％に睡眠障害を併存するとの報告がなされています[1)]．初診時に，神経発達症に合併する睡眠障害として，夜泣きが現れているかを区別することは難しいでしょう．しかし，外来の中で日常生活の様子を聞いたり，診療中の子どもの様子を見た結果，神経発達症が疑われる場合は，ご家族にお話ししたうえで発達検査を受けていただくようにしています．特に2歳を過ぎても頑固な夜泣きがある場合は，より丁寧に経過を追っていきます．

他にも，「いびき・無呼吸」があれば，閉塞性睡眠時無呼吸がないかを確認します[2)]．

◆治療

夜泣きに対する西洋医学的治療はありません．ホームケアとして環境の調節などをアドバイスします．

◆ホームケア

漢方の力ももちろん大切ですが，まずは生活リズムと睡眠環境を整えることが重要です．

一度にすべてを変えることは難しいと思いますが，取り入れやすいところから生活に取り入れてもらうようにしています．よくお伝えする内容は下記のとおりです(図 1)．

▶「生活リズム」

- 朝 7 時頃に起きて朝日を浴びる
  朝日を浴びると体内時計がリセットされ，夜の眠気が誘導されます．
- 日中にしっかりと体を使って遊ぶ
  当たり前のことのようですが，体が疲れないと，夜ぐっすり眠ることは難しいのです．

▶「睡眠環境」

- 遮光カーテンの利用．お部屋はなるべく真っ暗にする
- 寝る前のルーティン作り
- 寝る前にテレビやスマホは見せないようにする
- 寝室の温度は冬は 18 ~ 20℃，夏は 25 ~ 27℃[3)]
- 物音に敏感な赤ちゃんはホワイトノイズを利用する[3)]

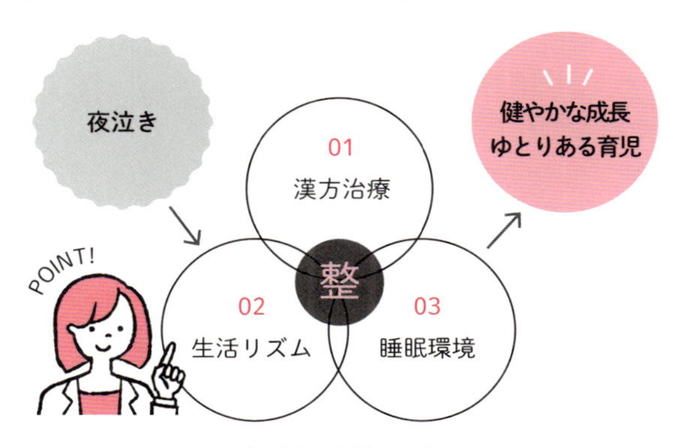

図 1　夜泣き改善のポイント

特に大切なのが，1 日の過ごし方．問診では 1 日のスケジュールを細かく確認します．すると，食事の偏りや日中の遊び方，生活リズムの改善点が見えてきます．夜泣きについては，漢方の問診票とは別に「夜泣き用の問診票」も用意しています．QR コードより確認できますので，参考にしてください．

症例

夜泣きの例：1 歳 0 カ月

夜間 4 ～ 5 回，すべて授乳で寝かしつけしている．

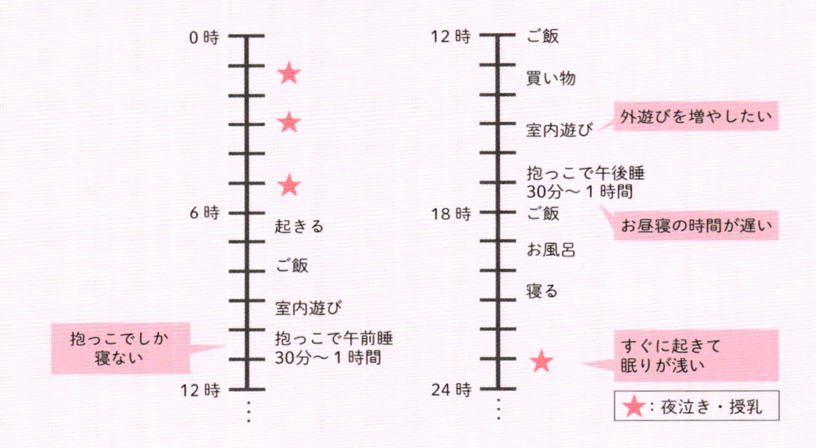

このスケジュールからわかること

- 昼寝も含めた合計睡眠時間が少ない
- 朝寝と昼寝時間が遅い
- 熟睡できずに浅い眠りを繰り返している
- 朝寝も昼寝も抱っこでしか寝ない→母も疲れていることが想像できる
- 体を使った遊びや外遊びを増やしたい

漢方薬

まずは，飲みやすい甘麦大棗湯（かんばくたいそうとう）を第一選択薬とします．頑固な夜泣きの場合は，他の処方に変更してもよいですが，甘麦大棗湯に以下の 3 剤を組み合わせます．3 剤の鑑別は，簡易的には「泣き方」や「日中の癇癪」で決めています．

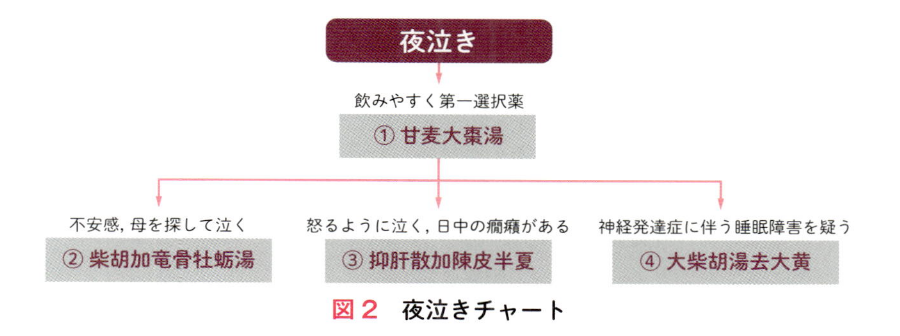

図2　夜泣きチャート

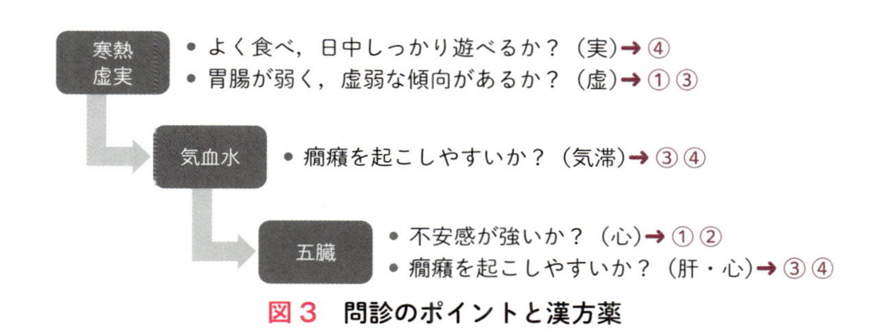

図3　問診のポイントと漢方薬

① **甘麦大棗湯**：夜泣きの第一選択薬です．軽症であれば就寝前のみの処方で，1 週間ほどで安定することもあります．

② **甘麦大棗湯＋柴胡加竜骨牡蛎湯**：母を探して泣く，人見知りが強くて環境に慣れるのに時間がかかるなど，「怯え」や「不安」な様子があれば，甘麦大棗湯＋柴胡加竜骨牡蛎湯を選択します．

③ **甘麦大棗湯＋抑肝散加陳皮半夏**：怒ったように泣く，日中も癇癪が多いなど，「怒り」が目立つ場合は，甘麦大棗湯＋抑肝散加陳皮半夏を選択します．陳皮と半夏は胃腸を守る役目があります．子どもはもともと胃腸が虚弱なことが多いので，低年齢では抑肝散加陳皮半夏をよく処方します．

④ **甘麦大棗湯＋大柴胡湯去大黄**：神経発達症がベースにある場合や，診断はついていないものの睡眠障害に加えて多動や強い癇癪で家族が困っている場合に使用します．寝つきが悪いときにも有効です．

漢方薬は飲ませるタイミングもポイントです．

- **昼寝が短い場合**

→昼食前と就寝前（寝る 30 分前から 1 時間前）

昼寝をしっかりすることで，夕方の不機嫌が減ります．夜泣きは睡眠不足が原因で起こることもあり，良質な昼寝が夜泣きの減少につながります．月齢にもよりますが，タイミングは昼食後に 2 時間くらい昼寝させることをお勧めします．

- **寝つきに時間がかかる，明け方に起きる場合**

→夕食前・就寝前（寝る 30 分前から 1 時間前）

夕食前に飲むことで，血中濃度を明け方まで維持できるようなイメージです．

症例

夜泣き：10 カ月　女児

病歴：生後より夜泣きがあり，1 晩に 2 ～ 4 回の夜泣きが続いている．日中は外遊びもして生活リズムも良い．

現症：体重 8kg，人見知りは月齢相当

処方：甘麦大棗湯エキス 1.5g / 日（分 1．就寝前）

経過：2 ～ 3 時間ごとに起きていたが，内服開始後より，続けて 5 時間眠れる日があった．3 カ月ほど継続し，徐々に夜泣きも改善したため服薬終了．

夜泣き：2 歳　男児

病歴：1 歳半まで発語がなく，ASD の診断あり．寝つきにも時間がかかり，寝るまでに非常に興奮する．夜間も寝言が多く，怒ったように泣く．

現症：体重 12kg，舌：確認できず，腹：平

処方：甘麦大棗湯エキス 2.5g / 日（分 2．夕食前・就寝前）＋大柴胡湯去大黄エキス 2g / 日（分 2．夕食前・就寝前）

経過：内服後 1 週間ほどで寝るまでの時間が短くなり，熟睡することが増えた．1 カ月で夜中の覚醒もなくなった．家族の希望もあり，服薬継続中．

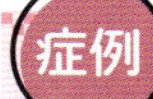

夜泣き：1歳 男児

病歴：生後半年頃から，夜泣きが始まった．寝つきに時間がかかり，母を探すように毎晩2～4回泣く．抱っこでしか泣き止まないため，母の疲労も見られた．

現症：体重11kg，母にしがみついており，少し敏感な様子

処方：甘麦大棗湯エキス1.5g / 日＋柴胡加竜骨牡蛎湯エキス1g / 日（分1．就寝前）

経過：内服後，寝つきは改善し，24時までまとめて眠れるようになったが，24時以降は2時間おきに起きていた．

次の一手 ☞「効果がなかったとき――④運動」(p.242) を考えよう！

問診をとり直すと，日中もあまり外で遊ばず，スーパーに買い物に出かける程度だった．外遊びや家の中でできる体を使った遊びを紹介し，なるべく体を動かし心地よい疲労感のもと眠る習慣を大切にするよう伝えた．徐々に朝まで眠れる日も増えた．経過も順調であり，半年ほどで服薬終了．

サマリー

- 夜泣きが続くと親も不眠や疲労からイライラしやすい．
- 家庭で抱え込み，疲労困憊な状況を漢方薬で助けることができる．
- 甘麦大棗湯を基本として，「泣き方」や「日中の癇癪」から処方を決める．

引用文献

1) 毛利育子. 発達障害と睡眠障害. 小児内科. 2017; 49: 1158-61.
2) 加藤久美. 小児の睡眠関連疾患を診る 1) 外来診療の立場から. 睡眠医療. 2017; 11: 171-6.
3) 星野恭子, 監修, 森田麻里子, 著. 家族そろってぐっすり眠れる 医者が教える赤ちゃん快眠メソッド. 東京: ダイヤモンド社; 2020.

2 虚弱体質

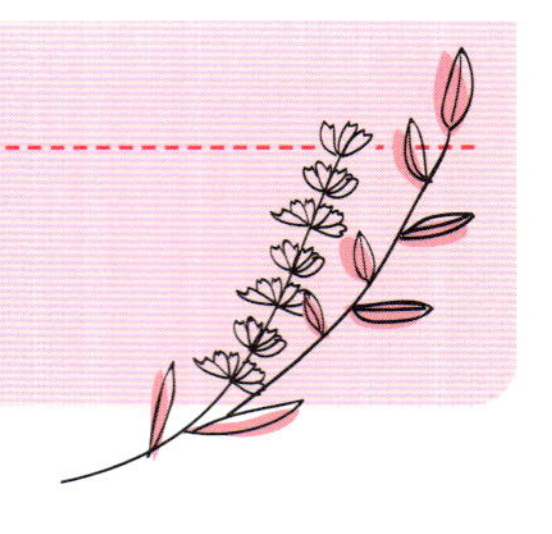

虚弱体質とは，漢方医学独特の概念になります．

具体的には，食が細い，よく熱を出す，風邪をひきやすい，疲れやすい，身体発育が遅れている，顔色が悪い，貧血がある，などを示します．器質的疾患はないものの，疲れやすく，通常の人では影響を受けないような外界の変化やストレスにより体調を崩しやすい人[1]と考えると，イメージがしやすいでしょう．

小児科領域では，NICU 退院後でよく風邪をひきやすく，体重がなかなか増えない子どもたちにも漢方薬が有効です[2]．また脳性麻痺児や重症心身障害児も虚弱体質の子が多く見られ使用範囲は幅広いと考えられます．

さらに現代の子どもたちは，長時間保育や習い事などもあり疲れやすく，よく風邪をひいたり，元気がない子どもも多くいます．体が元気になれば，子どもたちが本来持つ力も発揮しやすくなります．

◆西洋医学的ポイント

国際疾病分類の第 11 回改訂版（ICD11）に初めて伝統医学の章が入りました[3]．このなかに Consumptive disorder（虚労）という表記があります．虚労は主に成人に使用することが多く，小児では古くから虚弱という概念があります．このように，東洋医学的な概念も国際的な共通認識が生まれています[3]．

◆見逃したくない点

体重増加不良や，明らかに肺炎や中耳炎の繰り返しが多い場合は，基礎疾患の検索を並行して行います．

◆治療

治療を含めて詳細に記載されたものはありません．

◆ホームケア

親御さんも，同様に疲れていることがあります．子どもが風邪をひき，看病で疲れて両親にもうつるという家族内感染のパターンも多く，母子同服も有効です．

漢方薬

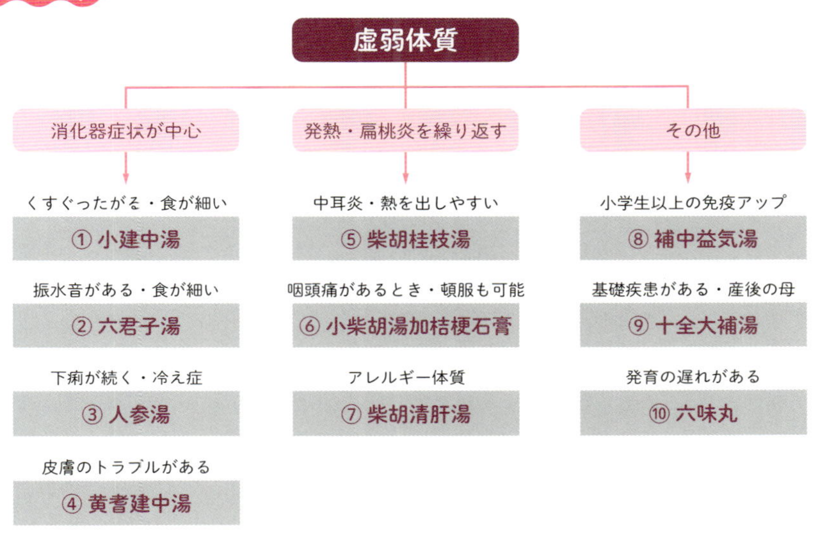

図 1　虚弱体質チャート

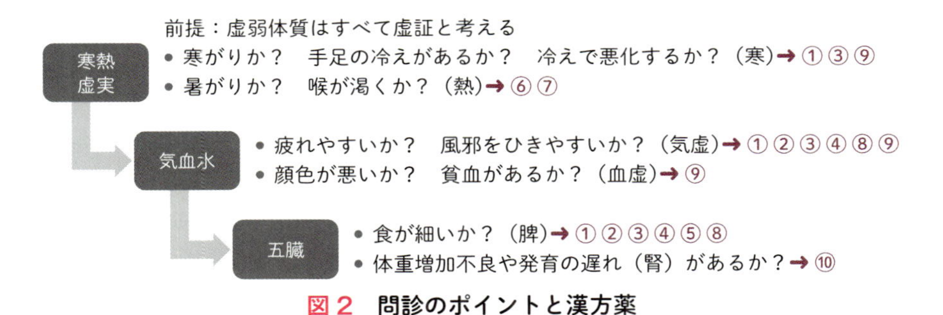

図 2　問診のポイントと漢方薬

① 小建中湯（しょうけんちゅうとう）：虚弱体質の代表処方です．腹痛，便秘，食欲不振，冷え，夜尿症，神経過敏，鼻出血を指標とします．顔色が悪く，目の下にクマがあり，地図状舌，腹診で腹力が弱く，腹直筋攣急を認めます．お腹を触ろうとするとくすぐったがることが特徴です．飲みやすいため，0 歳のお子さんにもよく処方します．内服

開始により食欲が増え，体重が増えることもあります．☞参考：小建中湯（p.190）

② 六君子湯(りっくんしとう)：虚弱体質で，食が細い場合や消化不良や胃もたれを訴える際に使用します．腹診で，心窩部にポチャポチャと音がする振水音を聴取します．内服後は食欲が増しやすく，結果として体重増加にもつながります．

③ 人参湯(にんじんとう)：下痢が続く，お腹の冷えが目立つ，疲れやすく，よだれを指標に使用します．

④ 黄耆建中湯(おうぎけんちゅうとう)：アトピー性皮膚炎など皮膚のトラブルがあり，風邪をひきやすい場合に使用します．☞参考：黄耆建中湯（p.200）

⑤ 柴胡桂枝湯(さいこけいしとう)：風邪をひきやすい，扁桃炎を繰り返す，中耳炎にかかりやすい，繰り返し熱を出す子どもに有効です．腹診で胸脇苦満と腹直筋攣急を認めます．内服し1カ月ほどすると，熱を出しても長引かなくなったと言われ，3カ月ほどで風邪をひきにくくなります．熱性痙攣を繰り返しやすい子どもの感冒予防にも使用します．☞参考：柴胡桂枝湯（p.203）

⑥ 小柴胡湯加桔梗石膏(しょうさいことうかききょうせっこう)：咽頭炎や扁桃炎を繰り返しやすい場合に使用します．喉が痛いときに頓服することも可能です．成人の咽頭炎・扁桃炎・COVID-19罹患時にも有効です．

⑦ 柴胡清肝湯(さいこせいかんとう)：リンパ節が腫れやすく，扁桃炎を繰り返す，アレルギー体質（アトピー性皮膚炎，アレルギー性鼻炎，滲出性中耳炎），鼻出血を繰り返すなどの場合に使用します．

⑧ 補中益気湯(ほちゅうえっきとう)：免疫力を上げる漢方薬の代表です．倦怠感，食欲不振，寝汗，冷え症，微熱，下痢，息切れがある場合に使用します．サイトカイン産生の制御，オートファジー機能の改善，解糖系－ミトコンドリア間細胞内エネルギー代謝改善などの作用機序があり，COVID-19罹患後の回復期にも有効です[4]．

⑨ 十全大補湯(じゅうぜんたいほとう)：補中益気湯と同様に免疫力を高め，疲労感，食欲不振，手足の冷え，寝汗，貧血がある場合に使用します．補中益気湯との違いは，貧血や目の疲れなど血虚の症状が出ている場合に十全大補湯を使用します．反復性中耳炎の予防にも有効で，感冒の罹患頻度，抗菌薬の投与日数の減少も報告されています[5]．

⑩ 六味丸(ろくみがん)：発育の遅れ（特に運動発達の遅れ）がある場合に使用します．補腎剤の代表です．小建中湯などのお腹を整える補脾剤と併用することもあります．

⑪ その他：鍼灸治療も有効です[6]．スプーン，歯ブラシ，ドライヤーを利用した親子スキンタッチは家庭での補助療法としても利用することもあります[7]．

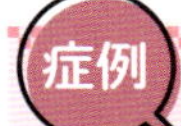

よく風邪をひく，軟便が続く：11 カ月 男児

病歴：保育園に通園中の姉が風邪をひくともらいやすく，鼻汁がなかなか改善しない．必ず軟便となり，よく風邪をひくようになってから体重も増えにくくなった．

現症：体重 8kg，痩せ型，舌：風邪をひくと地図状舌になる，腹：温かい

処方：小建中湯エキス 1g / 日（分 1．朝食前）

経過：内服開始後より便が固まるようになった．その後，姉が風邪をひいてもうつりにくくなり，その様子を見た家族の希望で，姉も小建中湯の内服を開始した．経過良好で 3 カ月ほどで服薬終了．

子どもから風邪をもらい長引く：32 歳 女性

病歴：上記症例の母．子どもから風邪をもらい，毎回長引くため処方希望あり．疲れやすく，夕方になると力がわかない．

現症：顔色が悪い，脈：やや沈，舌：淡白舌，舌下静脈怒張軽度あり，腹：腹力軟，冷えが目立つ

処方：十全大補湯エキス 3 包 / 日（分 3．毎食前）

経過：お昼の内服をどうしても忘れてしまうということだったので，キッチンに漢方薬を置いておき，ご飯を作るタイミングで飲むように指導した．1 カ月ほど内服したが，疲れは 10 → 8 程度と変化が乏しかった．

次の一手 ☞「効果がなかったとき──①睡眠」(p.242) を考えよう！

問診をとり直すと，子どもの寝かしつけで寝落ちした後，また起きて家事をしているということだった．睡眠の質が悪いと判断し，酸棗仁湯（さんそうにんとう）2 包を就寝前に追加した．内服開始後よりぐっすりと眠れ，翌朝にはスッキリ起きられるようになった．疲れにくくなり，元気が出て顔色も改善．産後の脱毛も改善したと喜ばれた．経過良好で，半年で服薬終了．

サマリー

- 虚弱という考え方は，風邪をひきやすい子どもだけではなく，早産児のケア，重症心身障害児にも幅広く使用できる．
- 「寒熱・虚実」「気血水」「五臓」を幅広く聞き取り，処方を決める．

引用文献

1) 盛岡頼子，佐藤　弘．虚弱者に多い自覚症状―初診時の問診票より―．日東洋医誌．2009，60: 371-8.
2) 江崎勝一，川崎秀徳，栗嶋クララ，他．NICU 退院後の虚弱体質児の漢方使用経験．日未熟児新生児会誌．2010; 22: 543.
3) 渡辺賢治．東洋医学における ICD-11 活用．保健医療科．2018; 67: 471-9.
4) 黒木春郎．COVID-19 小児例への漢方薬の実践的処方．外来小児．2022; 25: 67-70.
5) Ito M, Maruyama Y, Kitamura K, et al. Randomized controlled trial of juzen-taiho-to in children with recurrent acute otitis media. Auris Nasus Larynx. 2017; 44: 390-7.
6) 川本正純．虚弱体質に対する鍼灸施術．医道の日．2010; 69: 64-6.
7) 高橋典子．虚弱体質への鍼灸治療と親子スキンタッチの活用．医道の日．2010; 69: 44-51.

3 鼻汁

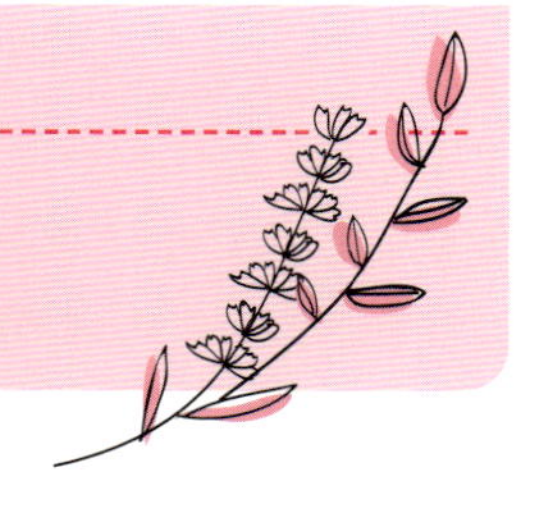

急性上気道炎，アレルギー性鼻炎などさまざまな原因で鼻汁や鼻閉を認めます．乳幼児期は鼻をかむことが難しく，漫然と続くこともあります．

去痰薬を飲み続けるケースや，自然経過を待つ間に鼻啜りを繰り返し，中耳炎や副鼻腔炎を合併するケースもあります．漢方薬は飲んだその日から症状が軽減することもあり，効果も早く現れます．合併症の予防のためにも感冒の初期から使用すると有効です．

◆西洋医学的ポイント

典型的な急性上気道炎では，数日間の潜伏期の後に微熱や倦怠感，咽頭痛などの上気道炎症状を生じ，続いて鼻汁や鼻閉，その後に咳や痰が出現します．一般的な鼻汁や咳嗽は 3 ～ 4 日目に一番多くなり，7 ～ 10 日で治ります（図 1）[1]．つまり，急性上気道炎と判断した場合は，鼻汁が増悪するタイミングや 1 週間ほど経過しても症状が残っている可能性と，典型的な経過から外れ悪化した場合の再診のタイミングを保護者に伝えておくことが大切です．

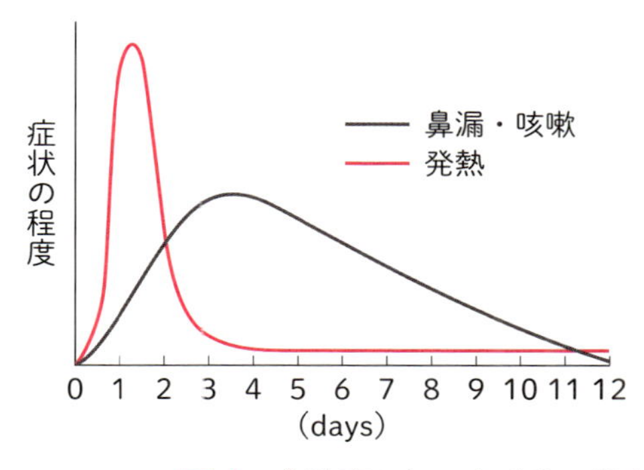

・7～10 日はかかる
・10 日を超えない
・発熱は 3 日以内に解熱
・鼻汁や咳嗽は 3～6 日までにピークになる

図 1　合併症のないウイルス性上気道炎の自然経過

（Wald ER, et al. Pediatrics. 2013; 132: e262-80[1] より一部改変）

◆見逃したくない点

上記の経過から外れ，4日以上の高熱，慢性的な鼻汁，夜間眠れないほどの咳嗽が継続する場合は，アデノウイルスなどの感染症，肺炎や副鼻腔炎や中耳炎の合併に注意が必要です．この中でも，10日以上の鼻汁や膿性鼻汁が目立ち，抗菌薬を使用する疾患は，急性細菌性副鼻腔炎[1]や急性中耳炎です．ただし，乳児期は副鼻腔が未発達であり[2]副鼻腔炎と急性上気道炎を区別することは困難です．

また乳幼児期は，鼻腔と中耳が交通しやすく，中耳炎の合併も多くなります．滲出性中耳炎の経過観察期間は，鼓膜の病的変化がなければ，発症から3カ月は経過観察が推奨されていますが，3カ月で自然治癒しない滲出性中耳炎はその後も自然には治癒しないことが多いとされています[3]．遷延すると難聴が持続し聴力にも影響が出ることがあります．特に保育園で集団生活を送っていると，頻繁にウイルス感染症を反復し罹患しやすく，反復性中耳炎のリスクファクターとなり，乳児期(2歳未満)に急性中耳炎を初発した場合には，反復性中耳炎へ移行しやすくなります[4]．

2週間以上継続する鼻汁に加え，目の痒み，咳払い，くしゃみ，鼻すすり，アトピー素因がある場合は，アレルギー性鼻炎の診断・治療を行います．

◆治療

去痰薬などの対症療法が中心になります．抗ヒスタミン薬やロイコトリエン受容体拮抗薬，麻薬性鎮咳薬などは，鼻汁や咳嗽には推奨されず，効果も証明されていません[5]．また抗ヒスタミン薬の投与により熱性痙攣の持続時間が延長することが報告されています[6,7]．

◆ホームケア

合併症を伴わない急性上気道炎の鼻汁の経過は，透明→膿性→粘液性→透明または消失と変化します[1]．粘液性が増してくると鼻閉が強くなり夜間の睡眠を阻害します．鼻閉が強い場合は，鼻汁吸引が大切です．電動タイプのものは市販でも購入できるため，きょうだいが多くきょうだい間でも感染を繰り返す家庭などは，通院回数も減らせるためお勧めしています．

「ヴイックス ヴェポラップ®」は，夜間の咳，鼻詰まり，睡眠困難の症状緩和に有効です[8]．薬局で購入でき入手しやすいです．注意点は皮膚の刺激感があることです．経験的に，寝る前に胸部や背部に塗っておくと入眠しやすくなります．子どもの枕元に置いておき，夜間に咳が酷くなったタイミングで使用するとその後も眠りやすくなります．

漢方薬

鼻汁に対する漢方薬は，さまざまな種類があります．また，咽頭炎や中耳炎に罹患した場合にも処方が可能です．

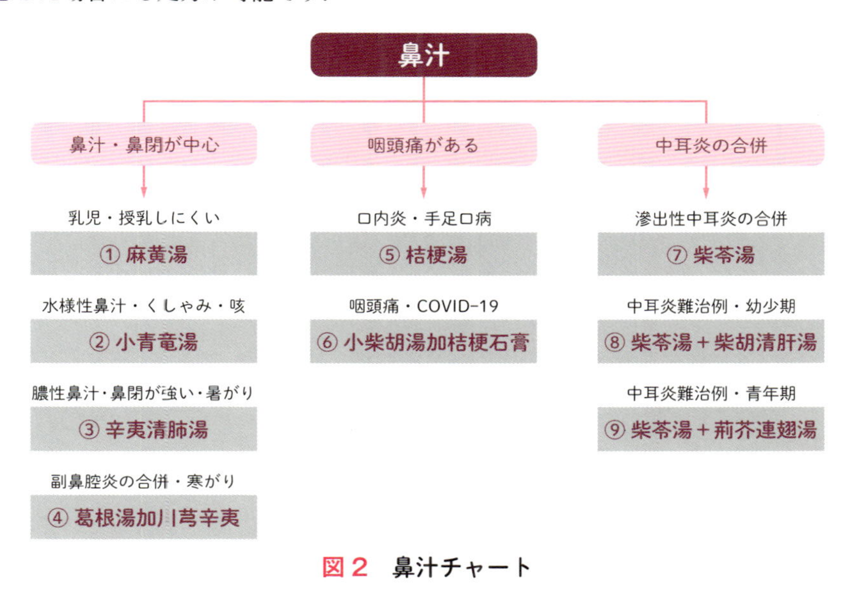

図２　鼻汁チャート

寒熱 虚実
- 暑がりか？（熱）→ ③⑤⑥
- 寒さで悪化するか？（寒）→ ②④

気血水
- 鼻や耳に水が溜まっている状態か？（水滞）→ ②⑦⑧⑨

五臓
- 上気道症状が中心か？（肺）→ ①②③④⑤⑥

図３　問診のポイントと漢方薬

① 麻黄湯（まおうとう）：乳児の鼻閉でミルクが飲めない場合に使用します．麻黄が睡眠に影響する場合があるため，1 週間ほどで効果を判定し，漫然と飲み続けることはしないように注意します．

② 小青竜湯（しょうせいりゅうとう）：くしゃみ，咳嗽，水様性鼻汁を伴うアレルギー性鼻炎，気管支喘息に

も使用します．☞参考：小青竜湯（p.222）

③ **辛夷清肺湯**（しんいせいはいとう）：膿性鼻汁や後鼻漏があり，暑がりで鼻閉が強い場合に使用します．聴診で上気道性喘鳴（stridor）を聴取する乳児にも効果的です[9]．苦味が強いのですが，効果の切れ味がいいので「頑張って飲むととっても楽になります」と伝えます．体を冷やす作用があるため，暑がりで喉が渇く子に使います．

④ **葛根湯加川芎辛夷**（かっこんとうかせんきゅうしんい）：長引く鼻閉や，副鼻腔炎に伴う頭痛にも効果的です．鼻の通りを改善する辛夷，川芎が入っています．錠剤もあります．冷えで悪化する場合にもよいでしょう．

⑤ **桔梗湯**（ききょうとう）：口内炎が強く，咽頭炎がメインのときに使用します．成人の風邪症候群で咽頭痛がある70人を桔梗湯群とプラセボ群にランダム化し，桔梗湯を内服し10分後の咽頭痛の有効性を評価した報告では有意差がありませんでした[10]．経験的に手足口病で食べられない場合には内服後30分ほどたつと，痛みが軽減し食事がとれるようになります．

⑥ **小柴胡湯加桔梗石膏**（しょうさいことうかききょうせっこう）：桔梗湯と同様に咽頭痛に使用しますが，比較すると使用目標として，口内炎はそれほど目立ちません．COVID-19罹患時にも効果的です．

⑦ **柴苓湯**（さいれいとう）：中耳炎を反復し滲出液が溜まりやすくなかなか改善しない場合に，週単位で長期的に内服します．難治例には柴苓湯に加えて，柴胡清肝湯や荊芥連翹湯を合わせて内服します[11]．

⑧ **柴苓湯＋柴胡清肝湯**（さいこせいかんとう）：幼少期に，肌が浅黒く，腹診でくすぐったがり，扁桃肥大やアデノイドを認める場合に使用します．

⑨ **柴苓湯＋荊芥連翹湯**（けいがいれんぎょうとう）：青年期で，肌が浅黒く，腹診でくすぐったがり，ニキビがある場合に使用します．

症例

鼻汁が続く：1歳 男児

病歴：保育園に入園してから毎月風邪をひく．鼻閉のため口呼吸になりやすく夜間も寝苦しそう．黄色い鼻汁がだらだらと続く．

現症：体重10kg，脈：数，舌：紅舌，腹：平

処方：辛夷清肺湯エキス1.5g／日（分1．夕食前）

経過：苦い薬だが，飲めば改善することを伝えて処方．内服した夜から鼻閉音もなく，しっかりと眠れたため家族も喜ばれた．5日間で改善し，服薬終了．

発熱，鼻汁，手足の発疹：1 歳 女児

病歴：発熱，鼻汁，手足の発疹を認め，咽頭所見からも手足口病と診断．咽頭痛の影響と思われる食欲低下があった．もともと，虚弱体質を改善する目的で漢方薬の内服をしたことがあったため，漢方薬も希望．

現症：体重 10kg，皮膚：手足に丘疹あり．咽頭後壁に複数のアフタあり

処方：桔梗湯エキス 2g / 日（分 2．朝夕食前）

経過：内服し 30 分ほど経過すると痛みが少し落ち着く様子になるため，そのときに水分摂取やゼリーなど食べやすいものをとるように伝えた．内服後は，食事摂取量も回復した．3 日間で改善し，服薬終了．

症例

滲出性中耳炎：5 歳 男児

病歴：鼻汁が続き両側の滲出性中耳炎と診断された．10 日以上去痰薬の内服をしていたが，耳の所見の改善が乏しく相談あり．

現症：体重 18kg，脈：平，舌：淡白舌・やや胖大・歯痕なし，腹：平，手足の冷えがある

処方：柴苓湯エキス 3g / 日（分 2．朝夕食前）

経過：柴苓湯を朝食前で処方したが，1 回量が多く飲めなかったため 1 日 2 回に分けてココアに混ぜて内服した．内服中に新たに別の感冒に感染し，再度鼻汁と鼻閉が増強した．

次の一手 ☞「効果がなかったとき―主訴に応じた鑑別を繰り返す」（p.242）を考えよう！

黄色い鼻汁が増加していたので，柴苓湯に葛根湯加川芎辛夷 3g / 日（分 2．朝夕食前）を加えて処方した．内服後より鼻閉が軽くなり，中耳炎も改善したため服薬終了．その後は，風邪をひくとすぐに葛根湯加川芎辛夷を飲み中耳炎は繰り返していない．

サマリー

- 去痰薬で改善しない場合や，副鼻腔炎や中耳炎の合併にも幅広く対応できる．
- 「鼻汁の性状」，「暑がりか寒がりか」を中心に処方を決める．

コラム 風邪に対する社会の理解

親の立場からすると，夜間に鼻閉や咳嗽で何度も起きる辛さ，中耳炎の合併による治療期間の延長，頻繁に風邪をひくために仕事の調節が必要になる大変さ，熱を出さないか心配になる気持ちは，大変よくわかります．

1日も早く元気になってほしいと願うのは，子どもの体調が心配であることももちろんですが，社会における発熱や風邪症状に対しての許容範囲が狭くなっている背景もあります．

慢性疾患で漢方薬を飲んだことがある子どもや親御さんから，「長引く鼻汁や咳嗽に何かできることがありませんか？」と聞かれた場合は，漢方薬を提案しています．効果も早く，すっきりと治るため大変喜ばれます．社会の漢方薬に対する理解が深まり，風邪診療に使用できる範囲が増えることを願っています．

引用文献

1) Wald ER, Applegate KE, Bordley C, et al. Clinical practice guideline for the diagnosis and management of acute bacterial sinusitis in children aged 1 to 18 years. Pediatrics. 2013; 132: e262-80.
2) 松岡明裕, 設楽哲也, 八尾和雄, 他. 小児急性副鼻腔炎の臨床的検討. 耳鼻臨床. 1993; 86: 1425-9.
3) 日本耳科学会, 日本小児耳鼻咽喉科学会. 小児滲出性中耳炎診療ガイドライン 2022 年版. 第2版. 滲出性中耳炎の経過観察期間はどのくらいが適切か. 東京: 金原出版; 2022. p.40-1.
4) 伊藤真人. 乳幼児反復性中耳炎の診療. 耳鼻臨床. 2008; 101: 638-9.
5) Paul IM, Yoder KE, Crowell KR, et al. Effect of dextromethorphan, diphenhydramine, and placebo on nocturnal cough and sleep quality for coughing children and their parents. Pediatrics. 2004; 114: e85-90.
6) Takano T, Sakaue Y, Sokoda T, et al. Seizure susceptibility due to antihistamines in febrile seizures. Pediatr Neurol. 2010; 42: 277-9.
7) 木村　丈, 渡辺陽和, 松岡太郎. 鎮静性抗ヒスタミン薬の投与により熱性けいれんのけいれん持続時間は延長する. 脳と発達. 2014; 46: 45-6.
8) Paul IM, Beiler JS, King TS, et al. Vapor rub, petrolatum, and no treatment for children with nocturnal cough and cold symptoms. Pediatrics. 2010; 126: 1092-9.
9) 藤田仁志. 乳児喘鳴に対する辛夷清肺湯の効果について. 日東洋医誌. 1994; 44: 517-20.
10) Ishimaru N, Kinami S, Shimokawa T, et al. Kikyo-to vs. placebo on sore throat associated with acute upper respiratory tract infection: a randomized controlled trial. Intern Med. 2019; 58: 2459-65.
11) 広瀬滋之. 小児科疾患漢方治療マニュアル これだけは知っておきたい実践診療のコツ. 中耳炎. 大阪: 名著出版; 2016. p.210-2.

4 咳嗽

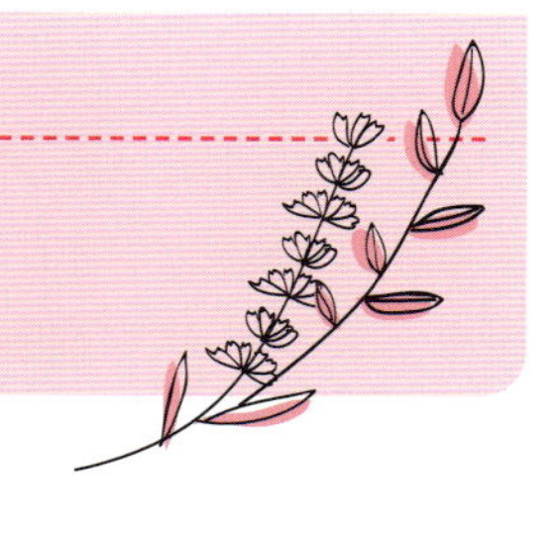

0～4歳の咳嗽の自然経過は，1週間後も約50％に鼻汁や咳嗽の症状が残っています[1]．特に，保育園で集団生活を始めたばかりの頃は，さまざまなウイルス感染症に罹患するため，時としてずっと鼻汁と咳嗽が出ている状態になります．

漢方薬は，咳嗽の種類に応じてさまざまな処方があり，細やかなサポートができます．また，急性上気道炎のみではなく，マイコプラズマやRSウイルス，百日咳，感染の罹患後に続く長引く咳，チックや心因性の咳嗽にも効果があります．小児の咳嗽診療ガイドラインでも麦門冬湯（ばくもんどうとう），清肺湯（せいはいとう），半夏厚朴湯（はんげこうぼくとう），参蘇飲（じんそいん），柴朴湯（さいぼくとう），柴陥湯（さいかんとう），小青竜湯（しょうせいりゅうとう），五虎湯（ごことう），麻杏甘石湯（まきょうかんせきとう）が記載されています[2]．中枢性鎮咳薬の処方を減らすこともでき，非常に役立ちます．

◆西洋医学的ポイント

咳嗽は生体防御反応の1つです．痰を伴う湿性咳嗽と伴わない乾性咳嗽があり，小児では3～8週間未満は遷延性咳嗽，8週間以上継続する咳を慢性咳嗽といいます[2]．

◆見逃したくない点

鑑別疾患は，感染症，アレルギー疾患（気管支喘息，アレルギー性鼻炎，アトピー咳嗽），心不全，胃食道逆流症，異物誤飲，声帯結節や麻痺，心因性咳嗽など多岐にわたります．鑑別はガイドラインを参考にしてください．1週間以上継続する膿性鼻汁，湿性咳嗽があれば，鼻副鼻腔炎を念頭におき後鼻漏などの確認も必要です．

◆治療

鎮咳薬や去痰薬は対症療法です．ロイコトリエン受容体拮抗薬は，風邪症候群に間欠的に処方する効果は認められておらず，気管支喘息が基礎にある症例に対しては長期投与が必要です[2]．

◆ホームケア

夜間の寝る前に咳嗽が増えるのか，明け方に多いのか，運動や冷気で症状が増悪するのか，睡眠が阻害されて起きてしまうかなど咳嗽が出るタイミングを確認してもらうようにします．咳嗽の様子を動画に撮ってきてもらうのもよいでしょう．クループ症候群のように咳嗽の特徴で診断が可能なものもあり，胸が凹んでいる陥没呼吸などの呼吸状態の判断もできます．診察で見せてもらえると診断や治療のヒントになります．

また，蜂蜜はコントロール群と比較して，咳嗽の頻度を下げ，睡眠障害を改善する効果があります[3,4]．1 ～ 5 歳は 2 ～ 5mL 程度，6 歳以上は 5 ～ 10mL をそのまま，もしくはお湯などに混ぜて飲むとよいでしょう．ご存知の通り，0 歳児にはボツリヌス中毒のリスクがあり使用できませんが，1 歳以上の場合は，漢方薬を蜂蜜に混ぜて飲むように勧めます．

漢方薬

咳嗽に効果がある漢方薬は，麻黄（まおう）という生薬が入っているグループと，入っていないグループに分けて考えると理解しやすくなります．

麻黄が入っている漢方薬は切れ味が良く，即効性があります．鎮咳作用があり，体を温めながら発汗させ，抗ウイルス作用を持ちます[5]．そのため，特に風邪のひき始め（初日～ 3 日目あたり）に効果的です．また麻黄にはエフェドリンという成分が含まれており，交感神経を刺激します．そのため，不眠や夜泣きがあるお子さんは，内服は朝・昼で，遅くとも夕食前までに飲んでもらうようにしましょう．

感冒が長引き体力が落ちた状態での咳嗽には，竹茹温胆湯（ちくじょうんたんとう）など麻黄が入っていない製剤を使用します．

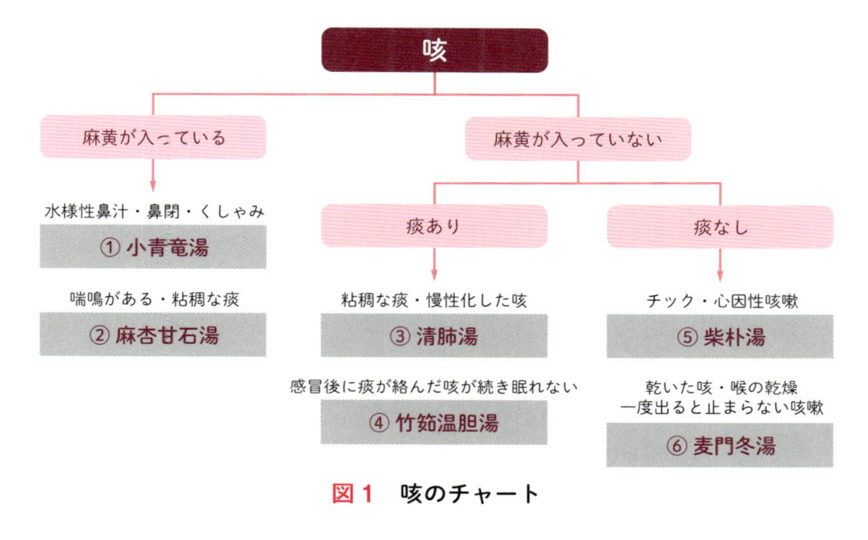

図1　咳のチャート

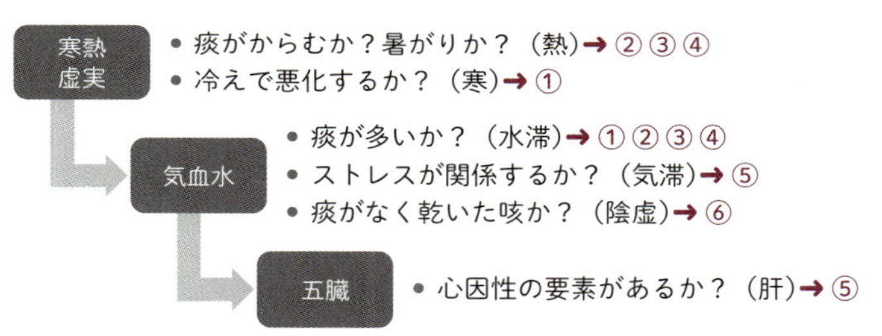

図2　問診のポイントと漢方薬

① **小青竜湯**：水様性鼻汁，鼻閉やくしゃみを指標にします．気管支喘息の急性増悪の初期，アレルギー性鼻炎や後鼻漏による咳嗽を疑ったときにも使用します．比較的飲みやすい処方です． ☞参考：小青竜湯 (p.222)

② **麻杏甘石湯**：喘鳴があり，粘稠な痰がからみ，ゼイゼイし，夜間の咳き込みがひどいときに使用します．気管支拡張作用があるため，気管支喘息のお子さんには風邪をひいたときのお守りとして渡しています．

③ **清肺湯**：切れにくいネバっとした粘稠な痰があり，慢性化した咳に使用します．肺を潤します．

④ **竹茹温胆湯**：感冒後に痰が絡んで咳き込み，眠れないときに使用します．RS ウイルスなどの長引く湿性咳嗽により夜間起きてしまう場合に効果があります．

⑤ **柴朴湯**：半夏厚朴湯と小柴胡湯(しょうさいことう)を合わせてできた処方です．チック，咳払い，心因性咳嗽，喉の詰まり，咳喘息などに使用します．痰が絡む場合は麻杏甘石湯と併用します．7 ～ 15 歳の 22 例の気管支喘息において柴朴湯を 3 カ月投与した結果，臨床症状，気道過敏性および運動誘発試験で改善を認めています[6]．トラニラストとの比較による多施設共同研究では，軽症から中等症の気管支喘息に柴朴湯もしくはトラニラストを投与し，投与 8 週間以降で有意に柴朴湯群の改善度が高い報告例もあります[7]．

⑥ **麦門冬湯**：乾いた咳，喉の乾燥，冷たい空気での悪化や一度出ると止まらないような咳に効果的です．成人の報告になりますが，風邪感染の後に咳嗽が長引く 19 人に対して，麦門冬湯内服群と β_2 刺激薬など麦門冬湯を内服しない群にランダム化し，2 週間投与した結果，麦門冬湯を内服した群は，4 ～ 5 日後には咳が有意に改善していました（2 週間後には同群ともに差はありませんでした）[8]．

風邪をひくとゼイゼイする：1 歳 男児

病歴：保育園に通い始めたばかり．これまで，感冒時に下気道性喘鳴を指摘されたことが 1 回ある．2 日前から鼻汁と痰絡みの咳嗽があり，1 日前からの咳嗽で夜間眠りにくくなった．

現症：体重 10kg，胸部：軽度 wheezes あり・陥没呼吸なし，SpO_2 97%

処方：麻杏甘石湯エキス 2g / 日（分 1．朝夕食前）

経過：内服した夜から睡眠が改善した．4 日間内服し，痰が絡んだ咳がなくなり服薬終了．

RS ウイルスにかかった後に咳が続く：3 歳 女児

病歴：RS ウイルスに罹患し，発熱，咳嗽，鼻汁を認めた．解熱後も湿性咳嗽が継続し，夜間睡眠中も咳き込みが続く．

現症：体重 15kg，咽頭：軽度発赤あり・後鼻漏なし，胸部：ラ音なし

処方：竹茹温胆湯エキス 3g / 日（分 2．朝夕食前）

経過：内服したその日より咳嗽が軽減し眠れるようになった．3 日間内服し服薬終了．

咳払い（チック）：6 歳 女児

病歴：1 ～ 2 カ月前より咳払いが継続している．母親もチックを心配して来院．

現症：体重 20kg，胸部：ラ音なし

処方：柴朴湯エキス 5g / 日（分 2．朝夕食前）

経過：1 カ月後に症状は 10 → 5 程度まで改善したが，母親も気になっていた．

次の一手 ☞「効果がなかったとき――③心理的要因」（p.242）を考えよう！

母親が子どものチックが非常に気になっていた．咳払いをするとどうしてもイライラして指摘してしまうと相談があり，母にも漢方薬を勧めた．

母親には，加味逍遙散（かみしょうようさん）3 包 / 日（分 3．毎食前）を処方した．母親のイライラ感が軽減するとともに，子どもの症状も落ち着いた．家族の不安もあり長めに継続．半年ほどで服薬終了．

サマリー

- 急性上気道炎，マイコプラズマ，RS ウイルス，百日咳，慢性咳嗽，チックにも使用できる．
- 「湿性か乾性か」，「麻黄が入っているかどうか」を中心に処方を決める．

引用文献

1）Hay AD, Wilson AD. The natural history of acute cough in children aged 0 to 4 years in primary care a systematic review. Br J Gen Pract. 2002; 52: 401-9.

2）日本小児呼吸器学会，作成，吉原重美，井上壽茂，望月博之，監修．小児の咳嗽診療ガイドライン 2020．東京：診断と治療社；2020. https://minds.jcqhc.or.jp/common/ wp-content/plugins/pdfjs-viewer-shortcode/pdfjs/web/viewer.php?file=https://minds.jcqhc.or.jp/common/summary/pcf/c00599.pdf&dButton=false&pButton=false&oButton=false&sButton=true#zoom=auto&pagemode=none&_wpnonce=3b871a512b.（最終参照日 2024/3/18）

3）Paul IM, Beiler J, McMonagle A, et al. Effect of honey, dextromethorphan, and no treatment on nocturnal cough and sleep quality for coughing children and their parents. Arch Pediatr Adolesc Med. 2007; 161: 1140-6.

4）Abuelgasim H, Albury C, Lee J. Effectiveness of honey for symptomatic relief in upper respiratory tract infections: a systematic review and meta-analysis. BMJ Evid Based Med. 2021; 26: 57-64.

5）Fujikane A, Sakamoto A, Fujikane R, et al. Ephedrae Herba and Cinnamomi Cortex interactions with G glycoprotein inhibit respiratory syncytial virus infectivity. Commun Biol. 2022; 5: 94.

6) 渡部　創. 気管支喘息児における気道過敏性および運動誘発喘息に対する柴朴湯の長期投与効果について. 日東洋医誌. 1991; 41: 233-9.
7) 伊藤節子, 三河春樹. 小児気管支喘息の治療における柴朴湯の効果について―トラニラストとの比較試験, 多施設共同研究結果について―. 基礎と臨. 1992; 26: 3993-8.
8) Irifune K, Hamada H, Ito R, et al. Antitussive effect of bakumondoto a fixed kampo medicine (six herbal components) for treatment of post-infectious prolonged cough: controlled clinical pilot study with 19 patients. Phytomedicine. 2011; 18: 630-3.

5 夜尿症

夜尿症の漢方治療は，冷えや暑さで悪化する場合の対応や，疲れやすさなど全身症状の改善もできます．そのためにも夜尿症だけを診るのではなく，体質の把握が大切です．重症の夜尿症は漢方薬のみで改善することは難しく，西洋医学と併用します．漢方薬の内服により水分摂取量が増えてしまうので，内服のタイミングは夜を避けて生活リズムに合わせます．

◆西洋医学的ポイント

5 歳以上で，頻度が 1 回 /1 カ月以上かつ，少なくとも 3 カ月以上継続する夜間睡眠中の尿失禁を認めるものと定義されます[1]．1 週間に 4 回以上の夜尿は「頻回」，3 日以下の夜尿は「非頻回」です．

◆見逃したくない点

夜尿に加えて，昼間の下部尿路症状〔覚醒時の尿失禁，尿意切迫感，排尿困難，排尿回数の過少（1 日 3 回以下）または過多（1 日 8 回以上）〕があれば，昼間の症状改善を優先します．夜間の尿失禁のみを単一症候性夜尿症，昼間の下部尿路症状を合併する場合を非単一症候性夜尿症と定義します[1]．特に非単一症候性夜尿症および 6 カ月以上夜尿が消失していたが再燃した場合（二次性夜尿症）は基礎疾患の除外が大切です．

鑑別疾患は，便秘症，神経発達症，腎尿路系の器質的疾患，潜在性二分脊椎，糖尿病などの内分泌疾患，心因性多飲症などがあります．

◆治療

①デスモプレシン酢酸塩水和物（抗利尿ホルモン製剤），②アラーム療法，③その他（抗コリン薬，三環系抗うつ薬）があります．①と②がランダム化比較試験により推奨されており，効果が乏しい場合は，抗コリン薬などを検討します．

◆ホームケア

生活指導は夕食後の水分制限，寝る前の排尿，寒さ対策，便秘の解消が重要です．

排尿や排便を我慢しがちだったり，トイレに駆け込んで排尿する場合や，遊びに夢中でトイレを後回しにしがちな場合は，定期的に声をかけてトイレに座ってみるほうがいいでしょう．

漢方薬

漢方薬を飲むことで飲水量も増えるため使用しにくく，経験的にも連日の夜尿症に対する漢方薬の有効率はあまり高くありません．西洋薬と併用し，特に非頻回の場合に使用します．お腹を整える漢方薬で便秘の改善も期待できることや，季節によって調節できることが漢方の強みです．

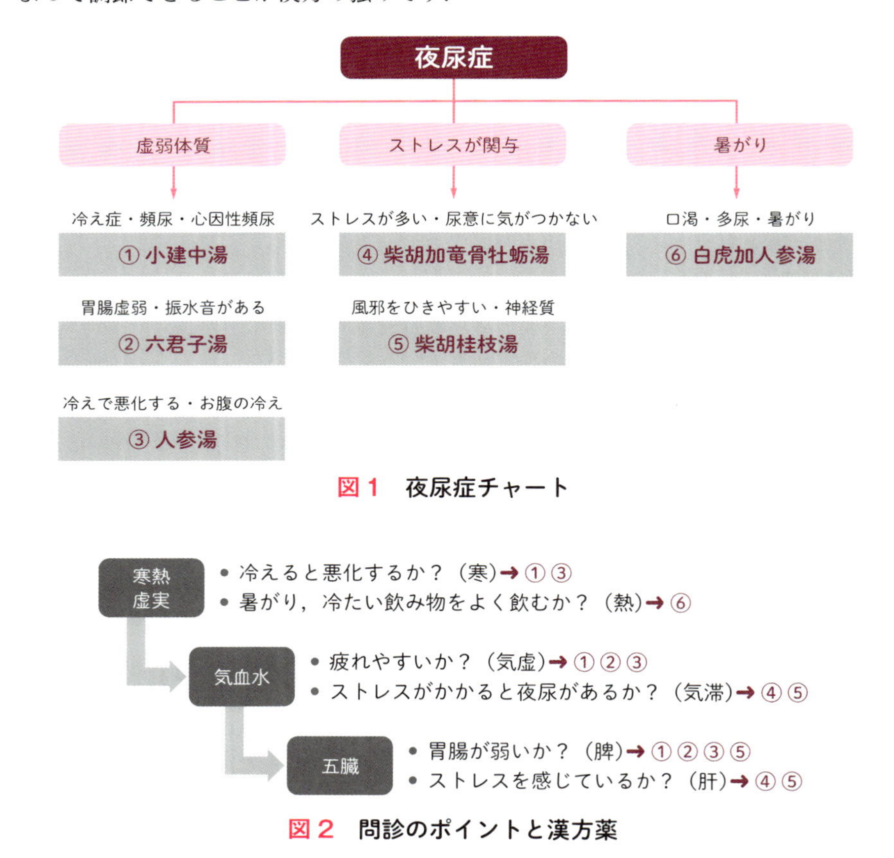

図1　夜尿症チャート

図2　問診のポイントと漢方薬

① **小建中湯**(しょうけんちゅうとう)：虚弱体質の子どもの夜尿症に有効です．心因性頻尿にも効果があります．デスモプレシン療法とアラーム療法に不応の症例に対して小建中湯を使用したところ特に10歳以上で有効性が示されています[2]．

② **六君子湯**(りっくんしとう)：虚弱体質で，疲れやすく，消化不良や胃もたれを訴える際に使用します．腹診で振水音を認めます．

③ **人参湯**(にんじんとう)：冷えで悪化し，胃腸虚弱があり，腹診でお腹の冷えを認める場合に使用します．便秘の改善効果も期待できます．

④ **柴胡加竜骨牡蛎湯**(さいこかりゅうこつぼれいとう)：ストレスが多く，睡眠障害がある場合や，尿意に気がつかず起きられない場合に使用します．

⑤ **柴胡桂枝湯**(さいこけいしとう)：風邪をひきやすく，虚弱体質で，神経過敏を指標とします．腹診で胸脇苦満と腹直筋攣急を認めます．ストレスに敏感で体力が中等度の夜尿症に対して，いらつき，不眠などの随伴症状の改善とともに時間帯が明け方に移行し，失敗回数や量が減少，54%（7/13人）で有効であった報告もあります[3]．

⑥ **白虎加人参湯**(びゃっこかにんじんとう)：体力があり，口渇，多汗，飲水量が多く，暑がりの子どもに使用します．夏場に悪化する夜尿症に良い適応があります．軽～中等度の夜尿症に白虎加人参湯を投与すると，1カ月ほどで口渇が和らぎ飲水量が減り夜間尿量の減少につながります[4]．

症例

夜尿症：9歳 女児

病歴：夜尿症のためアラーム療法を導入しようか検討していたが，漢方薬を試してみたいという希望があった．

現症：体重24kg，痩せ型，顔色やや不良，舌：淡白舌，腹：振水音が著明

処方：六君子湯エキス6g/日（分2．朝夕食前）

経過：飲み始めた後から夜尿の回数が減り，1カ月後には2回/月しかなかった．その後は，ほぼ夜尿がなくなり本人も喜んでいた．食欲も増え，元気も出てきた．半年ほどで3g/日（分1．朝食前）へ減量し内服を継続中．

症例 **夜尿症：5歳 男児**

病歴：週3～4回ほどの夜尿のため相談があった．本人は気にしていなさそうであったが，母が気になっている様子だった．

現症：体重17kg，舌：淡白舌，腹：平

処方：柴胡桂枝湯エキス2.5g/日（分1．朝食前）

経過：内服を開始したが，あまり効果がみられず本人も内服を嫌がった．

次の一手 ☞「効果がなかったとき――①睡眠」（p.242）を考えよう！

よく話を聞いてみると，夜中に寝言が多く，たまに起きることもあるということだった．柴胡加竜骨牡蛎湯エキス2.5g（夕食前）に変更したところ，ぐっすり眠れるようになり夜尿の回数も週1～2回に減った．半年ほど続けて，ほとんど夜尿がなくなり服薬終了．

サマリー

- 漢方薬は，軽症から中等症の夜尿症に有効．
- 「虚弱体質か」，「ストレスの有無」，「暑がりかどうか」を中心に処方を決める．

引用文献

1）日本夜尿症学会, 編. 夜尿症診療ガイドライン2021. 東京: 診断と治療社; 2021.
2）Ogawa-Ochiai K, Ohama K. Efficiency of Japanese herbal medicine shokenchuto for nocturnal enuresis: an observational study. Medicine (Baltimore). 2022; 101: e29220.
3）岩間正文, 入山恵津子. 夜尿症に対する漢方エキス剤の使用経験. 夜尿症研. 2002; 7: 51-4.
4）岩間正文, 入山恵津子. 軽～中等症夜尿症の漢方療法. 夜尿症研. 2009; 14: 47-51.

6 便秘

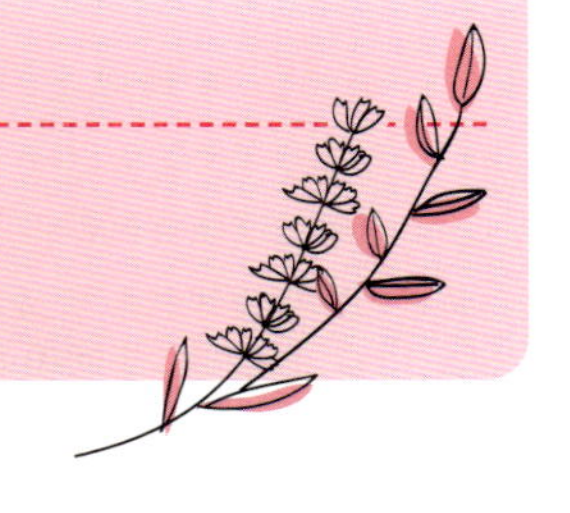

便秘症に対して漢方薬を推奨するタイミングは，西洋薬を使用しても排便習慣がつかない場合，減薬が進まない場合，刺激性下剤による便意低下を避けたい場合，家族・本人が漢方薬を希望する場合です．漢方薬では，40％以上の症例で薬剤投与をやめても良好な排便が得られることも多く，特に幼児や小学生といった排便コントロールが難しい年代で有効です[1]．

漢方薬は西洋薬との併用も可能です．もちろん，希望があれば最初の選択肢を漢方薬からスタートしてもよいでしょう．

◆西洋医学的ポイント

便秘症の定義は，一般的には「便が滞った，または便が出にくい状態」と定義されます．小児便秘は，ほとんどが基礎疾患を有さない機能性便秘症です．慢性機能性便秘症の診断基準を表 1, 2 に示します．

表 1　4 歳未満の慢性機能性便秘症の Rome IV診断基準

4 歳までの乳幼児において，1 カ月間で以下の 2 項目以上を満たす

1. 排便が週 2 回以下
2. 過度の便貯留の既往
3. 痛みを伴う排便あるいは硬い便通の既往
4. 大きな便の既往
5. 直腸に大きな便塊の存在

トイレトレーニングの済んだ小児においては，以下の追加の基準を使用することができる

6. トイレで排便スキルを獲得後に，少なくとも週 1 回の便失禁
7. トイレが詰まるほどの大きな便の既往

（Benninga MA, et al. Gastroenterology. 2016; 150: 1443–55[2] より）

表2　4歳以上の小児慢性機能性便秘症の Rome IV診断基準

少なくとも最近1カ月間にわたり週1回以上，以下の2項目以上があり，過敏性腸症候群の基準を満たさないこと
1. 発達年齢が4歳以上の子どもで，排便回数が1週間に2回以下 2. 1週間に1回以上の便失禁 3. 便をがまんする姿勢または過度の自発的な便貯留の既往 4. 排便時に痛みを伴う，あるいは，排便困難を認める 5. 直腸内に大きな便塊の存在 6. トイレが詰まるほどの大きな便の既往
適切な評価ののちに，症状が他の病態では説明できない場合に診断する

（Hyams JS, et al. Gastroenterology. 2016; 150: 1456–68[3] より）

長引く便秘は，直腸に便が溜まり，直腸が伸び切った状態になります．その結果，便が溜まっても肛門括約筋に刺激が入らず，便秘を感じにくい状態が続き，慢性便秘症になっています（図1）．そのため，便が出ない状態が続くときは，積極的に治療を開始します．

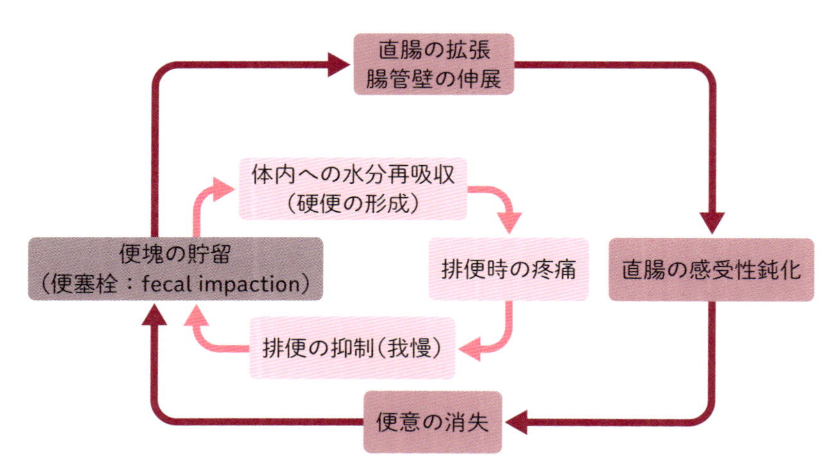

図1　便秘の悪循環（便が溜まり直腸が拡張して脳に刺激が入らない状態）

（日本小児栄養消化器肝臓学会 / 日本小児消化管機能研究会, 編. 小児慢性機能性便秘症診療ガイドライン[4]. p.24, 図7-1 より許諾を得て転載）

◆見逃したくないポイント

慢性便秘症をきたしうる疾患として，Hirschsprung病や肛門形態の異常，二分脊椎などの脊髄神経系疾患，甲状腺機能低下症など内分泌疾患，セリアック病，摂食障害，心身症，膠原病などさまざまな疾患があります．表3の「red flags」を認める場合は，精査の適応となります．

表3 便秘症をきたす基礎疾患を示唆する徴候（red flags）

胎便排泄遅延（生後24時間以降）の既往
成長障害・体重減少
繰り返す嘔吐
血便
下痢（paradoxical diarrhea）
腹部膨満
腹部腫瘤
肛門の形態・位置異常
直腸肛門指診の異常
脊髄疾患を示唆する神経所見と仙骨部皮膚所見

（日本小児栄養消化器肝臓学会 / 日本小児消化管機能研究会, 編. 小児慢性機能性便秘症診療ガイドライン[4]. p.30, 表8-3より許諾を得て転載）

◆治療

水分摂取や食物繊維を含む適切な食事指導，排便習慣を促すことが基本になります．薬物治療には，ラクツロース，マルツエキスなどの浸透圧性下剤（糖類下剤）や酸化マグネシウムなどの浸透圧性下剤（塩類下剤），ポリエチレングリコール製剤（PEG製剤），グリセリン浣腸や坐剤などがあります[4]．2歳以上ではPEG製剤が推奨されます．

◆ホームケア

子どもの便秘には心理的な要素も大きく関わります．例えば，幼児期は暗いトイレに一人で行くことが怖い，遊びに夢中になり便意がなくなる，ということもありますし，学童期ではトイレに行くのが恥ずかしいという気持ちもあります．トイレの壁に好きなキャラクターの絵を貼るなど，子ども自らが行きたくなるトイレ環境を作りながら，排便が体にとってどうして大切なのかを伝えることで，子どもが率先してトイレに行けるようになります．難しい場合は，「出なくてもいいから，1回座ってみようか」と促し，まずは練習として決まった時間にトイレに座ってみます．座れたらそれだけで花丸とし，ご家族からも言葉をかけてもらいます．その際，もし排便や排尿につながったら，さらにたくさん褒めてもらいます．

漢方薬

便秘に対しては，芍薬や大黄を含む製剤を使用します（表4）．小建中湯（しょうけんちゅうとう）や大建中湯（だいけんちゅうとう）など大黄を含まない漢方薬は，量は通常よりも多めに 0.3 ～ 0.6g/kg/日（分 2 ～ 3）で使用します[5]．大黄製剤は腹痛や耐性の観点から，少なめ 0.1 ～ 0.2g/kg から開始し，「下痢になるようであれば量を半分にしたり，2 日に 1 回などに減らしてください」と初回に伝えておくとよいでしょう．

大黄の長期連用により，腸管壁にリポフスチンが沈着する大腸メラノーシスをきたすことがあります．ただし，大黄含有製剤の 1 日あたりの大黄含有量（センノシド含有量）はアローゼン®やプルゼニド®に比べて，少なくなります[4]．また，大腸メラノーシスは可逆性の変化であるため，中止により数年以内に改善します[6]．

大黄の味がやや飲みにくいため，アイスクリームや味の濃いジャムなどに混ぜて飲むこともあります．

表4 芍薬・大黄を含む製剤

生薬	処方例	便秘の種類	腹診	その他
芍薬	小建中湯，桂枝加芍薬湯など	痙攣性便秘（結腸が緊張してウサギの便のようなコロコロした便が出る）	くすぐったがる，腹直筋攣急	心因性や排便忌避傾向の子にも有効
大黄	桂枝加芍薬大黄湯，潤腸湯，大黄甘草湯など	弛緩性便秘	便塊を触れる	長期連用は避ける

JCOPY 498-14592

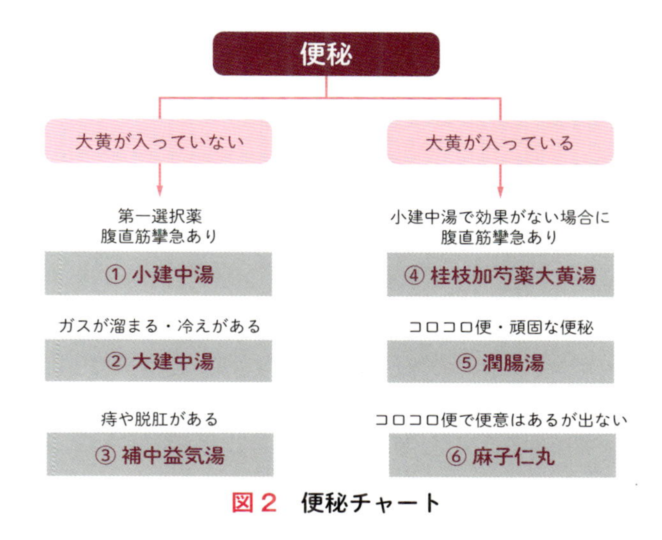

図 2　便秘チャート

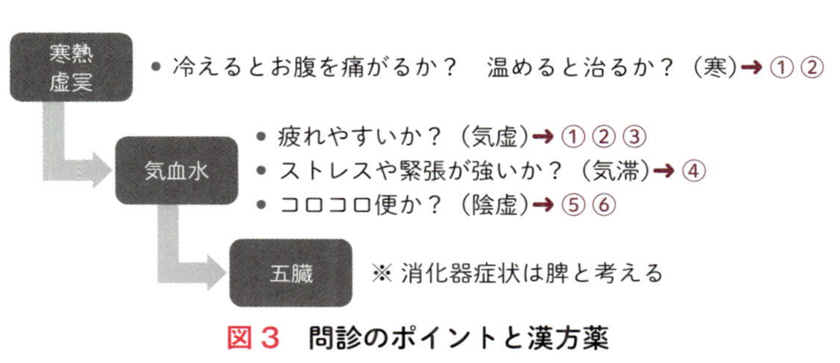

図 3　問診のポイントと漢方薬

① **小建中湯**：便秘や腹痛などの消化器症状の第一選択薬です．便秘症患児 19 例に投与（0.8g/kg/ 日，最大 27g）して，投与後 1 ～ 2 週間後の効果として，73.9% で改善し，10.5%でやや改善した報告もあります[1)]．2 ～ 3 週間変化がなければ他の製剤に変更します．軽症の場合は小建中湯で十分な排便が得られることも多いです．

② **大建中湯**：ガスが溜まりお腹が張り，冷たいものを好みお腹が冷えている場合に使用します．またセンナ，大黄で腹痛や下痢を認めるときも有効です[1)]．味に特徴があるので，小建中湯と混ぜて中建中湯として飲むこともあります．ガスが多く，腹部膨満がある場合によいでしょう．少量の酸化マグネシウムと大建中湯の投与で，単剤の投与より排便状態の改善に効果があることも知られています[7)]．経過が良く，西洋薬と漢方薬のどちらの内服も終了になる例もあります．

③ **補中益気湯**：痔や脱肛を伴った症例では，便はそれほど硬くないのに強くいきむことがあり補中益気湯の升提作用が有効です[8]．

④ **桂枝加芍薬大黄湯**：桂枝加芍薬湯に大黄が加わった処方です．比較的少量の大黄とお腹の緊張を取る芍薬が入っています．まず小建中湯を使用してみて効果がなければ，桂枝加芍薬大黄湯へ変更します．小建中湯と同様に腹直筋攣急が目立つ場合に使用します．

⑤ **潤腸湯**：学童期以降のブリストルスケール 1 のコロコロの便に有効です．小建中湯や大建中湯で効果のない頑固な便秘に使用します．大黄を含むため，やや少なめの 0.1 ～ 0.15g /kg 程度からスタートします．就寝前のみ内服する方法も有効です．

⑥ **麻子仁丸**：大黄を含みますが，甘草を含まないことが特徴です．便意はあるけれど量が出ない場合に使用します．麻子仁が便の滑りをよくするため，小建中湯や大建中湯で改善が見られない場合に有効です[9]．酸化マグネシウムとの併用も効果があります．味があまり美味しくないので，継続する熱意も必要です．

症例

便秘：1 歳 男児

病歴：離乳食を開始した頃から，便秘になり 4 ～ 5 日に 1 回力んで排便するようになった．酸化マグネシウムを内服していたが，薬を減らすと悪化する傾向にあった．

現症：体重 10kg，腹診：腹直筋攣急あり，お腹を触るとくすぐったがる

処方：小建中湯エキス 2g/ 日（分 1．朝食前）

経過：内服開始後より，3 日ごとの排便となり，徐々に 2 日に 1 回形の良い便が出るようになった．同時に食欲も増加した．2 カ月後に酸化マグネシウムを中止し，その翌月に小建中湯も終了．

便秘：8 歳 女児

病歴：乳幼児期は便秘ではなかったが，小学校に入学してから便秘があり，10 日に 1 回ほどしか出なかった．毎回便器が詰まるほどであった．酸化マグネシウム，PEG 製剤などを内服しても改善がなく，水分摂取量も少ない．

現症：体重 29kg，舌：紅舌，脈：数，腹：腹部膨満あり，便塊を複数触知する．腹直筋攣急はあまり目立たない．他所見なし

処方：桂枝加芍薬大黄湯エキス 5g/ 日（分 2．朝夕食前）

経過：諸検査にて器質的疾患を除外した．粉薬に対する苦手意識が強く，酸化マグネシウム 3T とともに潤腸湯を開始．潤腸湯も味が嫌だということで，桂枝加芍薬大黄湯 5g / 日（分 2．朝夕食前）へ変更し，3 日に 1 回で排便が出るようになった．半年ほど経過した時点で，内服を嫌がるようになり薬が残るようになった．

次の一手 ☞「効果がなかったとき――③心理的要因」(p.242) を考えよう！

内服を嫌がるようになり，毎朝の内服が親子の間でストレスになっていた．本人に話を聞くと「粉の味が嫌い」ということだった．母親からの話では，勉強面での学校のストレスもある様子だった．排便も 2 ～ 3 日に 1 回ほどあったので，いったん漢方薬を終了した．診察時に，学校の様子などを気にかけるようにしながら，酸化マグネシウムのみを継続中．漢方薬の内服が，親子のストレスになってはいけない．その場合は，潔く漢方薬をやめて西洋薬に切り替えることも大切である．

サマリー

- ►西洋薬の減薬が進まない場合，刺激性下剤で便意低下を避けたい場合に有効．
- ►「大黄が入っているかどうか」で整理して処方を決める．

引用文献

1) 村松俊範, 越部　融, 幸地克憲, 他. 小児便秘症に対する薬物治療の検討: 主として漢方薬の有用性について. 日小外会誌. 1999; 35: 11-5.

2) Benninga MA, Faure C, Hyman PE, et al. Childhood functional gastrointestinal disorders: neonate/toddler. Gastroenterology. 2016; 150: 1443-55.

3) Hyams JS, Di Lorenzo C, Saps M, et al. Functional disorders: children and adolescents. Gastroenterology. 2016; 150: 1456-68.

4) 日本小児栄養消化器肝臓学会, 日本小児消化管機能研究会, 編. 小児慢性機能性便秘症診療ガイドライン. 東京: 診断と治療社: 2013.
5) 八木　実, 大滝雅博, 阿部尚弘. 漢方薬による便秘症治療. 小児外科. 2022; 54: 389-92.
6) 日本東洋医学会漢方医学書籍編纂委員会, 編. 漢方医学大全. 生薬・漢方薬における医薬品情報学. 東京: 静風社; 2022. p.153-63.
7) Takagi A, Yagi M, Tanaka Y, et al. The herbal medicine daikenchuto ameliorates an impaired anorectal motor activity in postoperative pediatric patients with an anorectal malformation — a pilot study. Int Surg. 2010; 95: 350-5.
8) 大谷俊樹, 薄井佳子, 井上裕美, 他. 小児慢性便秘症の薬物治療. 小児外科. 2008; 40: 190-4.
9) 秋山卓士. 小児便秘症. 小児科. 2020; 61: 288-93.

7 腹痛・下痢

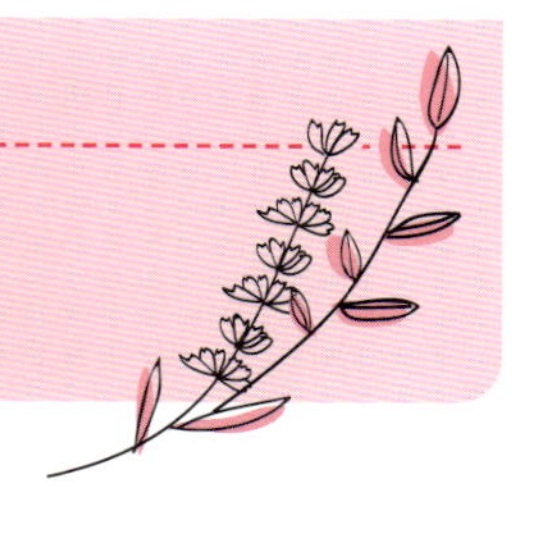

腹痛と下痢は小児科診療において頻度の高い症状の1つです．どちらも，急性期は西洋医学的診断と治療を優先します．診察を繰り返すことで見えてくる疾患もあることと，特に腹痛は重篤な疾患が隠れていることも多く，入門編では「急性期」の腹痛症に対して漢方薬の処方を行うことは適切ではないと考えます（一般に漢方薬は効果が出るのが遅いと思われており，腹痛が長引いていても受診せずにタイミングを逃すことを避けるため）．

一方で，器質的疾患が除外された反復性腹痛・慢性下痢症には漢方薬が良い適応になります．乳幼児の腸管の冷えによる腹痛，少し過敏な子どもの反復性腹痛，器質的疾患のない慢性下痢症，学童期から思春期に多い機能性腹痛症・過敏性腸症候群・起立性調節障害や心身症に伴う腹痛また2週間以上続く慢性下痢症には，漢方薬が良い選択になります．

◆西洋医学的ポイント

腹痛の原因は便秘によるものが最多です．診断が明らかでなければ，腹痛診療の初手は浣腸です[1)]．浣腸で腹痛が改善し，再燃がなければ便秘症と診断します[1)]．2週間以上継続する場合に，反復性腹痛と定義します．

下痢も同様に，2週間以内に軽快するものを急性下痢症，2週間以上続くものを慢性下痢症と定義します[2)]．

◆見逃したくない点

腹痛の鑑別診断は，多岐にわたります．鑑別として急性胃腸炎，虫垂炎，IgA血管炎，心筋炎，鼠径ヘルニア嵌頓，腸重積症，糖尿病性ケトアシドーシス，イレウス，精巣捻転，卵巣捻転，炎症性腸疾患，好酸球性胃腸炎，妊娠などさまざまな疾患があります．詳細は成書をご確認いただきたいですが，特に腹痛の症状が長引くときや，表1に示すような器質的疾患を疑う場合は，積極的に西洋医学的な検査が必要です．

表1 器質的疾患を疑う病歴

1. 臍から離れた部位の腹痛
2. 便通の変化に関連した腹痛
3. 夜間に覚醒する腹痛
4. 繰り返す嘔吐，特に胆汁性嘔吐を伴う腹痛
5. 発熱，食欲不振，体重減少，関節痛など全身症状を伴う腹痛
6. 4歳以下

(土肥直樹. 腹痛. In: 笠井正志, 他, 編著. HAPPY! こどものみかた. 日本医事新報社; 2014. p.130-6[3] より)

下痢は，便の性状の確認が大切です．色，匂い，血便の有無，粘液の有無などを確認します．体重増加不良や脱水所見がなく元気であれば生理的範囲内の下痢になります．一方で，症状の経過が長く頻回の下痢が続く場合は，乳糖不耐症，セリアック病，炎症性腸疾患，消化管アレルギー，好酸球性胃腸炎，重症複合免疫不全症，甲状腺機能亢進症，過敏性腸症候群などの鑑別が必要です．

◆治療

整腸薬や止痢薬，必要に応じて年長児では鎮痙薬，鎮吐薬を使用します．器質的疾患のない慢性腹痛症に対してはカウンセリングが必要になることもあります．慢性下痢症に対しては，成長発育を含めた栄養面のフォローも大切です．

◆ホームケア

日常診療の多くの場合は便秘や機能的腹痛，慢性下痢症であり，翌日にはスッキリしていることも多くあります．お子さんのお腹を優しくさすってもらうことも家族だからできるケアです．一方で，繰り返す嘔吐，血便，腹痛が強くなる場合は，必ず再診するように伝えておきます．

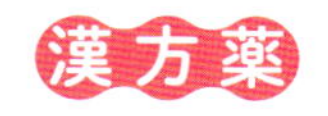

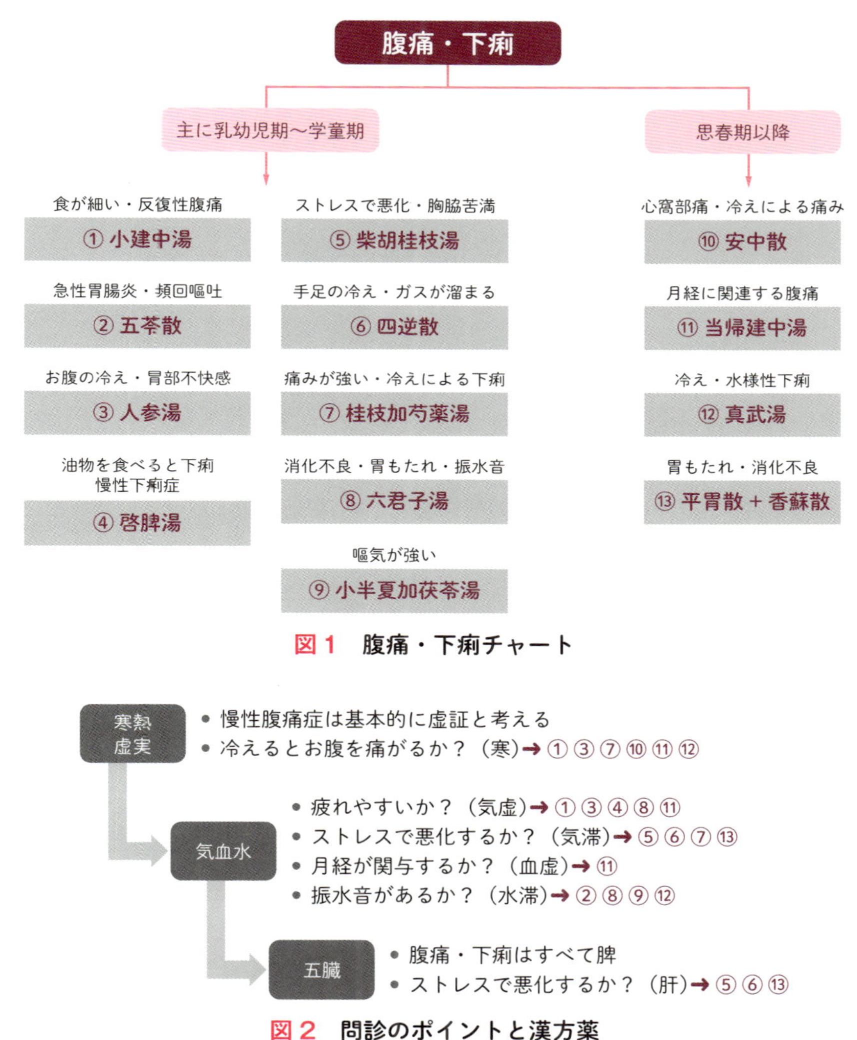

図1　腹痛・下痢チャート

図2　問診のポイントと漢方薬

① **小建中湯**（しょうけんちゅうとう）：幼児期から学童期の少し神経質な子どもの腹痛には甘くて飲みやすい小建中湯がよく効きます．特にお臍の周りを痛がる反復性臍疝痛に効果的です．腹診で腹直筋攣急とともに，お腹の冷えが目立つ場合は，冷飲食の摂取につ

いても確認します．

② **五苓散**：ウイルス性の急性胃腸炎の初期で，喉が渇き，尿量が少なく，嘔吐，水様性下痢，腹痛のいずれかがある場合に使用します．腹痛の中でもしぶり腹には適しません．小児科来院24時間以内に3回以上の嘔吐があり，来院時にも嘔吐，吐き気がみられた35名を五苓散坐薬群と補中益気湯坐薬群にランダム化し，嘔吐と吐き気について検討した結果，五苓散坐薬は有効が12名（75%）で，嘔吐と吐き気に有効であった報告例があります[4]．腹診で振水音を認めることもあります．

③ **人参湯**：慢性下痢症で冷えがあり胃痛，胃部不快感，嘔吐を訴えるときに使用します．よだれが多い場合にもよいでしょう．嘔吐がある場合は，人参湯を使用し小建中湯は使用しません[5]．腹診ではお腹の冷えや心下痞鞕を指標にします．

④ **啓脾湯**：油物や消化に負担がかかるものを食べ過ぎたときに下痢になる子どもや，唇や顔色が悪く，慢性化した下痢にも使用します．

⑤ **柴胡桂枝湯**：ストレスで下痢や腹痛になり，腹診で胸脇苦満や腹直筋攣急を認める場合に使用します．学童期の第一選択です．機能的腹痛症と片頭痛などを合併している場合も柴胡桂枝湯がよいでしょう．

⑥ **四逆散**：手足の冷えがあり，ガスが溜まってお腹が張る場合に使用します．ストレスによる緊張が強い子どもによく使用します．腹診で胸脇苦満と腹直筋攣急を認めます．

⑦ **桂枝加芍薬湯**：過敏性腸症候群や，機能性腹痛症，便秘症に使用します．痛みが強く，冷えによる下痢にも良い適応があります．体を温める桂皮と生姜や，お腹の緊張や痛みを取る芍薬の量が多いことが特徴です．

⑧ **六君子湯**：虚弱体質で，消化不良や胃もたれを訴える際に使用します．食後の胃もたれ感，早期飽満感，排便に関連しない心窩部痛または心窩部灼熱感など上腹部症状を呈する機能性ディスペプシアにも有効です．腹診で振水音を認めます．

⑨ **小半夏加茯苓湯**：吐き気が強い場合に使用します．すった生姜を加え，冷たくすると飲みやすくなります．つわりにも使用します．

⑩ **安中散**：心窩部痛があり，冷えによる痛みを訴える場合に適応があります．延胡索が入っているため，胃痛を抑える効果があります．月経痛にも有効です．

⑪ **当帰建中湯**：月経が始まり貧血傾向で，虚弱体質の女性の腹痛に使用します．当帰が入っているため，血を増やす働きがあります．

⑫ **真武湯**：冷えが強く，むくみがあり，水様性下痢のときに使用します．腹診にて

振水音を認めます．

⑬ 平胃散(へいいさん)＋香蘇散(こうそさん)（藿香正気散(かっこうしょうきさん)）：消化不良や胃もたれに使用します．香蘇散は気を巡らす作用があるため，ストレスによる胃もたれにも有効です．

症例

運動会の練習が始まり，お腹が痛くなる：4 歳 男児

病歴：以前より緊張するとお腹が痛くなる傾向があった．運動会の練習が始まり，頻回にお腹を痛がるようになった．

現症：体重 16kg，腹診にて腹直筋攣急が目立ち，お腹を触ろうとすると極度にくすぐったがる

処方：小建中湯エキス 2.5g / 日（分 1．朝食前）

経過：内服後より腹痛もなくなった．無事に運動会を終えることができ，服薬終了．

症例

月経前から月経中の腹痛：15 歳 女児

病歴：月経周期は正常だが，月経前から下腹部に鈍痛がある．月経に血の塊は混ざらない．軽度の貧血もあり．

現症：体重 45kg，痩せ型，舌診：舌が薄い・淡白舌，腹診：腹力中等度，お腹の冷えあり，臍周囲に圧痛あり

処方：当帰建中湯エキス 7.5g/ 日（分 3．毎食前）

経過：内服開始後より経血が綺麗な色になった．月経痛には芍薬甘草湯を頓服とした．半年ほど経過したのち痛みも軽減し服薬終了．

症例

学校に行く前になるとお腹が痛い：13 歳 女児

病歴：もともと片頭痛持ち．学校に行こうとすると腹痛がある．学校には行けているがトイレにいる時間が長い．水泳部に入り練習量が多く大変だということであった．

現症：体重 50kg，舌診：淡白舌・薄白苔・歯痕あり，腹診：胸脇苦満あり，振水音あり

処方：柴胡桂枝湯エキス 5g/ 日（分 2．朝夕食前）

経過：内服開始後より頭痛も起こりにくくなったが，まだ痛みは 10 → 7 程度と残っていた．

次の一手 ☞「効果がなかったとき－主訴に応じた鑑別を繰り返す」(p.242) を考えよう！

話を聞くと，冷えると下痢になることが多いということだった．真武湯を 5g / 日 (分 2．朝夕食前) で追加した．全身が温まる感じがあり，部活で体が冷えても下痢を起こしにくくなった．半年ほど継続し服薬終了．

サマリー

- ▶ 反復性腹痛，過敏性腸症候群，慢性下痢症などさまざまなお腹の不調に使用できる．
- ▶「冷え」，「悪化要因」を中心に処方を決める．

引用文献

1) 岡本光宏．めざせ即戦力レジデント！ 小児科ですぐに戦えるホコとタテ: 小児科ではコモンなディジーズの診かた．下痢・腹痛・嘔吐．東京: 診断と治療社; 2022．p.92-108．
2) 秦堅佐工．下痢，下血 (血便)．小児内科．2018; 50 (増刊号): 60-1．
3) 土肥直樹．腹痛．In: 笠井正志，児玉和彦，編著．HAPPY! こどものみかた．東京: 日本医事新報社; 2014．p.130-6．
4) 吉田政己，水野淑子，溝口文子，他．幼小児 嘔吐に対する五苓散坐薬の有効性について (第 2 報) 補中益気湯坐薬との二重盲検法．和漢医薬会誌．1991; 7: 506-7．
5) 千福貞博，編訳．長沢道寿 漢方処方の奥義～現代語訳『医方口訣集』～．小建中湯．千葉: 東洋学術出版社; 2021．p.59-62．

8 頭痛

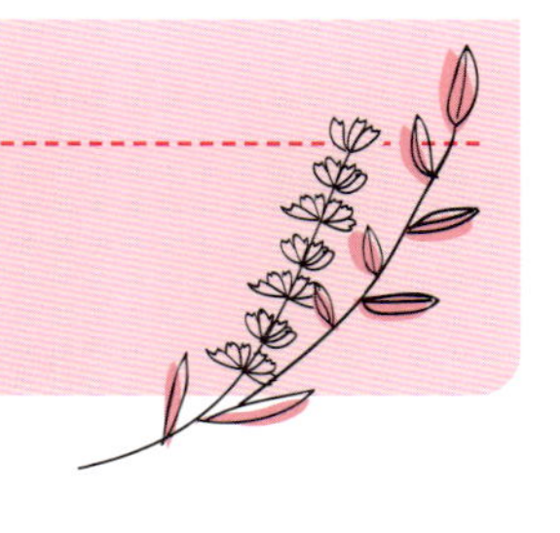

小児の頭痛の多くが片頭痛や緊張性頭痛の一次性頭痛（機能性頭痛）です．器質的疾患を見逃さない注意は大切ですが，初診時に身体所見や問診で器質的疾患を疑わなければ，多くは対症療法として鎮痛薬を処方し様子を見ます．

しかし，一部の患者さんは，頭痛を繰り返し，鎮痛薬の処方を求めに複数回来院することもあり，日常生活に支障をきたすこともあります．また家族歴もあり，親子で慢性頭痛に苦しむこともあります．

このように繰り返し痛みを主訴に来院するケースに対して，精査を追加するものの明らかな異常はなく投薬を繰り返す場合や，心理社会的要因を疑うものの次の一手に乏しいとき，子どもたちも困り，医療者も不甲斐なさを感じることがあります．

片頭痛および緊張性頭痛には漢方薬の適応があります．親子ともに片頭痛があるケースは，親子で一緒に飲むのもよいでしょう．また薬物の使用過多や薬物乱用頭痛を防ぎえます[1]．

◆西洋医学的ポイント

小児・思春期の頭痛の有病率が高く，代表的なものは片頭痛と緊張性頭痛です．片頭痛は年齢とともに増加し，女子優位になります．片頭痛は家族歴があり，悪心嘔吐や光過敏を伴うことが特徴です（表 1）[2]．

◆見逃したくない点

脳腫瘍，くも膜下出血，もやもや病，脳動脈瘤，慢性硬膜下血腫など器質的疾患による頭痛は，数は少ないですが鑑別として重要です．今まで経験したことのない激しい頭痛や，頭蓋内圧亢進症状，片麻痺や失調などの神経症状，意識消失などがあれば，画像検査を優先させます．慢性反復性頭痛であっても，頻度や痛みが増悪している場合や嘔吐を伴う場合には，画像検査を考慮します．慢性副鼻腔炎やアレルギー性鼻炎，起立性調節障害による頭痛は，西洋医学的治療も行います．

表1 小児の一次性頭痛における病歴聴取のポイント

	片頭痛	緊張型頭痛
部位	成人と異なり，必ずしも片側性ではない	後頭部が多いが，全体のことも
性状	拍動性（ズキズキ）	圧迫感（押される，締め付けられる）
日常生活	支障が出ることもしばしば	影響は少ない
持続時間	1～72時間 (成人と比べ短いことも)	30分～7日間 (慢性では持続的)
前兆	視覚症状を中心にあり	なし
その他の症状	嘔気，光過敏，音過敏	肩こり
家族歴	多い	少ない

(牟田広実. 一次性頭痛. In: 鉄原健一, 編. 小児薬ドリル. 東京: 羊土社; 2024. p.264[2]. 表1より)

◆治療

片頭痛はイブプロフェン，アセトアミノフェンなどの鎮痛薬やトリプタン製剤(15歳以下は保険適用外）の有効性と安全性は確立されつつありますが，予防薬として確立したものはありません[3].

◆ホームケア

一次性頭痛の予防は誘因と考えられる生活習慣の改善も大切です．頭痛ダイアリーを使っていただき，どんなときに症状が起こりやすいかを記録し医療者と共有していただくとより良い治療に結びつきます.

低気圧で悪化する場合は，気圧アプリを紹介しています．気圧アプリがアナウンスするタイミングで五苓散(ごれいさん)を飲むと効果があります[4].

漢方薬

五苓散・呉茱萸湯(ごしゅゆとう)・柴胡桂枝湯(さいこけいしとう)は非常に効果が高く，多くの文献で有効性が証明されています．鑑別が難しい場合でも，それぞれ「雨の日の前に悪化する頭痛」,「片頭痛」,「緊張性頭痛」のキーワードに対してまず使ってみてください.

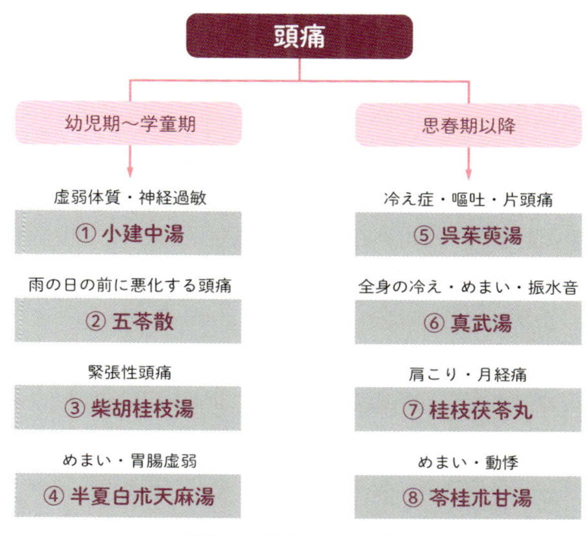

図 1　頭痛チャート

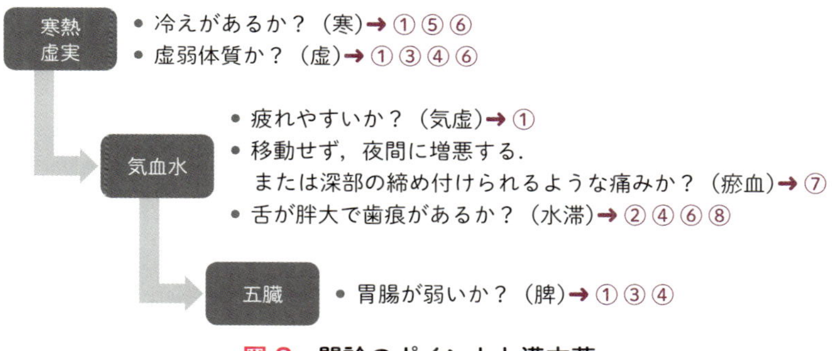

図 2　問診のポイントと漢方薬

① **小建中湯**（しょうけんちゅうとう）：小建中湯が有効な頭痛の特徴は，①片頭痛が主体であるが時に腹部片頭痛を伴う，②脈は弱～虚実中間で虚労（虚労は明らかでないことがある），③舌候は正常紅で微白苔，④腹力は中等度～やや軟，⑤両側腹直筋の攣急が明らかであるが臍傍圧痛と胸脇苦満を伴わない頭痛です[5]．

② **五苓散**：慢性頭痛[6]，低気圧[7]による頭痛に有効です．ポイントは「雨の日の前」に発症する頭痛です．雨の日の前に発症する頭痛に対して五苓散エキスが有効であること，雨の日でない頭痛に比べてオッズ比 16.3 という結果であり，この条件下で五苓散を使用すると 90％で有効と報告されています[7]．つまり，気圧

が下がりきる前に飲むほうが効果的であるため，患者さんには前述のようにアプリなどでお知らせがあったら飲むように伝えています．

③ **柴胡桂枝湯**：痛みに対して効果があるため，機能性腹痛症と同様に器質的疾患のない機能性頭痛，特に緊張性頭痛にも効果があります．精神的緊張が強く，風邪をひきやすく，虚弱体質を指標とします．腹診で胸脇苦満と腹直筋攣急を認めます．年齢を問わず第一選択として使用しやすい薬です．緊張性頭痛に対して2～3週間から1カ月で痛みが和らぎ，71％は消失，4例が軽減，無効例はなかった報告もあります[8)]．

④ **半夏白朮天麻湯**（はんげびゃくじゅつてんまとう）：めまいがあり，嘔吐は目立たない場合に使用します．顔色が悪く，胃腸虚弱がある起立性調節障害の頭痛によく使用します．

⑤ **呉茱萸湯**：冷え症で，特に手足の冷えがあり，消化器症状（悪心や嘔吐）とともに激しい頭痛が起こる場合に使用します．学童期以降，特に思春期から成人に使用します．ランダム化比較試験も複数報告[9, 10)]されており，頭痛発生頻度や鎮痛薬の内服回数を減少させ片頭痛の頭痛発作に対しても有効です．視覚前兆を伴う症例に対してより有効性を示す報告もあります[11)]．

⑥ **真武湯**（しんぶとう）：頭痛に加えてめまいを伴う場合に使用します．全身の冷えが特徴で，尿量が少なく，腹診で振水音を聴取します．漢方医の藤平健先生は，「歩いていてふらっとする．雲の上を歩くようで足もとが心もとない．誰かと一緒に歩いていると，何で私に寄りかかるのか，と言われたりする．真っすぐに歩いているつもりなのに横にそれそうになる．座っていたり，腰掛けていて，ときにクラっとして地震かと思う．眼前のものがサーッと横に走るように感じるめまい感がある」このうちどれか1つでもあれば，真武湯証の併存があると述べています[12)]．

⑦ **桂枝茯苓丸**（けいしぶくりょうがん）：舌診で舌下静脈怒張や腹診で瘀血の圧痛点を認め，月経痛，のぼせと冷え，肩こりを指標にします．特に頭重感があり，月経時に悪化する頭痛に使用します．

⑧ **苓桂朮甘湯**（りょうけいじゅつかんとう）：頭痛に加えて，めまい，動悸を伴う場合に使用します．更年期障害の頭痛やめまいには四物湯（しもつとう）と合わせて連珠飲（れんじゅいん）として使用します．

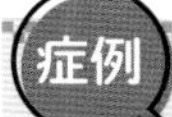

症例

頭痛：6歳 男児

病歴：年長時から頭痛や腹痛を訴えるようになった．土日は元気で訴えない．

現症：体重21kg，脈：平，舌：淡紅，腹：胸脇苦満あり

処方：柴胡桂枝湯エキス4g / 日（分2．朝夕食前）

経過：よく話を聞いてみると，保育園の友達と喧嘩することが増え，そのために先生に叱られることが気になっているようだった（母親談）．内服開始後2週間ほどで腹痛の訴えが減り，次第に頭痛も減った．母親と担任で少し話をしたのち，徐々に保育園生活も本人らしくいられるようになり，本人も「もう飲みたくない」と伝えてきたので服薬終了．

症例

倦怠感，頭痛，めまい，冷え：32歳 女性

病歴：お子さんの漢方薬処方目的で通院されていたが，ご自身の体調不良も治したいと相談あり．倦怠感，頭痛，冷えで困っており，夕方になると体がだるく動けないということだった．

現症：脈：沈，舌：淡白舌・白膩苔（はくじたい）あり・歯痕あり，腹：腹力軟，お腹の冷えが目立つ

処方：真武湯エキス3包 / 日（分3．毎食前）

経過：内服後よりめまいと頭痛が改善した．1～2カ月で夕方のだるさがなくなった．半年ほど継続し，調子が良いため終了したところ，症状が再燃したため再内服とし継続している．

症例

頭痛，疲れやすい：11歳 女児

病歴：片頭痛がひどく，母親が調べて市販の五苓散を飲んでいた．なかなか改善がなく，全体的に元気がないことも気になっていた．

現症：体重30kg，痩せ型，舌：淡白舌・薄白苔，脈：弱，腹：振水音あり

処方：五苓散エキス1包（頭痛時頓服）

経過：飲まないよりはマシだが，頭痛の回数は減らなかった．

次の一手 ☞「効果がなかったとき――②胃腸の力」（p.242）を考えよう！

母が調べて市販の五苓散を頓服で使用していたが，疲れやすいことも気になり

漢方外来を受診．痩せ型で食も細かったので六君子湯(りっくんしとう) 6g / 日（分 2．朝夕食前）を追加し，これまで通り五苓散は頓服とした．六君子湯を追加後より，頭痛の頻度が減り 2 カ月ほど経過したのち，ほとんど訴えなくなった．半年ほどで服薬終了．

サマリー

- 薬物の使用過多，薬物乱用頭痛を防ぐことができる．
- 低気圧が関係する頭痛には五苓散，片頭痛には呉茱萸湯，緊張性頭痛には柴胡桂枝湯．この 3 つだけでも効果を実感しやすい．

引用文献

1) 石川理恵, 川村　強, 河野順子.「薬剤の使用過多による頭痛」における漢方薬の併用は原因薬剤からの離脱成功に寄与する. 日頭痛会誌. 2022; 48: 585-90.
2) 牟田広実. 一次性頭痛. In: 鉄原健一, 編. 小児薬ドリル. 東京: 羊土社; 2024. p.264.
3) 日本神経学会, 日本頭痛学会, 日本神経治療学会, 監修,「頭痛の診療ガイドライン」作成委員会, 編. 頭痛の診療ガイドライン 2021. 東京: 医学書院; 2021. https://www.jhsnet.net/pdf/guideline_2021.pdf（最終参照日 2022/12/5）
4) 田上和憲, 山口英明. 気圧低下が誘因となる小児頭痛患者への気圧予測アプリを用いた利水剤予防投与の効果. 日小児東洋医会誌. 2016; 29: 97-100.
5) 寺澤捷年, 隅越　誠, 來村昌紀, 他. 小建中湯が奏効した小児一次性頭痛の 5 症例. 日東洋医誌. 2015; 66: 93-8.
6) 栗原栄二. 小児慢性頭痛に対する五苓散の有効性. 日頭痛会誌. 2018; 44: 457-62.
7) 灰本　元, 高田　実, 林　吉夫, 他. 慢性頭痛の臨床疫学研究と移動性低気圧に関する考察―五苓散有効例と無効例の症例対照研究―. フィト. 1999; 1: 8-15.
8) 岩間正文. 当院における小児漢方治療の現状―小建中湯, 柴胡桂枝湯, 抑肝散の成績を中心に―. 日小児東洋医会誌. 2015; 28: 42-5.
9) Odaguchi H, Wakasugi A, Ito H, et al. The efficacy of goshuyuto, a typical Kampo（Japanese herbal medicine）formula, in preventing episodes of headache. Cur Med Res Opin. 2006; 22: 1587-97.
10) 丸山哲弘. 片頭痛予防における呉茱萸湯の有用性に関する研究―塩酸ロメリジンとのオープンクロスオーバー試験―. 痛みと漢方. 2006; 16: 30-9.
11) 黒川隆史, 田中麻衣子, 藤野公裕, 他. 呉茱萸湯が有効性を示す片頭痛患者の臨床的特徴. 痛みと漢方. 2016; 26: 46-51.
12) 藤平　健. 漢方腹診講座. 真武湯. 東京: 緑書房; 1991. p.187-91.

参考文献

① 橋本倫太郎. 機能性頭痛. 小児診療. 2022; 79: 79-85.

9 アトピー性皮膚炎

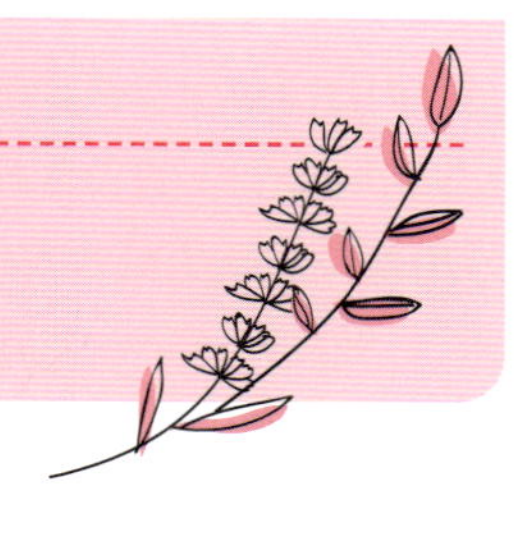

早期のアトピー性皮膚炎であれば，西洋薬を中心としたスキンケア指導をしっかりと行うことで改善します．一方で，長期化したアトピー性皮膚炎や中等症以上の場合には，漢方薬の出番があります．重症度にもよりますが，まずは西洋医学の基本的治療をしっかりと行い，症状に合わせて漢方薬を併用すると，皮膚の状態が改善しやすく悪化要因も少なくなりステロイド軟膏の減量も進みます．猛暑による汗や暖房による皮膚の乾燥，ストレスなど西洋医学のみではコントロールがつかない悪化要因の対策や，スキンケアは継続していて肌の炎症は落ち着いているのに，なかなか瘙痒感が治らない場合などにも有効です．

◆西洋医学的ポイント

アトピー性皮膚炎の定義は，肘窩や膝窩などの屈曲部，頬部，四肢外側などに左右対称性に痒みのある皮疹ができ，乳児では 2 カ月以上継続，それ以上の年齢では 6 カ月以上でアトピー性皮膚炎と診断します．バリア機能の障害とアトピー素因（体質）に，さまざまな病因が重なって発症します．

小児では食物アレルギーのリスク因子として，家族歴，特定の遺伝子，皮膚バリア機能，日光，ビタミン D などが報告されていますが，なかでもアトピー性皮膚炎が重要です[1)]．

Lack らが提唱した食物アレルギー発症における「経皮感作」と「経口免疫寛容」による「二重抗原曝露仮説」の報告[2)]など，乳児期早期に発症した湿疹やバリア機能異常が食物アレルギー発症のリスク因子であることはすでに報告されています[3)]．さらに，日本の出生コホート研究でも，3 歳時の食物アレルギーに対するリスク比を湿疹の発症月齢ごとに検討して，生後 1 ～ 2 カ月時の湿疹発症が調整オッズ比 6.61 で最も高く，生後 3 ～ 4 カ月がこれに次いでいました（調整オッズ比 4.69）[4)]．他にも多くの疫学研究から乳児期早期の湿疹が食物アレルギーのリスク因子であることがわかっています[5, 6)]．

食物アレルギーの予防についても，乳児期発症アトピー性皮膚炎で発症から 4 カ月以内にプロアクティブ療法を開始した群のほうが2歳時の食物アレルギー有病率が低かった[7]と報告されています．アトピー性皮膚炎の発症早期からのステロイド外用薬による治療介入により鶏卵アレルギー発症のリスク低減が報告されています[8]．

一方で，現時点においてアトピー性皮膚炎の発症予防に新生児期からの保湿剤外用は一概には勧められておりません[9,10]．

しかし，すでに発症したアトピー性皮膚炎や炎症所見を認める皮膚に対しては，積極的な治療が必要です．

◆見逃したくない点

アトピー性皮膚炎の合併症として白内障や網膜剝離があり，目の周りの症状が強い場合は眼科受診も勧めます．鑑別として，接触性皮膚炎，脂漏性皮膚炎，単純性痒疹，疥癬，皮膚リンパ腫，膠原病，魚鱗癬，高 IgE 血症や Netherton 症候群などの免疫不全症などがあります．

◆治療

アトピー性皮膚炎の治療は，薬物療法，スキンケア，悪化要因の対策になります．

寛解導入期は，主にステロイド軟膏と保湿剤で炎症を抑えます．どちらも塗布量が非常に大切です．大人の人差し指の第1関節に相当する 1FTU（フィンガーチップユニット）は両手2枚分の面積に塗ることができます（図1）．たっぷりと皮膚に乗せるように塗りましょう．炎症が落ち着き寛解維持期へ移行するときには，タクロリムス軟膏（2歳以上），デルゴシチニブ軟膏（6カ月以上），ジファミラスト軟膏（3カ月以上）に変更することも可能です．デルゴシチニブ軟膏，ジファミラスト軟

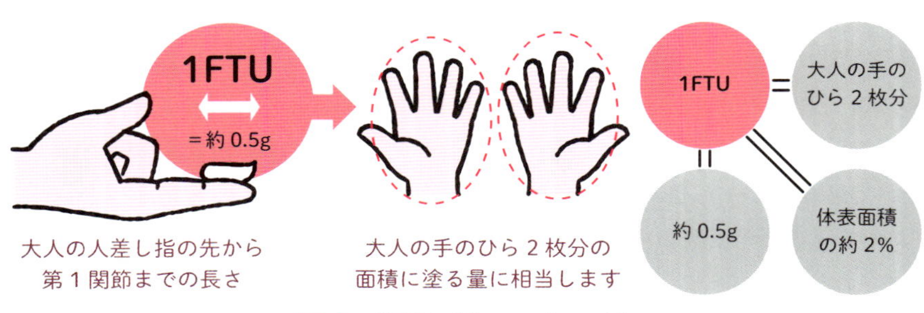

図1 1FTU（finger tip unit）

膏は，ステロイド外用薬に見られる皮膚菲薄化や多毛などの副作用もなく刺激感もないため乳幼児期から使用しやすいことが特徴です．筆者はデルゴシチニブ軟膏を，ステロイドに対して抵抗感がある患者さんの寛解導入にも使用します．

ランクの高いステロイド軟膏の使用が長期化する場合は，抗IL-4/13受容体モノクローナル抗体（デュピルマブ），抗IL-31受容体Aモノクローナル抗体（ネモリズマブ）やJAK阻害内服薬（アブロシチニブ，ウパダシチニブ）など全身治療薬の併用も検討します．

◆ホームケア

再燃を防ぐためにも自宅での治療継続が大切です．ステロイド軟膏は減量するときに，徐々に減量すること（プロアクティブ療法）が大切です．皮膚が綺麗になったらすぐにステロイド軟膏を止めるのではなく，徐々に漸減することがポイントです（図2）．実際の指導としては，以下のように伝えています．

- 保湿剤は，ステロイド軟膏を減らしても毎日継続します．
- ステロイドの減らし方の例：まずは2回/日で塗布．1週間から2週間，皮膚が

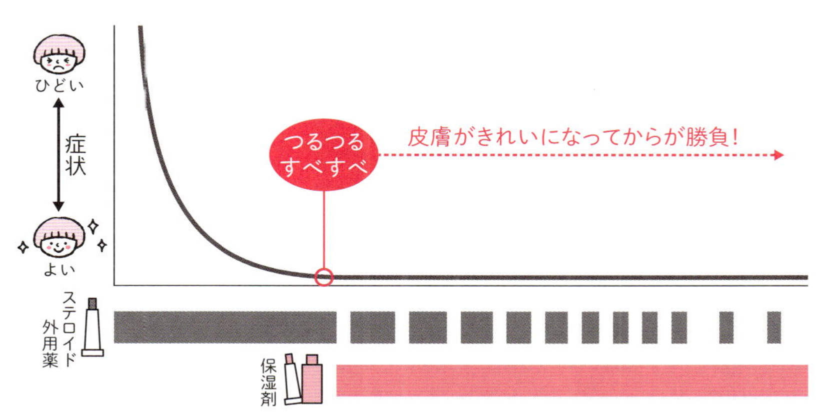

図2　ステロイド外用薬の使用例

〔出典：環境再生保全機構 ERCA（エルカ）「ぜん息悪化予防のための小児アトピー性皮膚炎ハンドブック」（https://www.erca.go.jp/yobou/pamphlet/form/00/pdf/ap024.pdf）．p.10を加工して作成〕

綺麗な状態が保てたら，1 回 / 日に減らす．さらに，1 週間悪化がなければ 1 回 /2 日→ 1 回 /3 日と減らしていきます．忙しい日々だといつ塗ったか忘れてしまう場合は，3 回 / 週（月・水・金）→ 2 回 / 週（月・金）と曜日を決めて，徐々にステロイド軟膏を塗布する間隔を減らす方法を伝えてもよいでしょう．

コラム ステロイドを避けたい場合の対応

ステロイド忌避の患者さんには，スキンケア指導の際にアレルギーエデュケーターやスタッフとゆっくりと話す時間を作ってもらいます．

そのときにご家族がなぜステロイドを使用したくないのかという理由を確認しています．「皮膚が分厚くなる・黒くなる」「一度使ったらやめられない」など間違った情報から不安を抱えている方も多くいます．その気持ちを一度傾聴し，ステロイドの正確な情報を伝えたうえで，どうしたいかを考えていくことが大切です．内服薬と外用薬の副作用の違い，黒くなるように見えるのは，掻破による色素沈着であること，プロアクティブ療法でステロイドを減らしていくことなどをしっかりと伝えます．筆者の外来では，西洋医学も東洋医学もともに使っていくという点を改めてお伝えし，ステロイド軟膏以外にもデルゴシチニブ軟膏，ジファミラスト軟膏も併用します．最終的にはなるべく保湿剤だけでコントロールができることを家族との共通の目標にしています．

漢方薬

紅斑などのアトピー性皮膚炎の所見から漢方を決めることを標治といいます．例えば，紅斑は黄連解毒湯（おうれんげどくとう）や温清飲（うんせいいん），瘙痒感には消風散（しょうふうさん），湿潤した湿疹には十味敗毒湯（じゅうみはいどくとう）や地頭瘡一方（ちづそういっぽう），乾燥した皮膚には当帰飲子（とうきいんし）など，皮膚の所見から処方を決める方法です．

標治で改善がない場合は，本治といってアトピー性皮膚炎の根本的な原因を標的とする漢方薬（黄耆建中湯（おうぎけんちゅうとう）や人参湯（にんじんとう）などの補脾剤）を追加します．その理由ですが，アトピー性皮膚炎は肺の病と考えます．肺と脾の関係性は，図 3 のように肺が子，脾は母に相当します．子が弱っているときは，その母から治す〔肺を整えるために，まず脾から治す（土生金）〕という治療方法をもとにしています．

JCOPY 498-14592

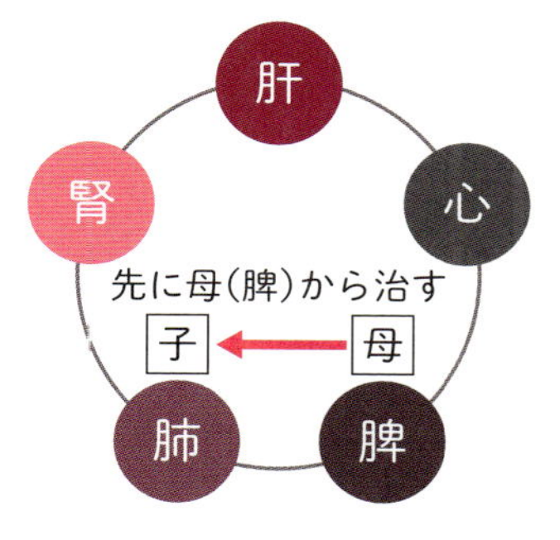

図3 肺を整えるためには脾から治す

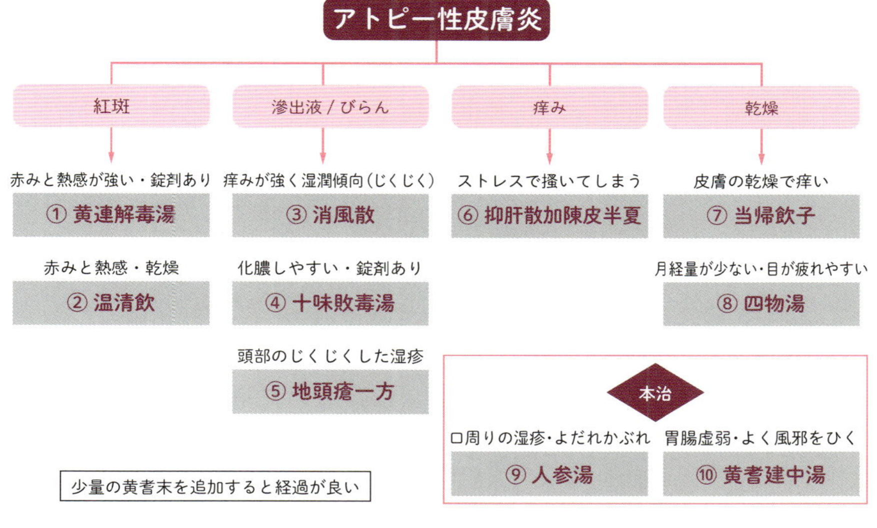

図4 アトピー性皮膚炎チャート

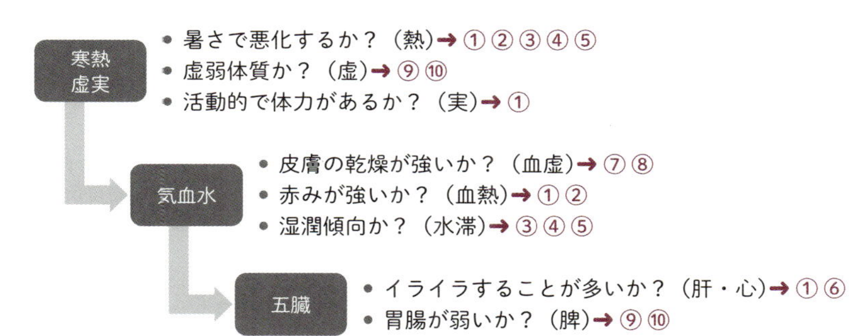

図5 問診のポイントと漢方薬

① **黄連解毒湯**：紅斑があり，夏場に暑がり汗で悪化しやすい場合に使用します．苦味があり飲みにくい場合は，錠剤に変更します．

② **温清飲**：四物湯と黄連解毒湯の合方になります．血を増やしながら，熱を取ります．暑がりで，皮膚に熱感があり，紅斑や丘疹と皮膚の乾燥が目立つ場合に適応があります．

③ **消風散**：痒みが強く，じくじくする湿潤傾向の湿疹に効果があります．湿潤傾向の強い汗疹にもよいでしょう．

④ **十味敗毒湯**：化膿しやすい湿疹，蕁麻疹，アトピー性皮膚炎に痤瘡を合併しているときに使用します．錠剤もあります．

⑤ **治頭瘡一方**：乳児期の顔面頭部のじくじくとした脂漏性湿疹に使用します．

⑥ **抑肝散加陳皮半夏**：イライラしやすく，怒られると掻いてしまうなどストレスによる掻破行動に使用します．悪化要因となるストレスに対して漢方薬を使用することで，アトピー性皮膚炎の症状を改善させることが可能です[11, 12]．

⑦ **当帰飲子**：皮膚が乾燥し，潤いがなく落屑が多い場合に使用します．小児ではあまり使用機会はなく，成人例の使用が多いです．

⑧ **四物湯**：皮膚所見は，当帰飲子と同様に乾燥が目立ち，落屑が多い場合にも使用します．当帰飲子との鑑別は皮膚症状以外の全身症状（月経量が少なく，目の疲れや脱毛がある）が強い場合は四物湯を使います．

⑨ **人参湯**：よだれが多く，口周りが荒れやすい子や，お腹の冷えがある場合に使用します．

⑩ **黄耆建中湯**：乳児期の湿疹やアトピー性皮膚炎のファーストチョイスです．黄耆は免疫力をつけ，発汗を抑え皮膚を綺麗にします．そのため，汗で増悪する場合にも使用します．さらに風邪をひきやすい虚弱体質の子どもでアトピー性皮膚炎を合併する子に処方すると，肌も綺麗になったと喜ばれます．

コラム 子どもと大人の処方の違い

小児期と成人期では，アトピー性皮膚炎に対する頻用処方が異なります．特に，成人では経過が長く続くために，より原因が複雑になっています．血虚，陰虚などの病態が重なっていることが多く，黄連解毒湯などの清熱剤や四物湯などの補血剤を複数剤同時に使用することが増えます．学童期や思春期はその移行期と考え，個別の処方が必要になります．例えばドライスキンは，西洋医学的には角層の水分量の低下や水分保持能がドライスキンに結びつき，結果としてバリア機能を低下させると考えます．これを東洋医学的な観点から見ると，皮膚が乾燥してさらに潤いがない場合は，血虚と考え当帰飲子や四物湯のような血を補う漢方薬を追加します[13]．

症例 口周りの湿疹：0 歳 男児

病歴：離乳食を開始し，よだれが増えた．そのせいか口周りの湿疹が治らない．スキンケアも行い，食事前にプロペト®などで保護もしているが，改善しない．やや軟便傾向あり．

現症：体重 8kg，皮膚：口腔周囲に紅斑，丘疹を認める

処方：人参湯エキス 1.5g / 日（分 1．朝食前）

経過：内服開始後，1 週間ほどで便の性状が改善した．1 カ月後に口周りの皮膚も綺麗になったため服薬終了．

症例 皮膚が痒い：10 歳 男児

病歴：幼児期よりアトピー性皮膚炎をフォローしていた．中学受験のための塾に入塾し，宿題が多くなったためにストレスによる掻破行動が増え，皮膚症状が悪化した．

現症：体重 35kg，皮膚：体幹や四肢，手が届くところを中心に紅斑，丘疹，落屑あり

処方：抑肝散加陳皮半夏エキス 5g / 日（分 2．朝夕食前）

経過：内服開始後より，朝スッキリと起きられるようになった．塾に対するストレスは減らず，通塾前に飲んでもらうように変更した．少し安心した気持ちで

授業が受けられるようになり，掻破行動も減った．本人も飲んでいると落ち着くと言うため内服を継続している．

症例

体中が痒い：48 歳 女性

病歴：もともとアトピー性皮膚炎で皮膚科にて投薬を受けていた．子どもと一緒に受診した際に，皮膚の瘙痒感が強く掻破行動がやめられないと相談あり．

現症：舌：淡白舌・裂紋が軽度あり，脈：弱，腹：臍周囲に軽度圧痛あり．皮膚は全体に乾燥し掻破痕が残る．一部痒疹あり

処方：当帰飲子エキス 3 包 / 日（分 3．毎食前）

経過：内服開始後より，皮膚瘙痒感が 10 → 3 ほどに減った．しかし，睡眠中に瘙痒が強くなり起きてしまうことがあると相談を受けた．

次の一手 ☞「効果がなかったとき──①睡眠」(p.242) を考えよう！

黄連解毒湯 1 包 / 日（就寝前）を追加した．痒みで夜中起きることが減った．スキンケアにも力が入るようになり保湿剤の使用量を増やしたところ徐々にステロイドの減薬も進み，喜ばれた．半年ほど継続し服薬終了．

サマリー

- 西洋医学との併用で悪化要因の対策につながる．
- 漢方薬は皮疹の状態（紅斑，滲出液，びらん，痒み，乾燥）を中心に決める．

引用文献

1) 海老澤元宏, 伊藤浩明, 藤澤隆夫, 監修, 日本小児アレルギー学会, 作成. 食物アレルギー診療ガイドライン 2021. 第 6 章 リスク因子と予防. 東京: 協和企画; 2021. p.58-73.
2) Lack G. Epidemiologic risks for food allergy. J Allergy Clin Immunol. 2008; 121: 1331-6.
3) Tsakok T, Marrs T, Mohsin M, et al. Does atopic dermatitis cause food allergy? A systematic review. J Allergy Clin Immunol. 2016; 137: 1071-8.
4) Shoda T, Futamura M, Yang L, et al. Timing of eczema onset and risk of food allergy at 3 years of age: a hospital-based prospective birth cohort study. J Dermatol Sci. 2016; 84: 144-8.
5) Roduit C, Frei R, Depner M, et al. Phenotypes of atopic dermatitis depending on the timing of onset and progression in childhood. JAMA Pediatr. 2017; 171: 655-62.
6) Tran MM, Lefebvre DL, Dharma C, et al. Predicting the atopic march: results from the Canadian Healthy Infant Longitudinal Development Study. J Allergy Clin Immunol. 2018; 141:

601-7.
7) Miyaji Y, Yang L, Yamamoto-Hanada K, et al. Earlier aggressive treatment to shorten the duration of eczema in infants resulted in fewer food allergies at 2 years of age. J Allergy Clin Immunol Pract. 2020; 8: 1721-4.
8) Yamamoto-Hanada K, Kobayashi T, Mikami M, et al. Enhanced early skin treatment for atopic dermatitis in infants reduces food allergy. J Allergy Clin Immunol. 2023; 152: 126-35.
9) Bradshaw LE, Wyatt LA, Brown SJ, et al. Emollients for prevention of atopic dermatitis: 5-year findings from the BEEP randomized trial. Allergy. 2023; 78: 995-1006.
10) Chalmers JR, Haines RH, Bradshaw LE, et al. Daily emollient during infancy for prevention of eczema: the BEEP randomised controlled trial. Lancet. 2020; 395: 962-72.
11) 黄　昌弘, 弓立達夫. アトピー性皮膚炎患者の痒みおよび精神症状の改善に着目した抑肝散加陳皮半夏の効果. 皮膚科学. 2009; 8: 244-8.
12) 二宮文乃. 心身症としてのアトピー性皮膚炎—気剤の併用が有効であった 6 症例の報告—. 日東洋医誌. 2008; 59: 799-807.
13) 塩谷雄二, 寺澤捷年, 伊藤　隆, 他. アトピー性皮膚炎の漢方治療に対する考察. 日東洋医誌. 1998; 48: 615-23.

2 ▶ よくある訴え

10 神経発達症

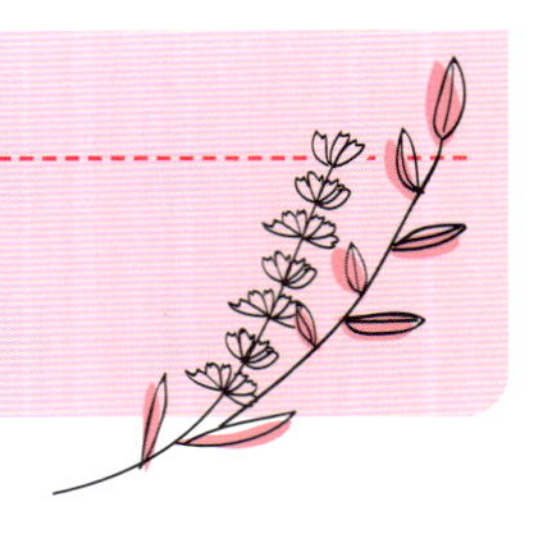

神経発達症の有病率は非常に増えています．診断基準の変更はありますが，自閉スペクトラム症（autism spectrum disorder：ASD）については2006年の名古屋市の調査で2.1%，2010年以降は海外で2%台，我が国で3%台の報告が多く，2014年の横浜市での調査報告では4.3%に達しています[1)]．注意欠如・多動症（attention deficit hyperactivity disorder：ADHD）においても同様に6～10%と増加の傾向を認めます[1)]．しかし，実際には診断ができる医療機関が限られていること，さらに抗ADHD薬は年齢制限もあり，未就学児の子どもたちには対応できる手段が乏しいのが現状です．また，診断がついた後の日常生活，グレーゾーンとして経過観察となる子どものサポートも必要です．

まずは，癇癪や睡眠障害などの日常生活の困難感から漢方薬を使用すれば，子どもの困った行動が減り，家族も楽になります．漢方では広く問診をとるため，親子関係や家庭内の様子に気がつきやすくなります．さらに専門機関に未受診の場合も，漢方診療の中で信頼関係を結んでから紹介する流れを作ることも可能です．ASDに対する漢方薬のシステマティックレビューでは，2つのRCTにてCARS（Childhood Autisum Rating Scale）スコア（小児自閉症評定尺度）の改善も報告されています[2)]．さらに，複数の向精神薬的漢方薬を使用した検討では，ASDの症状のうちパニック・癇癪と睡眠障害に効果が高く，2カ月後までに80%程度の症状の改善を認めています[3)]．

ここでは漢方薬が適応となりやすい，ASD，ADHDについての漢方治療をお伝えします．

◆西洋医学的ポイント

神経発達症の早期スクリーニングは3歳までが重要な時期です[4)]．そして早期介入・支援が重要になります．その理由は，多動性や衝動性を理解されないまま日常生活を送ることで，必要以上の叱責や罵倒を受けることを避けるためです．このような時間が継続すると自尊心の低下を招き，不登校などの二次障害にもつながりやすくなります(図 1). さらに, 親も自信を喪失し, 子どもへの愛情を持てなくなるケースもあります.

一般小児科医が神経発達症の診断をつけることは難しい場合もあり, 何より目の前の子の人生に大きな影響を持つと考えると, 感冒のようにすぐに病名をつけられるような問題ではありません.

さらに, 診察内で神経発達症を疑い,「検査をしましょう」と伝えようと思っても, 親御さんが受け止めることが難しい場合も多くあります. 筆者は, 診断の目的について「診断をつけることは病名のラベルを貼ることではなく, 目の前の我が子を理解するためのものです」と説明しています. 得意と苦手を理解し, 本人が本人らしく潰されずに過ごせる人生を応援するためのものです.

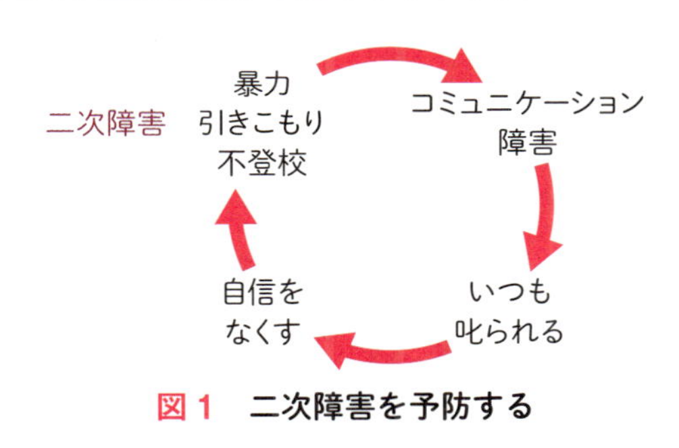

図 1　二次障害を予防する

◆見逃したくない点

夜泣き, チック, 便秘症, 夜尿症, 不登校の背景に神経発達症がある場合があります. 特に, 知的発達が軽度から正常範囲の児童においては, 幼児期にそれほど行動の問題が目立たず進級するものの, 学校の教育課程に合わず不登校となり, 結果として神経発達症の診断がつく場合もあります. その場合も身体症状から訴えるケースが大半です. 入学前に神経発達症の診断がついておらず, 担任にマイペースさをいつも叱られ自信をなくしたことで, 不登校になった例もありました.

また, 愛着障害は神経発達症と非常に類似した症状を呈し鑑別が難しくなります. 神経発達症と複雑型PTSDが絡み合った症例も少なくなく, 親子のトラウマ治療が必要な場合もあります[5].

コラム 診察のときに注目していること

診療の中で，筆者が神経発達症を疑ったときに，気をつけているポイントは以下になります．診察中の子どもの遊びの様子，親子の会話や親子の距離感なども観察しています．

乳幼児期

・診察室に入れるか？
・抱っこされている様子はどうか？（母親に抱きついて離れないなど）
・母親と話しているときに，診察室のおもちゃで遊んでいるか？
・目線が合うか？
・多動傾向はあるか？

学童期

・子どもに向けた質問に対してどちらが答えているか？
・子どもが質問に答えるときに親の方を向くかどうか？
・なんとなく落ち着きがない感じがあるか？

◆治療

ASD も ADHD も心理社会的なアプローチが重要です．家庭や学校と連携した環境調節，社会適応のための療育，ペアレント・トレーニングなどが優先されます．そのうえで症状の改善がない場合は，薬物療法として，ASD の易刺激性や癇癪などにリスペリドン（リスパダール®）・アリピプラゾール（エビリファイ®），ADHD には中枢神経刺激薬であるメチルフェニデート塩酸塩（コンサータ®）・リスデキサンフェタミンメシル酸塩（ビバンセ®），非中枢神経刺激薬であるアトモキセチン塩酸塩（ストラテラ®）・グアンファシン塩酸塩（インチュニブ®），抗うつ薬，睡眠薬などを使用します．

◆ホームケア

子どもの診断療育のサポートとともに，親の支援も大切です．上記のようにペアレント・トレーニング[6]や，育児の困難感を相談できる場所を紹介することも効果的です．学校との関わり方のアドバイスを受けたり，友人とトラブルがあったときに話を聞いてもらえたりするような，親が安心して相談できる場所を作るように意識します．

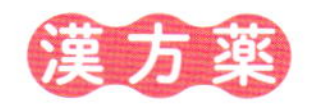

治療の対象は，癇癪などの精神症状だけでなく，他の疾患と同様に身体症状も含みます．重症度の高いASDや睡眠障害は2剤の漢方薬を併用したり，煎じ薬を処方することも多くあります．お困りの際には，漢方専門医にご相談ください．☞参考：睡眠障害（p.307）

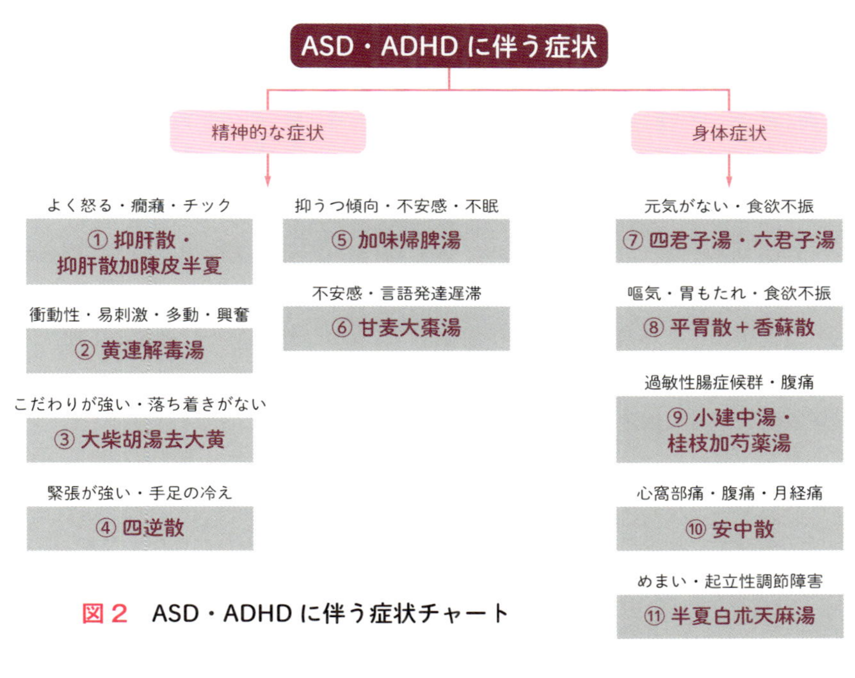

図2　ASD・ADHDに伴う症状チャート

寒熱虚実
- 体力があるか？（実）➜ ②③
- 冷え症か？（寒）➜ ④⑨⑩
- 暑がりか？（熱）➜ ②③

気血水
- 風邪をひきやすく，疲れやすいか？（気虚）➜ ⑤⑦⑧⑨
- 怒りやすいか？　緊張があるか？（気滞）➜ ①③④
- 不安感が強いか？（血虚）➜ ⑤⑥

五臓
- 食欲不振，腹痛，下痢があるか？（脾）➜ ⑦⑧⑨⑩⑪
- 怒りや興奮があるか？（心，肝）➜ ①②③④
- 不安があるか？（心）➜ ⑤⑥

図3　問診のポイントと漢方薬

① **抑肝散・抑肝散加陳皮半夏**：怒り，易刺激性，興奮，不安，不眠，癇癪，チックを指標に使用します．抑肝散は，ASD の多動性や過敏性に有効です[7]．抑肝散を12 週間投与した前向き研究では，36 人（90%）に攻撃性，自傷行為，癇癪が減り重症度を示す CGI-S スコア，および易刺激性を示す ABC-I ともに低下を認めています[8]．中枢神経作用としては，主にモノアミン調節作用が知られており，セロトニン（5-HT_{1A}，5-HT_{2A} をほどよく活性と抑制），ドパミン（D2 受容体アゴニスト），グルタミン酸（グルタミン酸トランスポーター活性化）があります[9]．ASD は便秘症など消化器症状の合併が多く，消化器症状を認めた場合は抑肝散加陳皮半夏にします．単剤で効果がない場合は，甘麦大棗湯などと併用することもあります．

② **黄連解毒湯**：衝動性，易刺激，多動，興奮，睡眠障害（寝つきの悪さ，中途覚醒）などに使用します．興奮が酷い場合に頓服で使用する場合もあります．

③ **大柴胡湯去大黄**：こだわりの強さ，落ち着きのなさ，癇癪，パニック，興奮などを指標に使用します．腹診にて胸脇苦満を認める場合が良い適応です．筆者は，甘麦大棗湯とあわせて，ASD の癇癪やパニック発作の第一選択として使用しています．使用量は重症度に合わせて 0.4g /kg 程度まで増量することもあります．睡眠障害がある場合には，就寝する 30 分～ 1 時間前に内服します．

④ **四逆散**：興奮症状よりも，手足の冷えや緊張があり，外では大人しいけれど家で暴れる場合などに使用します．腹診にて腹直筋攣急と胸脇苦満を認めます．

⑤ **加味帰脾湯**：抑うつ傾向があり，不安感や不眠がある場合に使用します．

⑥ **甘麦大棗湯**：小麦の外皮成分にはセロトニンの原料となるトリプトファンが含まれます[9]．セロトニンは，不安感から落ち着かない場合や言葉の遅れに効果があります．特に乳幼児から学童期までに使用頻度が多いです．経験的には，ASD や表出性言語障害に使用した際，数カ月で発語が出るようになった例が複数例あります．

⑦ **四君子湯・六君子湯**：どちらも気力，元気がなく，食欲不振や摂食障害にも使用します．振水音がある場合は六君子湯にします．ASD の併存症に多い片頭痛にも有効です[8]．

⑧ **平胃散＋香蘇散（藿香正気散）**：嘔気や食べると胃もたれがしたり，湿気が多い時期の食欲不振に使用します．

⑨ **小建中湯・桂枝加芍薬湯**：過敏性腸症候群や機能性腹痛症があり，腹診で腹直筋攣急が目立つ場合に使用します．漢方医学では睡眠も含め精神の安定には血が

重要であり，また幼少期は気血の不足が起こりやすいため気血を補う小建中湯が有効だと示唆されます[10)].

⑩ **安中散**（あんちゅうさん）：心窩部痛や腹痛，月経痛など痛みを訴える場合に使用します.

⑪ **半夏白朮天麻湯**（はんげびゃくじゅつてんまとう）：めまいや起立性調節障害があり，腹診にて振水音を認める場合に使用します.

症例

多動，衝動性が強い，集団生活でのトラブル：5 歳 男児

病歴：集団生活のトラブルが多く，3 歳で ADHD の診断あり．友達を叩く，座ってじっとできず机の上に立つ，小さい子に攻撃性があるなどがあった.

現症：体重 19kg，脈：数，舌や腹は落ち着いて座っていられず，診察ができなかった

処方：抑肝散加陳皮半夏エキス 5g / 日（分 2．朝・夕食前），柴胡加竜骨牡蛎湯（さいこかりゅうこつぼれいとう）エキス 5g / 日（分 2．朝・夕食前）

経過：最初は大柴胡湯去大黄と甘麦大棗湯にて治療を開始したが，ほとんど内服ができなかった. 抑肝散加陳皮半夏と柴胡加竜骨牡蛎湯に変更. 服薬指導を繰り返し，半分でもいいので内服するように伝え，徐々に飲めるようになった. 4 カ月後の運動会では，友人とともにすべて演技を終え，集団生活も営めるようになった．ご家族の希望もあり，内服を継続している.

症例

話さない：3 歳 男児

病歴：3 歳 9 カ月の時点で「パン」「ママ」「わんわん」など 10 語以下の言葉しか出なかった. 療育センターに受診をしたが，神経発達症の診断はつかず様子を見るように言われた. 滑舌が悪く，耳鼻科にて構音障害を認めるが器質的な疾患は否定された.

現症：体重 17kg，舌：淡白舌・薄白苔，脈：平，腹：上腹部に冷えがあり

処方：甘麦大棗湯エキス 2.5g / 日（分 1．朝食前）

経過：内服し 2 週間ほどで 2 語文が出るようになり，1 カ月で語彙数も増えてきた．半年ほどで 2 語文を中心に話すようになり，保育園の先生からも発語が増えたと言われるようになった. しかし進級に伴い，不安感が強くなったためか夜尿が増えたと相談があった.

次の一手 ☞「効果がなかったとき──②胃腸の力」(p.242) を考えよう！

確認すると，トイレを我慢し便秘がちになっていることもあり，便秘の治療として桂枝加芍薬大黄湯(けいしかしゃくやくだいおうとう) 2.5g / 日（分 1．夕食前）を追加した．排便コントロールも良好になり，クラスに馴染んだ頃から夜尿も減少し，3 カ月ほどで桂枝加芍薬大黄湯を終了．その後，1 年ほど継続し言語面での不安もなくなり甘麦大棗湯も終了とした．

サマリー

- 年齢制限がなく，診断前からの処方も可能で，日常生活のサポートができる．
- 「精神症状」，「身体症状」で強く出ている症状を中心に処方を決める．

引用文献

1) 鷲見　聡. 発達障害の有病率の変遷について. 小児内科. 2022; 54: 1076-80.
2) Bang M, Lee SH, Cho SH, et al. Herbal medicine treatment for children with autism spectrum disorder: a systematic review. Evid Based Complement Alternat Med. 2017; 2017: 8614680.
3) 山口英明, 笠井啓子. 複数の向精神薬的漢方薬を併用した自閉スペクトラム症 32 例の検討. 日小児東洋医会誌. 2023; 32: 37-43.
4) 本田真美, 岡田　悠, 大塚雅美, 他. 開業医でもできる発達支援. 小児内科. 2022; 54: 1126-30.
5) 杉山登志郎. 発達障害への薬物療法. 小児診療. 2017; 80: 809-13.
6) 日本発達障害ネットワーク JDDnet 事業委員会. ペアレント・トレーニング実践ガイドブック. https://www.mhlw.go.jp/content/12200000/000653549.pdf (最終参照日 2022/10/14)
7) Wake R, Miyaoka T, Furuya M, et al. Effects of Yokukansan, a Japanese kampo medicine for symptoms associated autism spectrum disorder. CNS Neurol Disord Drug Targets. 2016; 15: 551-63.
8) Miyaoka T, Wake R, Furuya M, et al. Yokukansan (TJ-54) for treatment of pervasive developmental disorder not otherwise specified and Asperger's disorder: a 12-week prospective, open-label study. BMC Psychiatry. 2012; 12: 215.
9) 尾崎裕彦. 発達障害・脳性麻痺. 小児診療. 2022; 85: 59-66.
10) 武原弘典, 松川義純, 田中　裕, 他. 発達障害に合併する睡眠障害に対して漢方治療が有効であった 2 症例. 日東洋医誌. 2018; 69: 246-51.

参考文献

① 山下　洋. 発達障害と愛着障害（特集 大人の発達障害―大人の発達障害の診療）. 診断と治療. 2019; 107: 1379-83.
② 岡田　俊. 思春期―薬物療法. 小児内科. 2016; 48: 746-9.
③ 日本小児神経学会. 小児神経 Q&A　Q94: 神経発達症にはどのような疾患が含まれますか？, https://www.childneuro.jp/modules/general/index.php?content_id=122（最終参照日 2023/7/5）

JCOPY 498-14592

11 睡眠障害（夜泣き以外）

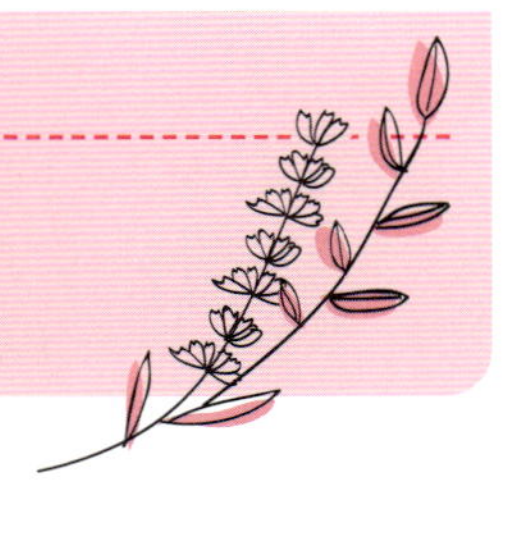

漢方薬には，睡眠に作用する薬が多数あります．その良さは，早期に治療を開始できる・いつでもやめられる・翌日の眠気に影響がほぼない・年齢に関係なく飲める・体質に合わせ眠れないときだけ飲める・夜泣きのように0歳からでも導入できるなど，どんな場合でも使いやすいことです．

問診では，すべての疾患において睡眠の状態を必ず確認します．そこで早期の睡眠障害に気がつき，漢方薬を導入して日中の生活リズムが整うことも多くあります．生活リズムが整うと，結果としてさまざまな不調が改善します．睡眠に対する漢方治療は，子どもを診る医師が知っておきたい処方の1つです．

◆西洋医学的ポイント

子どもによく見られる睡眠障害は，不眠症，睡眠関連呼吸障害群，中枢性仮眠症群，概日リズム睡眠・覚醒障害群，睡眠時随伴症群，その他の睡眠障害に分類されます[1]．

◆見逃したくない点

幼児期の短時間睡眠が心身に与える影響は複数あり，睡眠不足が脳や身体の発育に悪影響を与えます．将来的な肥満のリスク，認知能力の遅れ，抑うつやイライラなどの気分の悪さ[2]，睡眠時間が短く就寝時間が遅い子どもほど成績が悪く[3]，自己肯定感にも関与する[4]ことがわかっています．他にも，遅寝遅起などの生活環境の問題，鉄血乏性貧血，神経発達症，夜尿症などが鑑別にあがります．乳幼児期に高度の不眠を呈した場合は，神経発達症の特性を認める場合も多くあります[5,6]．

学童期以降は，不眠症だけではなく，概日リズム睡眠・覚醒障害の相談が増えます．前述の疾患以外に，てんかん，アレルギー性鼻炎，起立性調節障害，ゲーム障害，うつ病などを考慮します．他にも習い事によって帰宅時間が遅くなるケースや心理社会的要因も複合的に関与していることが多くあります．

◆治療

睡眠環境を整える（光，温度，音など），日中に行動するなど生活リズムを見直す，起きたら光を浴びる，夜に電子機器を過度に使用しないなど，家庭での対応も重要です．しかし，入眠困難や中途覚醒により日中の眠気が強く生活に支障をきたす場合，両親も疲れ果てている場合には薬物療法の検討も必要です．しかし，睡眠薬や向精神薬を一般小児科医が処方する機会は少なく，必要に応じて専門外来へ紹介します．メラトニン，メラトニン受容体作動薬，オレキシン受容体拮抗薬などの西洋薬と漢方薬は併用が可能です．

◆ホームケア

幼児期の生活習慣はその後の生活習慣にも影響を及ぼすことが報告されています．家庭で幼少期に就寝時刻についてしつけがなされていない場合，男子中学生で有意に夜型が多くなった報告[7]や，3歳時の就寝時間や食事内容，生活習慣がその後の就寝時間や肥満と関連する報告[8, 9]があります．幼少期の「早寝，早起き，朝ごはん」はとても大切です．しかし，現代では共働きの家庭も多く，保育園のお迎えが18時を過ぎる家庭も少なくありません．あまりに寝る時間にこだわりすぎると，家族を苦しめてしまうことにもなりますので，「健やかに育っていれば問題ありません．でももし困ったことがあったらまずは睡眠から見直してみましょう」と伝える配慮も必要です．

また，母の不眠の相談を受けるケースも多くあります．母親の1日のスケジュールや睡眠の状況を確認すると，驚くほど眠れていません．睡眠時間も遅く，寝つきが悪かったり，夫の帰宅とともに一度起きたり，中途覚醒も多いです．若いうちはそれでもなんとかカバーができますが，疲労は蓄積します．さらに難病や長期化した病気ほど，睡眠を立て直さないと治らないといっても過言ではありません．

漢方薬

内服のタイミングは就寝30分～1時間前を目安にします．

JCOPY 498-14592

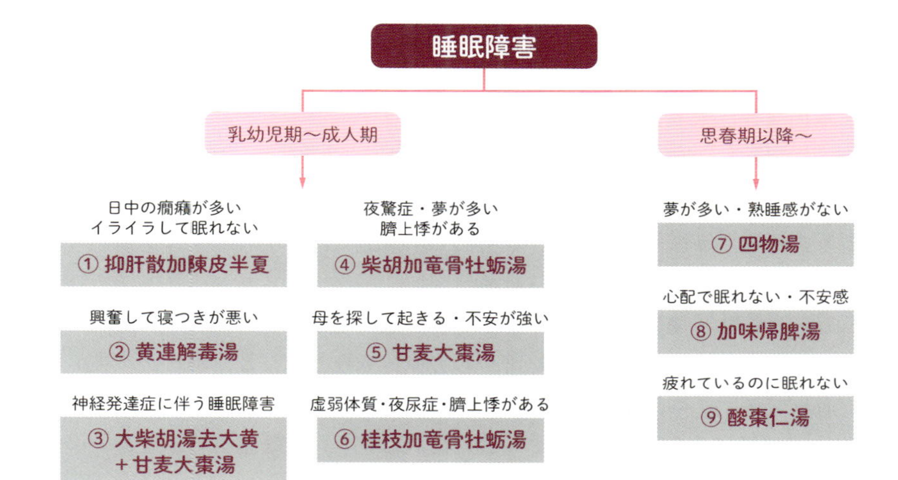

図 1　睡眠障害チャート

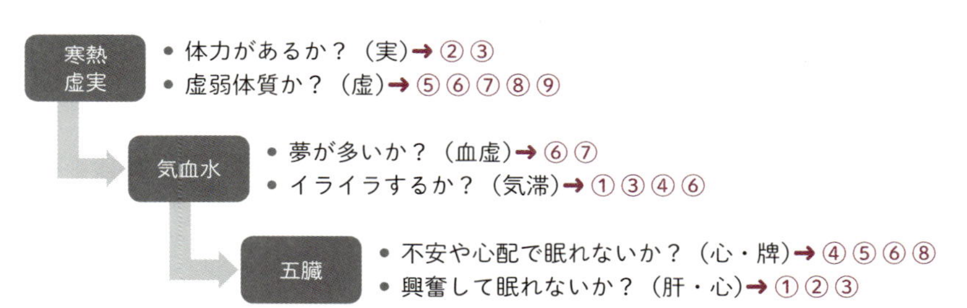

図 2　問診のポイントと漢方薬

① **抑肝散加陳皮半夏**：日中の癇癪が多く，イライラして眠れず，怒ったように起きるときに使用します．概日リズムの乱れには，抑肝散と比較して抑肝散加陳皮半夏のほうがよいと報告があります[10]．母親が子どもの覚醒によりピリピリしている場合は母子同服します．むずむず脚症候群に対しても有効です[11]．腹診では胸脇苦満，左の腹部大動脈の動悸を認めます．

② **黄連解毒湯**：興奮して寝つきが悪い，目が冴えて眠れない場合に使用します．自閉スペクトラム症（ASD）児の中途覚醒例として，一度起きると目が冴えて数時間ほど遊んでしまうような場合がありますが，内服後は起きてもすぐに眠れるようになります．

③ **大柴胡湯去大黄＋甘麦大棗湯**：神経発達症に伴う睡眠障害の第一選択です．多動，癇癪なども有効ですが，中途覚醒や寝つきの悪さも改善します．腹診では

胸脇苦満を目安にします．日中の癇癪が強い場合は，量を 0.3 ～ 0.4g /kg ほど使い，1 日 2 回で朝食前・就寝前としています．

④ **柴胡加竜骨牡蛎湯**（さいこかりゅうこつぼれいとう）：夜驚症，夢が多い，眠りが浅く，少しの物音で目が覚めるなどを指標とし，腹診で臍上悸と胸脇苦満を認めます．柴胡，竜骨，牡蛎が向精神作用として働きます．

⑤ **甘麦大棗湯**：母親を探して起きる，怖い夢を見て起きるなど，不安が強い場合に使用します．甘くて飲みやすいです．

⑥ **桂枝加竜骨牡蛎湯**（けいしかりゅうこつぼれいとう）：柴胡加竜骨牡蛎湯の証より虚弱体質で，悪夢を見るときや，夜尿症にも効果的です．お湯に溶かしてゆっくりと飲むとシナモンの味がしてリラックスできるという声もあります．腹診で臍上悸を認めます．

⑦ **四物湯**（しもつとう）：夢が多く熟睡感がない場合に使用します．月経がある年齢層やパソコンを使用し目が疲れやすい人は 1 日 3 回で内服します．

⑧ **加味帰脾湯**（かみきひとう）：心配事や不安が強く，クヨクヨ思い悩んで眠れない場合に使用します．親御さんも心配事を抱えているときは，母子同服として一緒に内服を勧めます．不安感の程度により 1 日 3 回の処方にします．

⑨ **酸棗仁湯**（さんそうにんとう）：成人に使用することが多く，疲れているのに眠れない場合に，就寝前に 2 包 / 日で使用します．小児の報告例では，DSM-Ⅳ-TR の精神疾患診断基準を満たす睡眠障害を有する小児および青少年の 31 名に，酸棗仁湯（2.5 ～ 5g）を就寝前に 4 週間投与し，ピッツバーグ睡眠質問票（PSQI），不眠重症度指数（ISI），アテネ不眠尺度（AIS），臨床全般印象 - 改善度（CGI-I），ベンゾジアゼピン系催眠薬の投与量の変化（ジアゼパム換算）を検討した結果，すべての指数およびベンゾジアゼピン系の投与量の減少が確認されました[12]．

症例

夜驚症：5 歳 男児

病歴：乳幼児期は夜泣きがあった．保育園で嫌なことがあったことをきっかけにして，夜中に泣き叫ぶが朝には覚えていない．家族も起きてしまうため相談あり．これまでに発達の異常を指摘されたことはない．

現症：体重 18kg，腹：胸脇苦満あり，腹直筋攣急あり

処方：柴胡加竜骨牡蛎湯エキス 2.5g / 日（分 1．就寝前）

経過：内服後より，明らかに夜驚の回数が減って家族も喜ばれた．3 カ月ほど継続し，夜間に叫ぶことはなくなったので服薬終了．

2時，3時まで寝ない：5歳 男児

病歴：ASDのため児童精神科にて経過観察されていた．COVID-19の流行による自粛中に療育にも行かなくなり，夜間2，3時くらいまでまったく寝なくなってしまった．

現症：体重19kg，診察室で動き回り，所見がとれず

処方：黄連解毒湯エキス4g/日，柴胡加竜骨牡蛎湯エキス4g/日（分2．朝・就寝前）

経過：内服開始後に，寝つきがよくなり12時くらいには眠れるようになった．3カ月後の採血でAST/ALTの軽度上昇を認め，黄連解毒湯に含まれる黄芩の影響を考慮した．黄連解毒湯をやめたところ，再び2時，3時まで寝なくなってしまったので，煎じ薬に切り替え黄芩を含まないように調節した．その後の採血では，肝機能の上昇もなく睡眠も良好であり内服を継続中．

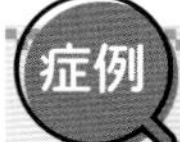

夜眠れない，不登校：14歳 女児

病歴：半年前から学校に行っておらず，メンタルクリニックでフォローされていた．長期化する不登校のため漢方薬の相談があった．問診にて，23時に布団に入っても色々と考えてしまい1時くらいにやっと寝つけることがわかった．その結果，朝起きるのが遅くなり昼頃まで寝ていた．

現症：体重47kg，手足が冷たい，舌：舌先紅・紅点多い，腹：胸脇苦満あり・腹直筋攣急あり・臍上悸あり

処方：四逆散エキス3包/日（分3．毎食前），黄連解毒湯エキス1/2包/日（分1．就寝前），柴胡加竜骨牡蛎湯エキス1包/日（分1．就寝前）

経過：四逆散を毎食前，加味帰脾湯を就寝前に内服することから開始した．また，朝起きたら朝日を浴びるように指導した．四逆散の内服で手足の冷えは改善し，腹直筋攣急も取れてきたが，寝つきの悪さは変わらなかった．柴胡加竜骨牡蛎湯と少量の黄連解毒湯へ変更したところ寝つきが改善し，7～8時に起きられるようになった．フリースクールに通えるようになり，服薬終了．

症例 何度も目が覚める：38歳 女性

病歴：仕事の繁忙期で仕事の夢を見て何度も目が覚める．

現症：痩せ型，脈：沈，舌：淡白舌，腹：心下痞鞕あり・鼠径部圧痛あり

処方：四物湯エキス3包/日（分3．朝・昼食前，就寝前）

経過：四物湯の内服を開始．体も以前より疲れにくくなり，夢を見ることも減った．眠りの調子の良さは感じていたが，胃もたれがするようになってしまった．

次の一手 ☞「効果がなかったとき――②胃腸の力」（p.242）を考えよう！

睡眠の問題は改善されたように見えるが，もともと持っていた胃の不快感や便秘が主訴として目立つようになり，胃腸も整えることが必要だと判断した．

胃もたれは，本来の体質の脾虚により四物湯の地黄（じおう）の副作用で起こったと考えた．症状と所見から四物湯の終了にはまだ早く，脾虚のカバーをしながら継続することが必要と考え，四物湯2包/日（分2．朝・夕食後），四君子湯（しくんしとう）3包/日（分3．毎食前）へ変更した．

四物湯は，食後内服に変更した．さらに，胃の不快感や便秘を改善するために四君子湯を追加した．2日に1回だった排便も，毎日出るようになり，食後の胃もたれも改善した．日中の眠気もなくなり，調子が良いためそれぞれ1包/日へ減薬をして内服を継続中．

サマリー

- 子どもから大人まで飲め，運転にも差し支えなく，非常に使用しやすい．
- 「不安，考えすぎなど眠れない原因」を中心に処方を決める．

引用文献

1）福水道郎．睡眠関連疾患．小児内科．2023; 55（増刊号）: 873-8.

2）亀井雄一，岩垂喜貴．子どもの睡眠．保健医療科．2012; 61: 11-7.

3）Hysing M, Harvey AG, Linton SJ, et al. Sleep and academic performance in later adolescence: results from a large population-based study. J Sleep Res. 2016; 25: 318-24.

4）平成26年度文部科学省委託調査．平成26年度「家庭教育の総合的推進に関する調査研究」―睡眠を中心とした生活習慣と子供の自立等との関係性に関する調査―．https://www.mext.go.jp/

a_menu/shougai/katei/__icsFiles/afieldfile/2015/04/30/1357460_02_1_1.pdf（最終参照日 2022/11/24）
5) Richdale AL, Schreck KA. Sleep problems in autism spectrum disorders: prevalence, nature, & possible biopsychosocial aetiologies. Sleep Med Rev. 2009; 13: 403-11.
6) Silvestri R, Gagliano A, Aricò I, et al. Sleep disorders in children with Attention-Deficit/Hyperactivity Disorder（ADHD）recorded overnight by video-polysomnography. Sleep Med. 2009; 10: 1132-8.
7) Takeuchi H, Inoue M, Watanabe N, et al. Parental enforcement of bedtime during childhood modulates preference of Japanese junior high school students for eveningness chronotype. Chronobiol Int. 2001; 18: 823-9.
8) 関根道和. 夜間の眠りと生活習慣病. チャイルドヘルス. 2003; 6: 662-5.
9) 関根道和, 山上孝司, 沼田直子. 3 歳時の生活習慣と小学 4 年時の肥満に関する 6 年間の追跡研究―富山出生コホート研究の結果より―. 厚生の指標. 2001; 48: 14-21.
10) Imamura S, Tabuchi M, Oizumi H, et al. Yokukansankachimpihange, a traditional Japanese（kampo）medicine, enhances the adaptation to circadian rhythm disruption by increasing endogenous melatonin levels. J Pharmacol Sci. 2020; 144: 129-38.
11) Shinno H, Yamanaka, M, Ishikawa I, et al. Successful treatment of restless legs syndrome with the herbal prescription Yokukansan. Prog Neuropsychopharmacol Bio Psychiatry. 2010; 34: 252-3.
12) Miyaoka T, Aziz IA, Araki T, et al. Efficacy and safety of Sansoninto for insomnia in child and adolescent patients: an open-label study. Int J Neuropsychopharmacol. 2016; 19: 28.

12 起立性調節障害

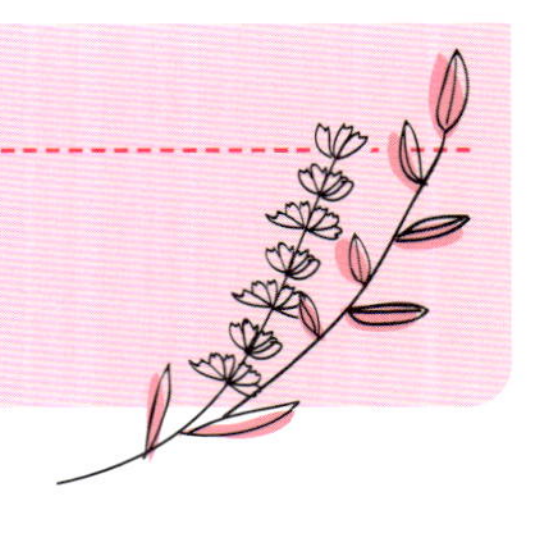

自律神経調節作用があり，こころと体の両方に効果のある漢方薬こそ，身体的な不調に精神的な要素が重なりやすい起立性調節障害にたくさんの出番があります．身体症状が長引くと不登校につながりやすく，心理社会的な面においても重要な疾患です．

大人になるまでに挫折や失敗がまったくない人生を送ることは難しいでしょう．さまざまな要因により自律神経のバランスを崩し身体症状が出ることや，不登校になることを「つまずき」と捉えるのではなく，成長の過程の 1 つとして捉えることが大切です．子どもたちが自分を知り，周りの人との関わりを再構築しながら困難を乗り越えていくことが，後に振り返った際に自信につながります．

◆西洋医学的ポイント

起立性調節障害（orthostatic dysregulation：OD）は，思春期の子どもによくみられ，自律神経の機能不全によって，めまい・立ちくらみ・朝起きられない・腹痛・頭痛・乗り物酔いなどのさまざまな症状や訴えを起こす身体疾患の 1 つです．

11 項目の身体症状から 3 項目以上認めるか，2 項目であっても強く疑われる場合はアルゴリズムに沿って診療し，他の器質的疾患が除外されることで診断がつきます（表 1）．さらに新起立試験により，以下の 4 つのサブタイプを判断します．

① 起立直後性低血圧：起立直後に血圧低下，回復の遷延がある
② 体位性頻脈症候群：起立中に血圧低下を伴わず，著しい心拍増加を認める
③ 血管迷走神経性失神：起立中に突然収縮期と拡張期の血圧低下，ならびに起立失調症状が出現し，意識低下や消失発作を生じる
④ 遷延性起立性低血圧：起立直後の血圧心拍は正常であるが，起立 3 ～ 10 分を経過して収縮期血圧が低下する

JCOPY 498-14592

表1 起立性調節障害身体症状項目

1. 立ちくらみ，あるいはめまいを起こしやすい
2. 立っていると気持ちが悪くなる，ひどくなると倒れる
3. 入浴時あるいは嫌なことを見聞きすると気持ちが悪くなる
4. 少し動くと動悸あるいは息切れがする
5. 朝なかなか起きられず午前中調子が悪い
6. 顔色が青白い
7. 食欲不振
8. 臍疝痛をときどき訴える
9. 倦怠あるいは疲れやすい
10. 頭痛
11. 乗り物に酔いやすい

（吉田誠司, 石井和嘉子, 石塚一枝, 他. 小児起立性調節障害診療ガイドライン 改訂第3版. 子どもの心とからだ 日本小児心身医学会雑誌. 2023; 32: 42-87[1] より）

健常者も起立により一過性の血圧低下をきたしますが，直ちに回復し，その後は臥位よりやや高い血圧で安定します．OD児の場合は，起立時の静脈系の収縮反射が不良なため，下肢から心臓への還流量が減少し，心拍出量と収縮期血圧が低下します．その結果，脳血流量が減少し，めまいや立ちくらみなどの症状を認めます．

◆見逃したくない点

甲状腺機能異常，副腎機能低下症，鉄欠乏性貧血，低髄液圧症候群，不安症，脱水状態，薬剤性，まれではありますが心疾患，脳腫瘍，褐色細胞腫などが鑑別にあがります[1]．スクリーニングとして，検尿，血液検査，心電図，胸部X線などを確認します．

さらに，ODには心身症として診断する場合があります（表2）．表面に出てきている身体症状の奥に，友人や教師との関係，部活動などの社会的要因がきっかけとなったように見えても，背景には家庭的要因としての保護者との関係性や生育環境が関わっているケースも多くあります．

表2 心身症としての起立性調節障害　診断チェックリスト

1. 学校を休むと症状が軽快する
2. 身体症状が再発・再燃を繰り返す
3. 気にかかっていることを言われたりすると症状が増悪する
4. 1日のうちでも身体症状の程度が変化する
5. 身体的訴えが2つ以上にわたる
6. 日によって身体症状が次から次へと変化する

以上のうち4項目がときどき（週1～2回）以上みられる場合，心理社会的因子の関与ありと判定し「心身症としての起立性調節障害」と診断する

（吉田誠司, 石井和嘉子, 石塚一枝, 他. 小児起立性調節障害診療ガイドライン 改訂第3版. 子どもの心とからだ 日本小児心身医学会雑誌. 2023; 32: 42-87[1] より）

◆治療

水分摂取，塩分摂取，適度な運動を勧めます．薬物療法は第一選択薬としてミドドリン塩酸塩があります．効果がない場合は，アメジニウムメチル硫酸塩，プロプラノロール（洞性頻脈に保険適用，気管支喘息は禁忌）を使用します．アメジニウムメチル硫酸塩は起立時の頻脈を増悪させることがあり，起立試験で頻脈傾向がないことを確認して処方します．

◆ホームケア

循環血液量を増やす目的で水分（1.5L）と塩分摂取（10～12g／日が目安）を勧め，日常生活リズムを整えることが大切です．「水筒が空っぽになることを目標にしようね」と具体的に伝えています．塩分摂取は梅干しや市販の塩分補給タブレットを勧めています．また起立時には急に立ち上がらず，30秒くらいかけて起立すること，暑い場所では発汗などにより脱水が加わり血圧が低下するため，さらに血圧が下がりやすくなることを伝え予防に努めます．

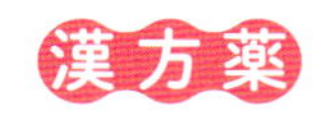

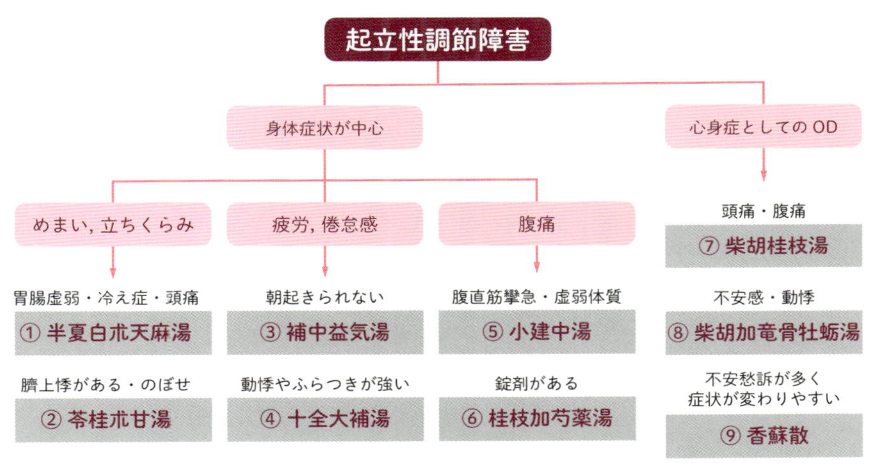

図1　起立性調節障害チャート

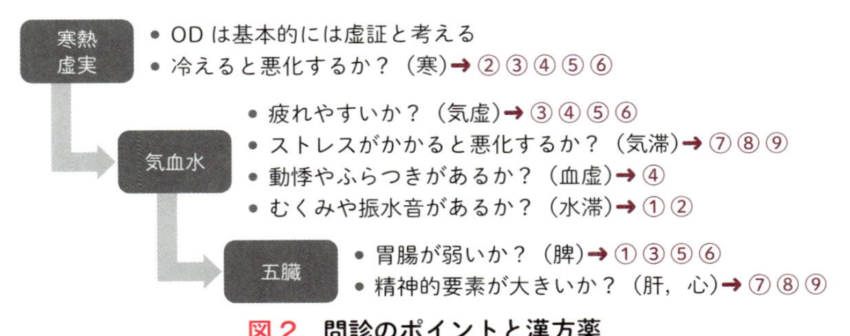

図2　問診のポイントと漢方薬

① **半夏白朮天麻湯**（はんげびゃくじゅつてんまとう）：OD の大症状（特にめまい，立ちくらみ）を訴える循環虚弱型の第一選択です．循環虚弱型に半夏白朮天麻湯を使用した 19 例のうち，著効と有効が 79％と高い有効率でした[2]．特に胃腸虚弱，冷え，頭痛があり，腹診にて振水音がある場合に有効です．

② **苓桂朮甘湯**（りょうけいじゅつかんとう）：半夏白朮天麻湯と同様にめまいや立ちくらみに使用します．早朝起床困難があり，昇圧薬に治療抵抗性の症例に数日以内に効果があった報告もあります[3]．鑑別は，胃腸の弱りはあまり目立たず，腹診にて臍上悸が目立つ場

合に使用します．

③ **補中益気湯**：倦怠感が強く朝起きられない場合に有効です．経験的に翌朝への効果を期待して，夕食前や就寝前に内服してもらいます．また午前中の調子が悪い場合は，内服のタイミングを午前中に2回など間隔を短くします．症例集積研究では，補中益気湯を8週間投与し，大症状は概ね半数で改善，全般的改善度は改善以上69.6%，特に倦怠感，臍疝痛，頭痛，収縮期血圧の低下に対して高い効果を認めています[4)].

④ **十全大補湯**：倦怠感，ふらつき，動悸，めまいがある場合に有効です．補血作用があるため，特に月経開始後の女児に使用します．

⑤ **小建中湯**：臍疝痛や腹痛，食欲不振がある「胃腸虚弱型」に使用します．胃腸虚弱型に小建中湯を使用した8例のうち，著効と有効を合わせて75%の有効率でした[2)]．他に，手足のほてり，冷え，夜尿症，神経過敏，鼻出血を指標とします．顔色が悪く，目の下にクマがあり，地図状舌，腹診で腹力が弱く，腹直筋攣急を認めます．お腹を触ろうとするとくすぐったがることが特徴です．

⑥ **桂枝加芍薬湯**：上記の小建中湯から膠飴を抜いた処方で，胃腸虚弱型に使用します．エキス剤が多く飲みにくい場合には，錠剤がある桂枝加芍薬湯に変更します．

⑦ **柴胡桂枝湯**：ストレスが強く，不安症，頭痛，腹痛があり神経過敏な子どもに処方します．動悸や腹痛など小症状も目立ち，腹診にて胸脇苦満，腹直筋攣急がある場合に使用します．ODの診断基準を満たす9～16歳の57例に柴胡桂枝湯を投与し症状の改善を比較した多施設共同研究では，有効性が73.6%（著効15例，有効24例），臍疝痛，頭痛，倦怠感，朝起き不良，立ちくらみによく反応しました[5)].

⑧ **柴胡加竜骨牡蛎湯**：柴胡桂枝湯と同様に，精神ストレスが強く神経過敏な子どもに使用します．不安感や動悸が強く，眠りが浅く夢をよく見て，腹診で臍上悸を認めます．

⑨ **香蘇散**：気持ちが落ち込みやすく，症状がコロコロ変わる場合に使用します．頓服で処方してもよいでしょう．

表1と表2の各症状に対応する漢方薬が表3になります．特に，心身症としてのODには，柴胡剤など向精神作用を持つ漢方薬を使用します．チェックがたくさんついた処方を使用してもよいでしょう．

表3 起立性調節障害各症状への漢方薬

症状	漢方薬
立ちくらみ，あるいはめまいを起こしやすい 立っていると気持ちが悪くなる，ひどくなると倒れる 入浴時あるいは嫌なことを見聞きすると気持ちが悪くなる	半夏白朮天麻湯・苓桂朮甘湯
少し動くと動悸あるいは息切れがする 朝なかなか起きられず午前中調子が悪い 顔色が青白い	十全大補湯・補中益気湯
食欲不振 臍疝痛を訴える	小建中湯・桂枝加芍薬湯
倦怠あるいは疲れやすい	補中益気湯・十全大補湯
頭痛	柴胡桂枝湯
乗り物に酔いやすい	半夏白朮天麻湯・五苓散
心身症としてのOD	柴胡桂枝湯・柴胡加竜骨牡蛎湯 香蘇散

一方で症状がコロコロと変化する場合は，そのときの最も強い症状に応じて漢方薬を処方します．なお，長期化し難治性のODには生薬を配合して作る煎じ薬を処方します．

症例

めまい，頭痛，朝起きられない：13歳 女児

病歴：3カ月前にODの診断がつき，ミドドリン塩酸塩を内服していた．朝起きられず，午前中の調子が悪いため学校も休みがちであった．

現症：体重50kg，顔色：不良，全体に元気がない，腹：腹力が弱い，臍上悸を軽度認める

処方：補中益気湯エキス7.5g / 日（分3．午前中に2回，就寝前）

経過：最初は毎食前に内服していたが，午前中を強化して内服することで日中の活力が出てきた．徐々に気持ちも前向きになり，午後から登校することも可能となった．しかし梅雨時期に入り，再度体調が悪化しめまいと頭痛が増え

た．話を聞くと例年夏場に調子が悪くなるということだった．

次の一手 ☞「効果がなかったとき――②胃腸の力」（p.242）を考えよう！

梅雨に入り，胃腸の調子も悪化し胃もたれや食欲低下も認めた．半夏白朮天麻湯 7.5g/ 日に変更した．胃もたれや食欲低下も改善し，めまいや頭痛の頻度も減った．夏場は半夏白朮天麻湯を，その他の季節は補中益気湯とし，1 年半ほど継続したのち服薬終了．

サマリー

- 季節や体調に応じて，その都度処方を変更しながら成長を見守ることができる．
- 症状の中でも，「最も中心となる症状」を中心に処方を決める．

引用文献

1）吉田誠司，石井和嘉子，石塚一枝，他．小児起立性調節障害診療ガイドライン 改訂第 3 版．子どもの心とからだ 日本小児心身医学会雑誌．2023; 32: 42-87.
2）津留　徳．起立性調節障害．小児診療．2004; 67: 1477-80.
3）伊藤　隆，仙田晶子，井上博喜，他．苓桂朮甘湯が奏効した早朝起立困難の 3 症例．日東洋心身医研．2005; 20: 34-7.
4）富田　英，千葉峻三，門脇純一，他．小児の起立性調節障害に対する補中益気湯の臨床効果．小児診療．1997; 60: 162-7.
5）森　正樹，山田一恵，阪　正和，他．起立性調節障害に対する柴胡桂枝湯の臨床応用．小児臨．1992; 45: 1964-74.

参考文献

① 山崎正寿．起立性調節障害と思われる 10 症例の漢方的病態とその治療．日東洋医誌．2021; 72: 119-23.
② 小崎　武，北條泰男，渡辺俊彦，他．起立性調節障害の治療に対する漢方的検討．小児臨．1992; 45: 1769-73.
③ 青山重雄．起立性調節障害（特集 実践！小児漢方 はじめの一手，次の一手）．小児診療．2018; 81: 211-3.

JCOPY 498-14592

13 こころの不調

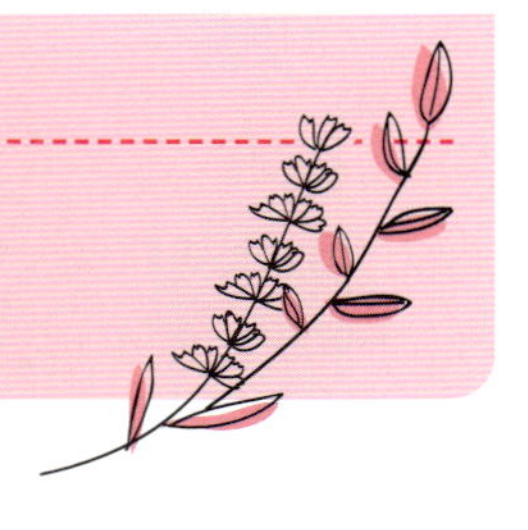

癇癪，不安感，自信のなさ——大人の目から見ればささいに感じることであっても，子どもにとっては大きな問題で，こころの不調の種となっていることはよくあります．私たち大人も子どもと同様に，こころの調子が良いときもあれば，落ち込むこともあります．その波の中で，それでも日々生きていくことこそが，「生きている」という実感につながります．

時に，その不調の波が長引いたり，悪化したりすることもあります．小児の場合は親御さんもすぐに児童精神科に相談することは少なく，小児科診療の中で相談を受けることも多くあります．

数値化できない問題ではありますが，子どもの中にあるものを丁寧に診て紐解いていくことが大切です．軽い不調であれば，こころにも作用する漢方薬の効果を知っておくと，小児科診療が非常に頼もしく，心強くなります．

児童精神科の考え方とは異なる面もありますが，一般診療の中で治らない患者とするのではなく，こころの成長を応援する一手として，漢方治療が小児科診療に広がることを願います．何より，子どもが葛藤を越えながら成長していく姿を見守ることができるのは，小児科医として大きな喜びです．

◆西洋医学的ポイント

小児期にうつ・パーソナリティ障害の確定診断が下される症例は限定的ではあります．しかし学童期以降，その予備軍ともいえる状態の患児は確実に存在します[1)]．

◆見逃したくない点

身体症状の裏に，うつ病などが隠れていないかを常に念頭におきながら，治療にあたります．万が一，自殺企図や実行があれば，必ず児童精神科に紹介します．

◆治療

漢方薬でうつ病やパーソナリティ障害のすべてを解決することはできないため，必要に応じて専門家へつなぎながら，身体症状に注目しつつ漢方薬も併用する方針となります．

◆ホームケア

こころの問題を診る場合も睡眠，食事について確認します．特に就寝時間と中途覚醒や昼夜逆転の有無などは，大切なポイントです．完全に昼夜逆転している概日リズム睡眠・覚醒障害では，家庭と学校と連携しながら，必要に応じて睡眠外来などへ紹介します．

コラム 東洋医学での精神の扱いについて

東洋医学では，精神活動のことを七情（喜，怒，憂，思，悲，恐，驚）といいます．その中の「怒，喜，思，悲，恐」を特に五志といいます．

もう１つ，高度な精神機能（優れたこころのあり様）を表す言葉として，五神「神，魂，意，魄，志」があります．五志「怒，喜，思，悲，恐」と五神「神，魂，意，魄，志」は五臓との関連があります（図 1）．

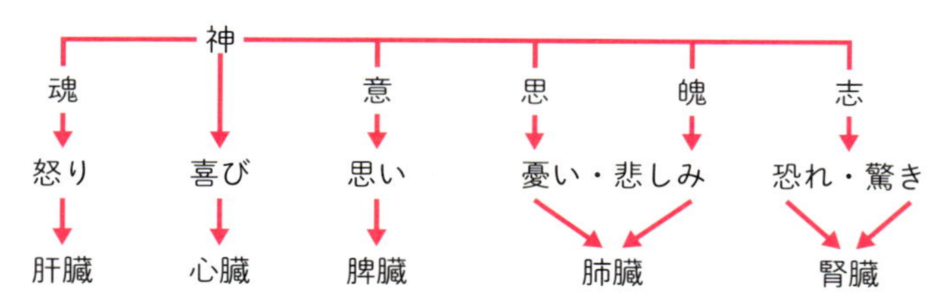

図 1　精神機能と五臓の関係

（著作権, 2010 年, 日本心身医学会. 後山尚久. 心身医学. 2010; 50: 383-6[2] Fig.2 より）

五志は，肝は怒りや緊張を，心は喜びを，脾は思慮深さを，肺は憂いや悲しみを，腎は恐れや驚きの感情を表します[2]．

五神は，肝が「魂」，肺が「魄」，脾が「意」，腎が「志」を，そしてこれらを心「神」が統括します[2]．

この中でも子どものこころの問題を扱ううえで特に大切なのが，心と肝になります．心は精神作用の中心になり，肝は気血の流れを調節しながら精神状態を正常に保ちます．

『霊枢』本神篇に「脈舎神」とあり，心というものは，その中に精神作用の根源＝神となるものをしまいこんでいる[3]と記載され，すべての精神症状を統括するのは神で，その神は心と結びついています—①.

また『霊枢』邪客篇「心者五臓六腑之大主也，精神之所舎也」ともあり，心臓というものは，五臓六腑を主宰する地位にあって，精神の宿っているところである．すなわち，一切の精神意識思惟活動はすべて心の作用の表現である[3]とあります—②.

①と②をわかりやすく説明すると，心≒神になります.

つまり，心は精神活動や思考の活動を統括し，意識を正常に保ちます．そのため，心が働かないと不安・怯え・不眠・多夢・イライラ・怒りっぽいなどの症状が現れます[4].

肝は，全身の気血の流れを調節し，精神状態をのびやかに保ちます．そのため，肝が働かないと，のびのびできない，抑うつ感，イライラ，怒りっぽい，気分の変動が激しいなどの症状が現れます[4].

漢方薬

子どものこころの問題に詳しい小児漢方医の山口英明先生は，こころの不調を3つに分類しました[4]．キーワードは思わずかけたくなるような言葉になります.

① **心と胆の問題である「怯え」**(自信がない，心配性，オドオド・ビクビク)

キーワード：「大丈夫，怖がらなくていい，安心して」

処方：甘麦大棗湯(かんばくたいそうとう)，加味帰脾湯(かみきひとう)，柴胡加竜骨牡蛎湯(さいこかりゅうこつぼれいとう)，酸棗仁湯(さんそうにんとう)

② **肝の不調である「緊張」**(緊張が強い，うつうつ，イライラ，気分の変動)

キーワード：「縮こまらないでのびのびしよう」

処方：四逆散(しぎゃくさん)，柴朴湯(さいぼくとう)，加味逍遙散(かみしょうようさん)，香蘇散(こうそさん)，柴胡疏肝湯(さいこそかんとう)

③ **心，肝，胆の問題である「怒り」**(イライラ，うろうろ，落ち着きがない，興奮的な症状)

キーワード：「まあまあ，少し落ち着きなさい」

処方：抑肝散(よくかんさん)，抑肝散加陳皮半夏(よくかんさんかちんぴはんげ)，大柴胡湯(だいさいことう)，黄連解毒湯(おうれんげどくとう)，竹茹温胆湯(ちくじょうんたんとう)，桃核承気湯(とうかくじょうきとう)

実際には，悲しみや不安感が怒りとして表出していることも多く，①の中の処方と②の中の処方，または①の中の処方と③の処方を組み合わせて処方することが多いです.

例）甘麦大棗湯と抑肝散加陳皮半夏

甘麦大棗湯と加味逍遙散

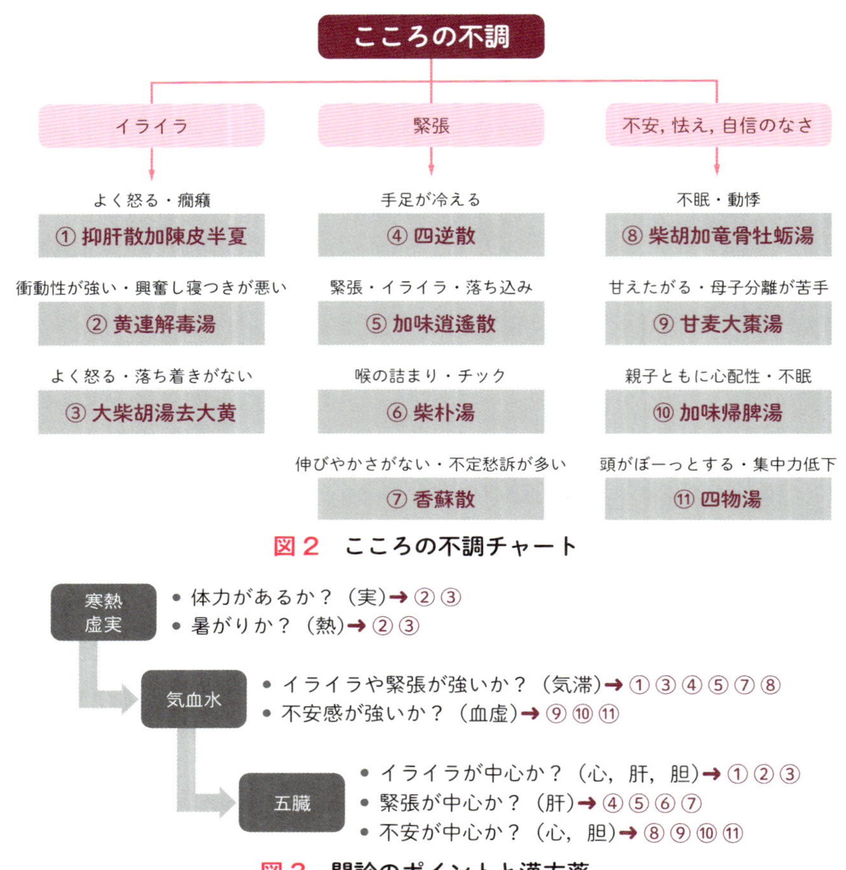

図2 こころの不調チャート

図3 問診のポイントと漢方薬

① **抑肝散加陳皮半夏**：よく怒る，癇癪が多い場合に使用します．親子でイライラしている場合は，母子同服もよいでしょう．

② **黄連解毒湯**：衝動性が強く，興奮して目が冴えてしまい，寝つきが悪い場合に使用します．特に元気があり体力が余っている場合や，注意欠如・多動症（ADHD）で衝動性が強い場合にも使用します．

③ **大柴胡湯去大黄**：黄連解毒湯と同様に体力があり，よく怒り，落ち着きがない場合に使用します．自閉スペクトラム症（ASD）やADHDに伴うパニック，癇癪などにも使用します．その場合は甘麦大棗湯と併用することが多くなります．

④ **四逆散**：手足が冷たく，緊張が非常に強い場合に使用します．腹診では腹直筋攣急や胸脇苦満を認めます．

⑤ **加味逍遙散**：緊張やイライラする一方で，気持ちが落ち込み，訴えがコロコロ変化する場合に使用します．特に月経前症候群では月経前2週間から月経まで周期に合わせて飲む方法もあります．

⑥ **柴朴湯**：喉の詰まりやチック，咳払いが多いときに使用します．

⑦ **香蘇散**：気分が伸びやかではなく，不定愁訴が多い場合に使用します．不調時の頓服としてお守りの意味合いで渡す場合もあります．

⑧ **柴胡加竜骨牡蛎湯**：不安や自信のなさが目立つ，夢が多く不眠や動悸を訴える場合に使用します．成人の報告ですが，抑うつ状態の12例に柴胡加竜骨牡蛎湯を投与し，著効，有効，やや有効を合わせて75%の改善率がありました[5]．

⑨ **甘麦大棗湯**：甘えたがる，不安や怯えがあり，母子分離が苦手な場合に使用します．月経前症候群の情緒不安定さにも効果を発揮します[6]．

⑩ **加味帰脾湯**：不安や怯えに使用します．特に親子ともに心配性で不眠がある場合には，母子同服も有効です．

⑪ **四物湯**：ぼーっとした印象で，集中力が低下してなんとなく元気がない場合に使用します．四物湯に桂枝加芍薬湯（けいしかしゃくやくとう）を加えた神田橋処方があります．これはフラッシュバックやトラウマ治療に有効です．ASDのフラッシュバックによるパニックにも効果的です．

症例

衝動性が強い，癇癪，不眠：13歳 男児

既往：ASD

病歴：中学校に入り，テスト前になると気持ちが落ち着かず，家でもゲームに依存する面もあった．癇癪があり，衝動的に動いてしまう．寝つきも悪く，なかなかぐっすり眠れないため，家族より相談あり．

現症：体重43kg，診察室でも緊張が強い印象があり，周りをキョロキョロ見る，腹診で胸脇苦満・腹直筋攣急あり

処方：大柴胡湯去大黄エキス9g/日（分3．朝・昼食前，就寝前）
甘麦大棗湯エキス7.5g/日（分3．朝・昼食前，就寝前）

経過：内服開始後，寝つきが良くなり眠れるようになった．半年ほどで日中の癇癪も落ち着いたので，大柴胡湯去大黄と甘麦大棗湯を1包（朝食前）に減薬した．進級し学校の先生との折り合いがうまくいかず，登校前に腹痛が起こるようになったため，桂枝加芍薬湯エキス2.5g/日（朝食前）を追加した．

学校は休むことなく登校できており，症状に合わせながら，薬を調節して成長を見守っている．

症例

不登校：11歳 女児

病歴：小学校3～4年生から徐々に学校に行けなくなり，心療内科に通院していた．周りからどう見られるかが気になり，なかなか学校に行ける機会がなく，漢方処方を希望され来院．

現症：体重33kg，手足の冷えが著明．腹診で胸脇苦満と腹直筋攣急あり

処方：四逆散エキス5g/日（分2．朝・夕食前）
不安時　甘麦大棗湯エキス2.5g（頓服）

経過：徐々に手足の冷えが改善し，1カ月後より腹直筋攣急も和らいだ．家族のサポートもあり，数時間から始めて，少しずつ学校に行けるようになった．中学に入ってからは，休まず登校できるようになった．しかし，周りの子に幼く扱われている感じがして，納得がいかない様子だった．学校で頑張りすぎて，家でとても疲れていた．

次の一手 ☞「効果がなかったとき――③心理的要因」（p.242）を考えよう！

周囲からどう見られるかをとても気にしており，加味帰脾湯エキス6g/日（分2．朝夕食前）に変更した．また，腹診で臍上悸が目立ち，夢をよく見て熟睡感がないので柴胡加竜骨牡蛎湯エキス2.5g/日（就寝前）を追加した．家族の支えもあり，漢方薬を続けながらゆっくりと成長を見守っている．

サマリー

- 一般小児科医でも漢方薬を使えば，こころの問題に対応することができる．
- こころの問題は，「怯え」「緊張」「怒り」に分けて処方を決める．

引用文献

1) 森　蘭子. うつ病・パーソナリティ障害. 小児診療. 2022; 85: 50-8.
2) 後山尚久. 漢方医学にみるスピリチュアリティ—五臓六腑, 気血水概念からながめる心身一如—. 合同シンポジウム: スピリチュアリティと心身医学 2009 年 第 1 回日本心身医学 5 学会合同集会（東京）. 心身医. 2010; 50: 383-6.
3) 小川幸男. 漢方医学における心とからだ. 日東洋医誌. 1984; 35: 161-5.
4) 山口英明. 子どもの心と漢方薬. 小児の精と神. 2013; 53: 25-31.
5) 金子善彦, 小田豊美, 今枝　実. 抑うつ状態に対する柴胡加竜骨牡蛎湯の効果. 臨と研. 1980; 57: 3377-83.
6) Shiota A, Shime C, Nakai K. "Kambakutaisoto" and emotional instability associated with premenstrual syndrome. Front Nutr. 2021; 8: 760958.

参考文献

① 成田洋夫. こころと東洋医学（特集 東洋医学）. バイオメカニズム会誌. 1996; 20: 130-7.

2 ▶ よくある訴え

14 不登校

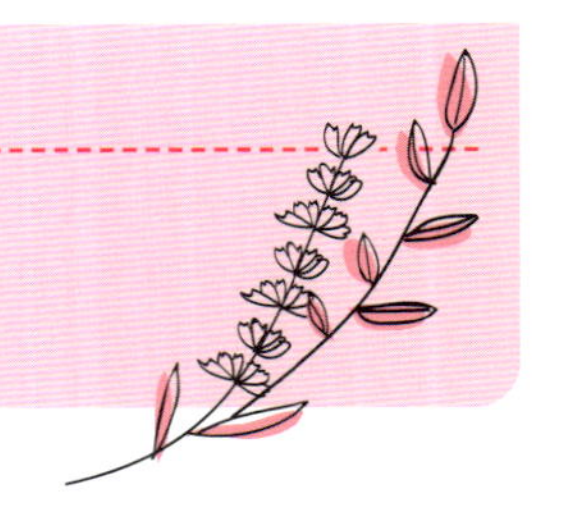

不登校の子どもたちは,「学校に行きたくない」場合もありますが,「行かなくちゃいけないと思っているけど，学校に行けない」場合も多くあります．

「学校に行く？」と親が聞けば，「うん」と言うけれど，いざ行こうとすると腹痛や頭痛で起き上がれなくなる．けれども「今日は休んでいい」と言われるとケロッと元気になる．お家で数日様子を見ていたけれど状況に変化がないと言って，小児科を受診するケースが多いです．

筆者は，不登校はさまざまな要因が重なり合った結果，こころのエネルギーが減ってしまい，外に出られなくなった状況だと考えます．不登校の子どもたちはこころのエネルギータンクに穴が空いていて，どんどんエネルギーがこぼれ落ちています．まずは，その穴を塞いで，こころのエネルギーを溜めていくことが大切です．

子どもたちにとって，家以外に自分の居場所がない不安感や孤独感はとても辛いものでしょう．本人たちも頭では学校に行って勉強しなくてはいけないことをわかっていますし，学校に行けない自分が周りからどう見られるかも理解しています．そのうえで不登校にならざるを得ない子どもたちの心情に思いを馳せることが大切です．

子どもや家族と診察でともにする時間はほんの僅かです．子どもたちは大人をよく見ていますし，人生の岐路にもなりえる大切な時間に関わるため，一人の大人として信頼される存在でありたいと願いながら，必死に外来に立つ日々です．うまくいかないときもあり試行錯誤の連続ですが，子どもたちに寄り添うこころを大切にし，日々不登校に悩みながらも越えていこうとする親子を応援する気持ちで処方を続けています．

身体症状には，漢方薬の出番が多くあります．特に体調不調を訴え始め，徐々に登校できなくなる初期の段階こそ，漢方薬で介入することが大切です．身体症状を軸に症状が緩和されると，間接的に不登校の解決の糸口になることがあります．一方で，長期化した不登校の場合は必ず，児童精神科に紹介して併診するようにしています．

◆西洋医学的ポイント

不登校は医学的診断名ではなく,「何らかの心理的，情緒的，身体的あるいは社会的要因や背景により，児童・生徒が登校しない，あるいは支度もできない状況にある」状態を示す言葉です[1]．不登校の大半のケースは身体症状を主訴として，その背景に不安感や孤独感が隠れています．神経発達症や精神疾患の疑いがある場合，不登校が４カ月以上続く場合は，専門機関への紹介も検討が必要です．

不登校は，以下の図１のように経過します[2]．

前駆期	少しずつ登校できなくなる時期
混乱期	登校できなくなることで，子どもも家族も情緒的に不安定になる時期
休養期	学校に行けない状態を子どもと家族が認め，家庭内で安定した生活が送れるようになる時期
回復期	少しずつ家庭から出て，外に向かうことができるようになる時期
助走期	特定の場所に定期的に通いながら，社会参加のリハビリを行う時期
復帰期	本格的な社会復帰を果たす時期

図１　不登校の経過

（小柳憲司. 不登校の始まりと経過. 学校に行けない子どもたちへの対応ハンドブック. 東京: 新興医学出版社; 2009[2]. p.11 より）

◆見逃したくない点

身体疾患（起立性調節障害，過敏性腸症候群，機能性頭痛，甲状腺疾患など），神経発達症，睡眠障害，家庭内暴力，いじめ，強迫症状，抑うつ症状，分離不安など．精神疾患の初期症状として不登校が起こるケースもあるので注意します[3]．

◆治療

不登校が長引く場合は，積極的に児童精神科に紹介します．その際には漢方治療の内容や治療の方向性，筆者が聞き取った生活習慣，家族関係（母子家庭，別居中）なども紹介状に書くようにしています．

◆ホームケア

昼夜逆転した生活を続けると，部分登校するきっかけも失いやすくなります．まずは睡眠と食事を整えることを大切にします．

特に家にいる時間が長いと，ゲームやスマホに依存する時間が長くなる傾向があります．個人的にはゲームもスマホも子どもたちが外の世界とつながる大切な時間だと思うので，強く禁止はしません．しかし，昼夜逆転するような使い方はしないように伝えます．

具体的には，寝る前にはスマホを使わないなど，デジタルデバイスの使用ルールを決め，就寝時間を約束してもらうようにします．子どもと二人でしっかりと話をして，「こころも体も大きくなる時期で，あなたのことが大切だから，睡眠時間はしっかりと守ってほしい」と伝えています．

漢方薬

学校に長期で行けなくなった場合も，基本的な生活(食事，睡眠，排泄)を中心に，生活リズムが壊れないように漢方薬でサポートすることが大切です．

不登校の症状は証にあった治療が必要になる場合も多くありますが，不登校児への漢方治療において8例中に5例が有効，2例がやや有効，1例が無効であった報告や[4)]，登校拒否を思わせる221例中29例を漢方治療のみで行い，25例に効果を認めた報告もあり[5)]，一定の効果があることがわかります．

特に，初期の睡眠障害においては漢方薬を積極的に使用します．眠れるようになれば，朝起きられるようになり，結果として生活リズムが整います．

カウンセリングなどの対応は専門家にお任せすることもあり，体の不調を，少しずつ改善することに注力します．睡眠と食事がとれ，家庭でも学校でもない第3の場所の中で居場所が見つかると，次第に外に出て行くエネルギーが溜まっていきます．

もう1つ，漢方治療には診察という強みがあります．

検査で異常がない場合に,「何か心当たりはありますか？」と聞いても，家族も本人も気がついていない場合もあります．そんなときに漢方の診断がとても有効です．舌診で紅点が増えていたり，舌の先が紅くなっている場合や，腹診で胸脇苦満が強い場合は，「ストレスが少し体に出ていますね」「緊張が強くなっていますね」などと伝えることで，ご家族の意識にスイッチが入る助けになります．

不登校児の身体的問題については，腹痛・下痢 ☞参考：p.279，頭痛 ☞参考：

p.285，睡眠障害 ☞参考：p.307，起立性調節障害 ☞参考：p.314，こころの不調 ☞参考：p.321 が合わさり，結果として不登校に結びついています．各症状の詳細は各ページをご覧ください．

症例

お腹の調子が悪い，嘔気，頭痛，学校に行けない：13 歳 女児

病歴：6 年生の 3 学期頃から頭痛と嘔気のため学校に行けなくなった．メンタルクリニックにてクロチアゼパムを処方されていた．症状の改善が乏しく，漢方外来を受診．表情が乏しく，疲れやすく元気がない．イライラする，気分が落ち込む，不安になる，などの症状が見られる．就寝時間は 1 時と遅く，寝つきも悪かった．

現症：体重 40kg，脈：浮・緊，舌：淡白舌・舌先紅，腹：心下痞鞕あり，胸脇苦満あり・腹直筋攣急強い・臍上悸あり

1 診目：半夏瀉心湯（はんげしゃしんとう）エキス 2 包 / 日，桂枝加竜骨牡蛎湯（けいしかりゅうこつぼれいとう）エキス 2 包 / 日（分 2．朝・夕食前）にて開始．

2 診目：就寝前に酸棗仁湯（さんそうにんとう）エキス 2 包を追加するが，明らかな改善はなし．

次の一手 ☞「効果がなかったとき――③心理的要因」（p.242）を考えよう！

3 診目：頭痛と悪心が減ってきたが，まだスッキリしない感覚があった．本人と 1 対 1 で話をしたときに，「学校に行けないことで親を悲しませていると思う」と自分の気持ちを話し泣き始め，その後表情が和らいだ．

4 診目：眠れるようになり，一人で起きて 5 時間ほど学校に行けた．

5 診目：臍上悸が目立ったことと，人からどう見られるかを非常に気にしていたので，柴胡加竜骨牡蛎湯（さいこかりゅうこつぼれいとう）エキス 2 包 / 日，甘麦大棗湯（かんばくたいそうとう）エキス 2 包 / 日（分 2．朝・夕食前）へ変更．

学校に戻ることも挑戦したが，まずはフリースクールに行くと自分自身で決め，家族と一緒に見学に行くようになった．

半年ほどで睡眠リズムも整い，フリースクールに通えるようになり，服薬終了．

サマリー

- 漢方薬は，不登校の初期の段階から介入することができる．
- 食事，睡眠，排泄をきちんと整えながら，時間をかけて親子に寄り添っていく．

コラム 大人が気持ちを吐き出せる場所

子どもの診察はもちろんですが，親御さんのフォローも大切です．不登校の家庭で母子同服ができる場合は，母親のケアも同時に行います．祖父母など，家でずっと一緒にいる家族も，色々な気持ちを抱えながら頑張っています．このような場合には，家族療法として世代を超えて漢方薬を飲む方法が非常に有効です．不登校の孫と祖母が柴胡加竜骨牡蛎湯を同服し，改善した報告例もあります[6]．

親であれば，表面的には「学校に行かなくてもいい」と言っていたとしても，本心では「学校に行ってほしい」と思うもの．学校は必ず行かなければならない場所ではないですが，学校でしか得られない体験があることも事実です．そして不登校が長引くと，我が子の将来を心配し悲観的な考えが浮かび，どうしてよいかわからないこともあるでしょう．

筆者は児童精神科の専門医ではありませんが，たくさんの親子に会ってきて，大人にも揺れる気持ちを受け止めてもらえる場所が必要だと考えるようになりました．児童精神科医の田中康雄先生は，「まずはこれまで登校し続けてきたことを慰労し，ここまで頑張ったわが子を誇りに思って欲しいと，親に言葉を添えたい」と述べています[7]．時には親向けの本を紹介し，母親自身に考えてきてほしいことを宿題にし，母親がアウトプットできる機会を作ることもあります．

診療中は子どもから「生きていることが辛い」と告白されることもあり，その気持ちを受け止めることが大人としてこんなに辛いことなのかと悩み，涙が出たときもありました．子どもが一生懸命に伝えてくれた気持ちを，了承を得たうえで母親に伝えると，母親は「我が子が目の前で生きてくれていることが何よりだ」と肝が据わった雰囲気になり，自宅に帰ってから親子でしっかりと向き合えるようになったという事例もありました．その後母親は，学校に出向いて今後の方向性を整えたうえで，「この子なら大丈夫だと思った．ゆっくり育みます」と吹っ切れた顔で報告しに来てくださいました．

子育てに正解・不正解はありません．医療者にできることは，目の前の患者さんにとってのベストを真摯に考え，寄り添い，診療を通して支えることです．生きにくさを抱えながら，それでも精一杯なんとか頑張って生きてきた子どもたちに敬意を払うとともに，学校に行けない時間が子どもたちにとって人生の大切な時期であることを理解して，日々臨むようにしています．医療者の一言が，子どもたちや家族に大きな影響を与えます．医療者一同，その背景に思いを馳せ，診療していきたいものですね．

引用文献

1) 日本小児心身医学会，編．小児心身医学会ガイドライン集 日常診療に活かす 5 つのガイドライン．改訂第 2 版．不登校への対応の基礎．東京: 南江堂; 2015. p.88-289.
2) 小柳憲司．学校に行けない子どもたちへの対応ハンドブック．不登校の始まりと経過．東京: 新興医学出版社; 2009. p.11.
3) 岡田あゆみ．不登校―「つながり」，「つなぐ」小児科診療―．小児診療．2019; 82: 1321-7.
4) 地野充時，辻　正徳，奥　雄介，他．身体的愁訴を呈する登校困難児に対する漢方治療．日東洋医誌．2018; 69: 350-8.
5) 大宜見義夫．IE-3 登校拒否を思わせる症例（221 例）における漢方治療の有効性の検討（小児思春期 I）．心身医．1995; 35: 107.
6) 沢井かおり，吉野鉄大，大岸美和子，他．不登校の孫と易疲労の祖母に柴胡加竜骨牡蛎湯が奏効した症例．日東洋医誌．2021; 72: 235-8.
7) 田中康雄．注意欠如・多動性障害（特集 小児の不登校への対応―原因からの視点―）．小児科．2014; 55: 1819-25.

2 ▶ よくある訴え

15 月経困難症

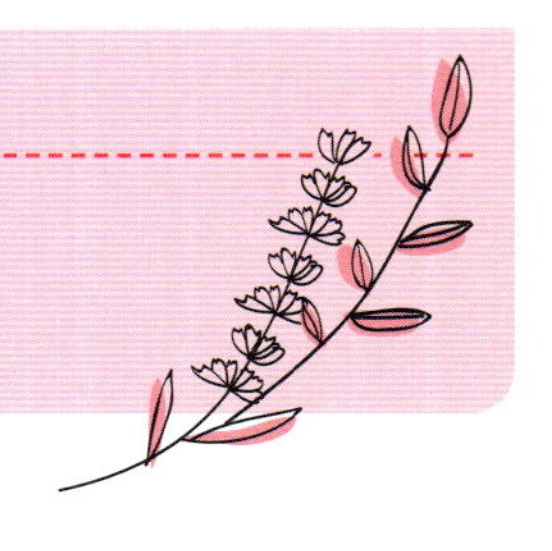

「プレコンセプションケア」という言葉があります．プレ＝「～前の」，コンセプション＝「妊娠・受胎」のことで，WHO（世界保健機関）では「妊娠前の女性とカップルに医学的・行動学的・社会的な保健介入を行うこと」と定義しています[1]．妊娠を考え始めた女性だけではなく，思春期から自分の健康や出産について考えて体を整えていくために，正しい知識や運動習慣などを身につけていくことを目標としています．

若い女性の月経痛や，月経前のイライラなどの不調のために，低用量ピルの内服をする方も増えてきました．それにより，いつまで飲むか，いつやめるかという問題も発生しています．また，生活スタイルの乱れや冷え症，女性のキャリア形成により，出産年齢も上がってきています．いつか出産する日のためにも，思春期からの月経痛や月経不順をそのままにせず整えていくことが大切です．

漢方薬は西洋薬との併用も可能です．単独の使用でも，気血の改善により冷えや頭痛などの随伴症状も同時に改善できるケースが多く見られます．

まだまだ妊娠には遠い世代に対しても，月経を通して自分の体の理解を深めることは，女性性を大切にし，ひいては命の尊さを尊重することにもつながります．女性にはもちろん，男性にも知っていただきたい内容です．

◆西洋医学的ポイント

正常な月経とは，月経周期が25日以上38日以内，月経持続期は3日から7日以内が正常です[2]．この周期よりも短縮（24日以内）もしくは，延長する（38日以上）ことを月経不順といいます．出血日数が2日以内，または8日以上続く場合は日数の異常と捉えます．月経量については，諸説ありますが37～43mL，1回の月経で140mL以上を過多月経といいます[3]．月経困難症とは，月経の期間中に月経に伴って起こる病的症状のことです．症状は腹痛，腰痛，全身のだるさ，頭痛など多岐にわたります．

◆見逃したくない点

一般的に若年層は，器質的疾患のない月経困難症が多いと考えられていますが，過多月経や月経不順，重症の月経痛が見られた場合，子宮内膜症や子宮筋腫，その他器質的な疾患も含めて婦人科に相談します．慢性骨盤痛や月経困難症の症状を認める思春期女子に腹腔鏡を行ったシステマティックレビューによると，すべての思春期女子のうち 62%，月経困難症を有する場合は 70%，薬物無効の慢性骨盤痛を有する場合には 75%に子宮内膜症を認めており，注意が必要です[4]．腹痛，発熱がある場合，性感染症の除外も必要です．子どもと医療者のみで話す時間を作り,「大切なことだから確認するね」と伝えたうえで性体験について聴取します．

◆治療

非ステロイド性抗炎症薬や低用量エストロゲン・プロゲスチン配合剤 (low dose estrogen-progestin：LEP)，経口避妊薬などを使用します．LEP を若年者に処方する場合は，月経周期の確立と骨成長への影響を考慮して投与を開始します[3]．

◆ホームケア

若い頃からの冷えに対する意識は大切です．現代の子どもたちはジュースやアイスクリームなど冷たいものを口にする機会が多く，体が冷えやすくなっています．また思春期はファッションにも興味がある年齢ですので，おしゃれを楽しみつつ「体のために，下半身は冷やさないでね」と伝えています．

漢方薬

「月経周期，不正出血の有無，月経量，色や塊の有無，月経痛」など，月経について細かく聞いて処方を決めます．

また，月経困難症に対する処方では，月経周期に合わせて処方することもあります．例えば，平時は当帰建中湯（とうきけんちゅうとう）などを内服し，月経痛がなかなか改善しない場合は月経 2 週間前から桂枝茯苓丸（けいしぶくりょうがん）を併用することもあります．

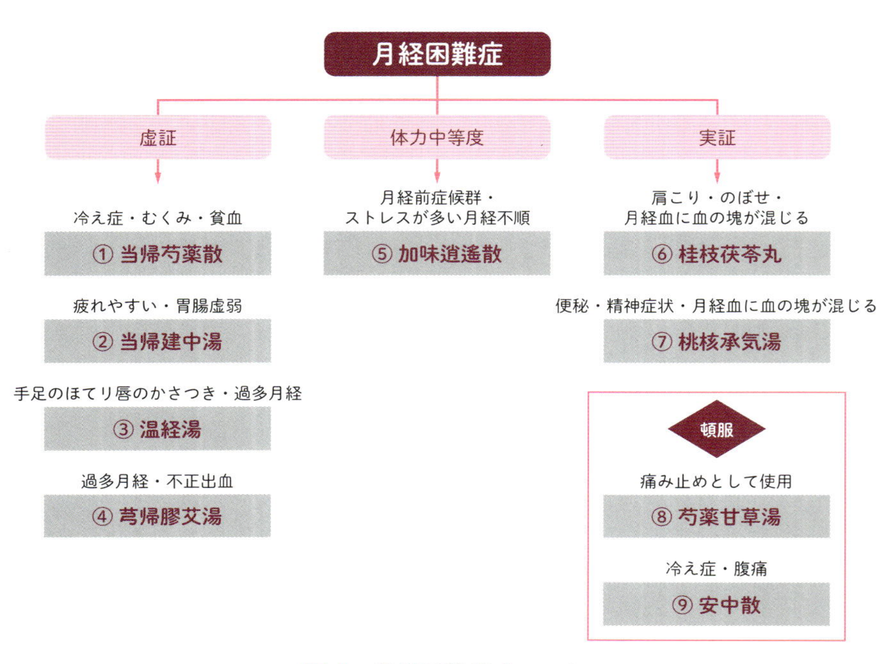

図1 月経困難症チャート

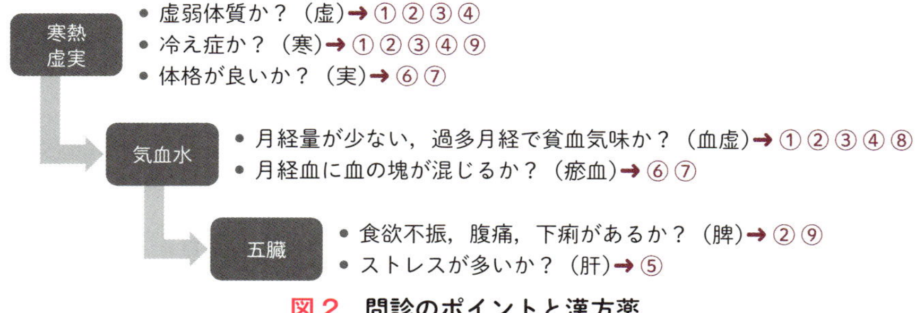

図2 問診のポイントと漢方薬

① **当帰芍薬散**（とうきしゃくやくさん）：月経困難症の40名に対して，プラセボ群と当帰芍薬散群にランダム化し，月経周期2サイクルの観察期間，当帰芍薬散を使用した2サイクル，フォローアップ期間を2サイクルと合計半年間の観察を行った二重盲検試験では，当帰芍薬散群で月経困難症が有意に改善していました[5)]．当帰芍薬散は，水滞＋血虚を治療するため，虚弱体質で冷え症やむくみ，手足の冷えがある場合に有効です．月経困難症を伴う女性は冷え症を伴うことが多く，第一選択薬として

JCOPY 498-14592

使用できます．特に痩せ型の女性に効果が高いです[6]．

② **当帰建中湯**：虚弱体質で顔色不良，疲れやすく胃腸虚弱が目立つ場合に使用します．腰背部に放散する痛みが特徴です．煎じ薬として処方することも多くあります．

③ **温経湯**（うんけいとう）：下半身の冷え，手足のほてり，唇のかさつきを指標にします．月経不順や，多嚢胞性卵巣症候群などがある場合にも使用します．温経湯は，黄体機能不全症における排卵期の主席卵胞発育促進やゴナドトロピン分泌不全による排卵障害では FSH や LH の分泌を促す作用を有します[7]．思春期に問題となる体重減少を伴う排卵障害には，まず食事指導および心理療法を優先させます．漢方を併用する場合は，六君子湯（りっくんしとう）や人参湯（にんじんとう）などのお腹を強くする補脾剤と温経湯を併用するとよいでしょう．

④ **芎帰膠艾湯**（きゅうききょうがいとう）：過多月経や不正出血がある場合に使用します．止血，補血作用を持つ阿膠（あきょう）が含まれます．

⑤ **加味逍遙散**（かみしょうようさん）：落ち込みやすく，イライラしやすいなど精神的な訴えが目立つ場合に．月経前症候群，ストレスに伴う月経不順にも使用します．

⑥ **桂枝茯苓丸**（けいしぶくりょうがん）：体格がしっかりしており，のぼせや肩こりが目立つ・月経血に血の塊が混じり，腹診にて臍周囲や鼠径部に瘀血の圧痛点を認める場合に使用します．子宮内膜症・子宮筋腫にも使用します．

⑦ **桃核承気湯**（とうかくじょうきとう）：体格がしっかりしており，月経血に血の塊が混じり，さし込むような痛み，便秘がある場合に使用します．イライラなどの精神症状にも効果的です．桂枝茯苓丸と同様に臍周囲や鼠径部に瘀血の圧痛点を認めます．桂枝茯苓丸と同様に駆瘀血作用があり，子宮内膜症・子宮筋腫などに使用します．

⑧ **芍薬甘草湯**（しゃくやくかんぞうとう）：芍薬と甘草が平滑筋の緊張を和らげます．月経痛があるときに，頓服することも可能です．痛みが強い場合は，2 包を一度に内服します．

⑨ **安中散**（あんちゅうさん）：冷えがある痛みに有効です．月経痛，腹痛に対して頓服でも使用が可能です．桂皮，良姜などがお腹を温め，延胡索（えんごさく），茴香（ういきょう）が痛みを和らげます．

月経痛：17 歳 女性

病歴：11 歳で初経．月経開始直後から月経痛がある．月経前の不調はない．15 歳から月経痛が酷くなり，嘔気，腰痛もある．夜間も症状が強く，眠れないこともある．

現症：舌：淡紅色・舌下静脈怒張あり，脈：平，腹診：心下痞鞕あり・臍傍の圧痛あり・回盲部・S 状結腸部の圧痛あり

処方：桂枝茯苓丸エキス錠 18 錠 / 日（分 3．毎食前）

経過：婦人科にも紹介し，器質的疾患は否定された．内服開始後より，月経中も痛みが楽になり，眠れるようになった．しかし，受験が近づくにつれて服薬を忘れるようになり，またストレスの影響もあり，再度痛みが強くなった．

次の一手 ☞「効果がなかったとき――③心理的要因」(p.242) を考えよう！

受験に対する不安感や緊張感に対しては話を聞き，通院のたびに励まし続け，服薬継続を勧めた．また受験が終了するまでは，低用量ピルの内服も勧め，婦人科受診を勧めた．無事に受験も終了し，ピルを中止して桂枝茯苓丸エキス錠内服を継続中．

サマリー

- 全身の気血の流れを通して体を整えるため，月経困難症による下腹部痛のみでなく，頭痛やむくみ，肩こりなど他の症状も改善する．
- 体質や月経の様子を細かく聞いて処方を決める．

引用文献

1) World Health Organization. Preconception care: Maximizing the gains for maternal and child health. https://www.who.int/publications/i/item/WHO-FWC-MCA-13.02
2) 日本産婦人科医会. 正常な生理（月経）の目安を教えてください！ https://www.jaog.or.jp/qa/youth/qashishunki5/（最終参照日 2023/1/26）
3) 菅野潤子. 月経困難症. 小児内科. 2023; 55（増刊号）: 719-22.
4) Janssen EB, Rijkers AC, Hoppenbrouwers K, et al. Prevalence of endometriosis diagnosed by laparoscopy in adolescents with dysmenorrhea or chronic pelvic pain: a systematic review. Hum Reprod Update. 2013; 19: 570-82.
5) Kotani N, Oyama T, Sakai I, et al. Analgesic effect of a herbal medicine for treatment of primary dysmenorrhea — a double-blind study. Am J Chin Med. 1997; 25: 205-12.
6) Yoshino T, Katayama K, Horiba Y, et al. The difference between the two representative kampo formulas for treating dysmenorrhea: an observational study. Evid Based Complement Alternat Med. 2016; 2016: 3159617.
7) 後山尚久. 月経周期異常の治療薬としての温経湯の作用機序. 医のあゆみ. 2002; 203: 148-54.

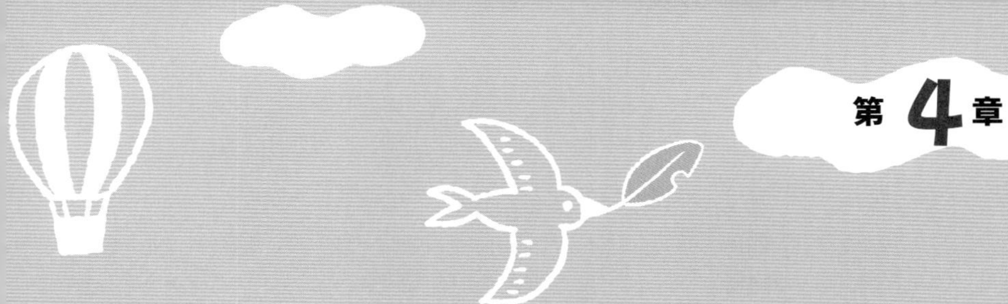

第4章

日常診療での Q&A

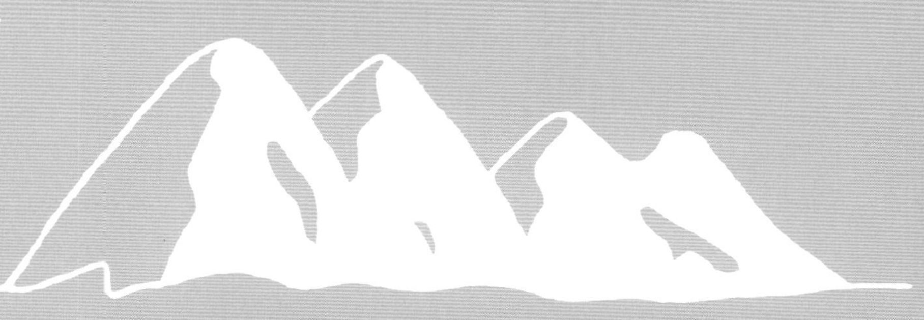

～医療者の味方・家族の味方～

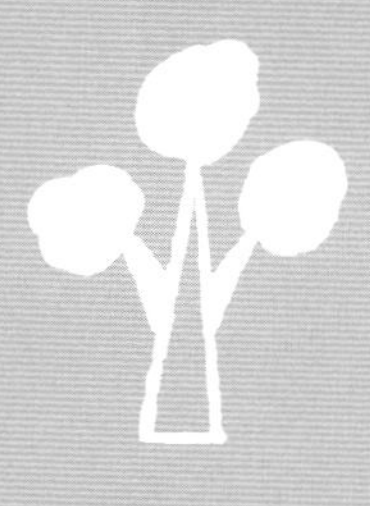
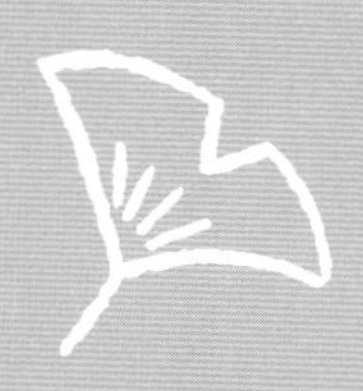
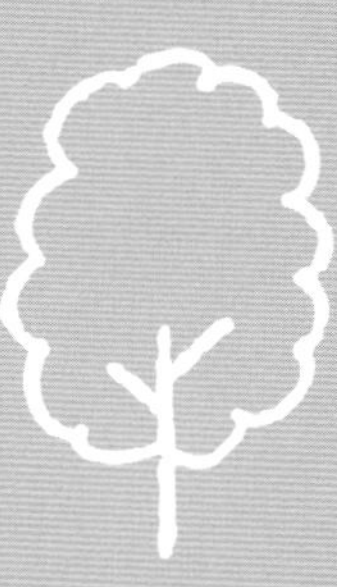
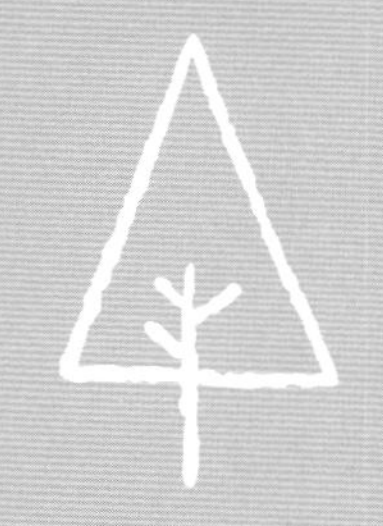
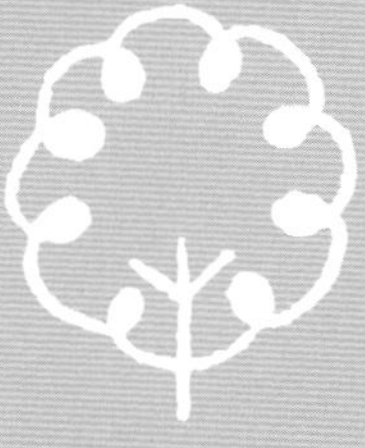

Q1 西洋医学との併用はどのようにしたらいいですか？

A：まず西洋医学的診断・治療をしっかりと行うことが大切です．

もっとも大切なことは，まずは必ず西洋医学的な診断を行うことです．そのうえで，必要に応じてバランス良く漢方薬を使っていきます．そして漢方薬の効果がなく方針に迷ったら，西洋医学的な検査や診断に戻ります．

一方で，対症療法しかない疾患やこころの問題には，漢方薬を主軸として治療を行います（表1）．

筆者は西洋医学と東洋医学は対立するものではなく，患者さんを治癒へと導くために「どちらも必要なもの」だと考えます．舌診や腹診などの東洋医学的な診察に慣れていない場合は，西洋医学的な診断治療の比重を高め，漢方治療の経験値がついてきたらその割合を変化させていけばよいと考えます．

表1 漢方薬が有効な病気や不調

漢方薬が得意な病気	西洋医学と併用し，より良い治療に結びつく病気	西洋医学が得意な病気
• ウイルス感染症（インフルエンザなど） • 長引く咳 • 反復性中耳炎の予防 • 検査で異常がない頭痛・腹痛・動悸 • 冷え症，虚弱体質 • 夜泣き，癇癪 • チック • 肛門周囲膿瘍 • リンパ管腫 • 月経困難症	• アレルギー疾患（アトピー性皮膚炎・アレルギー性鼻炎・気管支喘息） • 蕁麻疹 • ニキビ • 慢性副鼻腔炎 • 神経発達症 • てんかん • 過敏性腸症候群 • 起立性調節障害 • 不登校 • 難病疾患	• 急性虫垂炎など手術が必要な病気 • 白血病などの悪性疾患 • 痙攣 • 細菌感染症（尿路感染症など） • 外傷 • 救急医療が必要な疾患 • 新生児疾患

コラム 西洋医学も東洋医学もゴールは一緒．違いはルート

西洋医学との併用も大切です．

西洋医学と東洋医学の立ち位置については，「病気が治る＝山登りで頂上に到達する」とイメージしてください．例えば，西洋医学が西口から登り，東洋医学は東口から登るとします．ともに頂上を目指すことに変わりはないのですが，その登り方が異なるところがそれぞれの医学の面白いところです（図 1）．

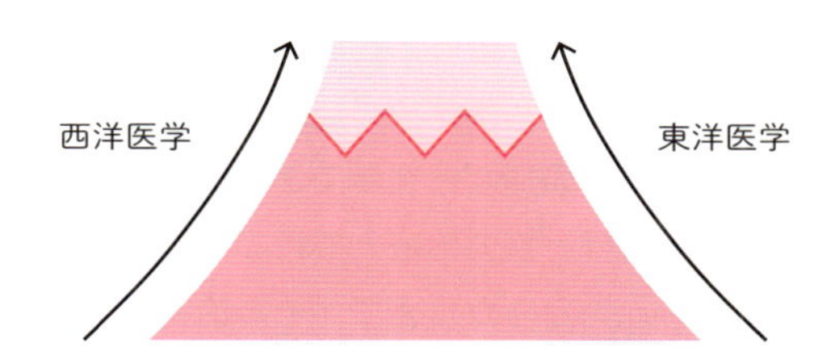

図 1　東洋医学と西洋医学の登り方

併用する場合は，両方の医療の良いところを味わいながら，頂上への道を，患者さんと一緒に登っていく感覚です．一方で，それぞれの医療が得意な分野もあります．救急疾患などは，西洋医学を中心にすることもあるでしょう．一方で，器質的疾患がはっきりせず原因がわからない場合や，未病に対する治療は，東洋医学のほうが良いでしょう．難病疾患においては，それぞれの得意分野が異なりますので，互いの良さを活かしながら頂上を目指します．

これまでの自験例では，難治性てんかん（Dravet 症候群）の患者さんに対して，「何かできることがあれば少しでも挑戦したい」というご家族の思いを汲み取り，鍼灸と漢方薬を併用しました．この病気は，発作を繰り返し，徐々に発達が退行する難治性のてんかんです．確定診断がついたときは，ご両親とともに主治医の筆者も予後を心配しました．しかし，西洋医学と東洋医学の治療を組み合わせたことで，抗てんかん薬も 1 種類のみで発作もほとんどなく，日常生活を営むことができています．

日常的な不調はもちろんのこと，このように非常に難しい病気の診断がつき，先々への見通しが暗いときにも，東洋医学という視点から見方（診方）を変えると，病気とうまく付き合っていくことができます．「目の前の人のために，まだ何かできることがある」という思いは，医療者にとっても大きな力になります．

そして，万が一道に迷ったときにも，他のルートがあることは心強いもの．西洋医学と東洋医学を対立するものと捉えるのではなく，どうしたら両者を融合させて目の前の患者さんにとってベストな選択ができるかを考えることが重要です．

Q2 西洋医学の検査はどのタイミングで行っていますか？

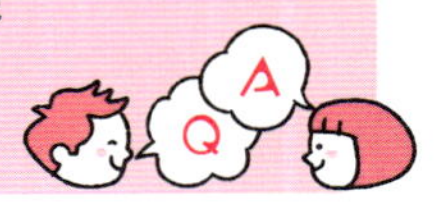

A：見逃しを防ぐために，検査は西洋医学の診断に順じて行います．

検査は，西洋医学的な診療と同じように行います．その理由は，東洋医学的な診断にこだわりすぎることによる，基礎疾患の見逃しを防ぐためです．

例えば，病歴から明らかに片頭痛だと判断できる場合には，諸検査は必要ありません．一方，診断に迷う場合は，漢方治療と並行して西洋医学的な検査を行います．

西洋医学的な診断が明らかになったうえで，その治療法を漢方薬で行う，または西洋薬と併用して漢方薬を処方する流れになります．

やや難しく感じるかもしれませんが，どうぞご安心ください．処方を継続し経験を積むと，自分の中のルールのようなものが確立していきます．先生方にとっての，西洋医学と東洋医学のベストな治療の割合ができてきます．そして，継続する中で，エビデンスだけではない漢方薬独自のオーダーメイドな医療に魅力を感じるようになります．

コラム 日本の恵まれた漢方診療

日本は西洋薬に加えて，漢方薬（エキス製剤，煎じ薬）も保険診療で処方ができるとても恵まれた環境です．諸外国では，中医学や韓医学というように，西洋医学とは分かれた分野で東洋医学の治療が行われています．日本の一般診療の中では，両者の併用は優れた方法だと考えます．

Q3 効果判定はいつすればいいですか？

A：1～2週間目で効果がなければ，処方を変更します．

飲みはじめてから急性の疾患は1～3日，慢性疾患は1～2週間で必ずなんらかの変化が現れます．そこで改善がなければ処方を変更します．

初診時に「最初の1カ月を丁寧に診させてほしい．漢方薬が飲めているか，体調変化はあるかなどを確認したいので，初診時から最長2週間以内に再診に来てください」と伝えています．

忙しいワーキングマザーも多いので，「体調が安定すれば1カ月処方もできる」と付け加えておくと，お母さんたちも気持ちが楽になります．

コラム 漢方薬の医療経済効果

医療経済の面から見ても，例えば急性胃腸炎に対する五苓散（ごれいさん）の処方で嘔吐が減少し，結果として補液が不要になれば，医療経済に役立ちます．また，原因がはっきりしない機能性腹痛症や頭痛などに漢方薬を処方し，症状が軽減すれば，結果として不要な検査が減ります．漢方薬の使用により，薬剤費の医療経済効果が認められた報告もあります[1]．

一方で，漢方薬は自然の草木などから作られていることもあり，無駄な処方や残薬を減らす意識も大切です．漢方薬の成分である生薬は国内生産がなかなか難しく，かつ一部の製品では値上がりが見られ，輸入が難しくなっていることもあります．高い技術で品質管理が継続されていることも漢方治療の恩恵の1つだと感じていますが，この制度を保ち続けるためにも，漢方薬という資源を大切にしていかなければなりません．

引用文献

1）大野賢二，関矢信康，並木隆雄，他．漢方治療がもたらす医療経済効果―入院治療を中心として―．日東洋医誌．2011; 62: 29-33.

Q4 効果がなかったときはどうすればいいですか？

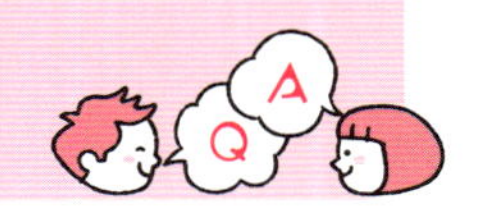

A：3診目からは方針を変更します．

初回治療で効果が見られない場合もあり，2診目までは漢方薬を変更します．

3診目でもまったく症状の変化がない場合や症状の再燃が認められた場合は検査を加えたり，他科の先生にコンサルトします．患者さんの希望によっては，3診目からは西洋薬に切り替えることもあります．効果がなかった場合は，西洋医学的な評価に戻ることも非常に重要です．そのときになぜ効果が出なかったか考えておくと，次の一手が増えていきます．

ゴールは，患者さんの抱えている病状が良くなることです．一度，しっかりと信頼関係を築くことができれば，別の症状で困っているときに患者さんのほうから漢方治療を希望されることもあります．

効果を確認するための注意点が1つあります．

成人の治療でよくあるケースが，もともとの主訴は治っているけれど，主訴が改善すると他の症状が気になってくることです．

例えば，更年期障害で不眠，頭痛，肩こりなどを訴えていたけれど，睡眠が改善したら胃腸障害が気になるようになるケース．「調子はどうですか？」と聞くと，「胃もたれや便秘で困っている」と症状を訴えられ，患者さんは症状が改善していないような気がしていることが多くあります．

そのときは初診のカルテを見返して，「睡眠や頭痛，肩こりの改善はどうですか？」と聞くと「最近は眠れます．肩こりや頭痛も減りました」と返事があり，患者さんもホッとされる表情になります．悪いところを診るのも必要ですが，改善点を確認することも重要なポイントです．

症状は波をかくように，良くなったり，悪化するように見えたりします．丁寧な診療をしていれば，初診のときより悪化していることはほぼありません．その変化をしっかりと共有していくことが大切です．

夜泣き：1 歳 男児

病歴：出生後から毎晩 5 回ほどの夜泣きが継続していた．20 時に就寝し，7 時半頃起床し生活リズムは整っていたが，起きるたびに激しく泣き，寝つきにも 1 時間ほどかかっていた．1 歳半健診では発達の遅れは指摘されていない．また偏食が酷く，食事量が少なかった．母親と 2 人暮らし．

現症：体重 10kg，母との分離不安が強く診察できず

処方：抑肝散加陳皮半夏エキス 2.5g / 日，甘麦大棗湯エキス 2.5g/ 日（朝食前・就寝前）

経過：1 診目に抑肝散加陳皮半夏，甘麦大棗湯を処方した．2 診目（1 週間後）までに漢方の内服ができず，再度服薬指導を行った．また初診時の採血で鉄欠乏性貧血を認めたため，インクレミン®を追加した．3 診目（3 週間後）内服ができるようになってから夜泣きは 3 回ほどへ減少した．しかし急に食欲低下，嘔吐，黒色便があり内服を自己中断したところ，再度夜泣きが 1 時間ごとに悪化した．母から薬局のラインアプリへ連絡があり，薬局から病院へ報告を受け，受診を早めてもらった．4 診目（1 カ月後）に，腹部エコー検査にて大量の便塊を認めた．酸化マグネシウムの内服を追加し，便秘の改善とともに食欲も回復した．その後は漢方薬を併用し，半年ほどで夜泣きも改善し，服薬終了．

月経痛，冷え，肩こり：32 歳 女性

病歴：3 年前に出産．半年前から月経痛が悪化．痛み止めを使用しても改善が乏しく，仕事を休むこともある．肩こりや冷えも気になっている．経血の色は暗紅色で 500 円玉大の血の塊が混じる．月経周期は 35 日周期．

現症：顔色は色白，痩せ型，手足の冷えあり，舌：胖大，淡白舌，薄白苔あり，歯痕あり，腹：腹力中等度，振水音なし，回盲部の圧痛あり

処方：温経湯エキス 3 包 / 日（毎食前）

経過：1 診目で当帰芍薬散エキス 3 包 / 日（毎食前）を処方．体を冷やさないように伝え，ヨガなどの運動をするように伝えた．初診時採血では，異常所見なし．2 診目で改善なく，桂枝茯苓丸エキス 3 包 / 日（毎食前）を追加した．

3診目では肩こりが改善され，経血の色が綺麗になり，月経痛は少し軽くなった．4診目，冬場になり手足の冷えが強くなった．同時に月経痛も再度強くなった．婦人科にコンサルトし，子宮内膜症を含めた器質的疾患は認めなかった．本人の希望で漢方治療を続行することとなり，温経湯3包/日（毎食前）へ変更した．5診目では，徐々に経血の塊もなくなり痛みも改善した．その後も内服を続け，5カ月後に2人目を妊娠し，服薬終了．

このように，内服中に変化があったときは適宜，西洋医学の検査や治療も同時に行うことが大切です．

Q5 どのように終了すればいいですか？

A：症状の改善に合わせて減量し，終了します．

筆者は，症状が改善した頃から徐々に減薬し，再燃がなければ終診としています．例えば，1日2回の頻度で飲んでいたものを1回に減らして，次の外来で終了とするようなステップを踏みます．

多くの子どもたちは，元気になると自ら「もういらない」と言ってくれます．症状が改善している場合は，その時点で終了してもよいでしょう．体調が良くなると飲み忘れも増えてきますが，元気になった印として考えます．急にやめることにご家族が不安を覚える場合は，上記のように減量してから徐々に終了するようにしています．最後の診察のときに，頓服で飲める漢方薬を数回分渡したり，「困ったらまたいつでもおいでね」と伝えておくとよいでしょう．

内服期間は症例によって異なるため，大体の目安になりますが，風邪などは1週間ほど，1～2カ月以内に症状が始まった腹痛や頭痛は約3カ月，半年以上続く起立性調節障害や不登校は半年から1年ほど治療期間を必要とします．一律に考えるのではなく，目の前の患者さんの状況に合わせて，柔軟に対応することが大切です．

Q6 漢方のエビデンスはどこで確認できますか？

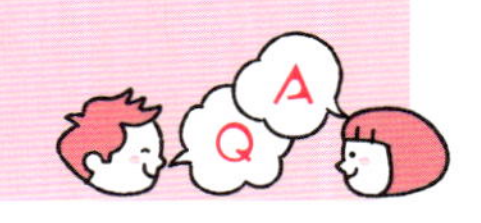

A：漢方治療エビデンスレポートで確認ができます.

初学者にとっては，証はなかなかわかりにくく，1つの病名に対して鑑別処方となる漢方薬が複数出てくるとその使い分けに悩まれると思います.

近年，漢方薬にもエビデンスが蓄積されてきました．もし，どうやって使っていいかわからないという点でお悩みの場合は，日本東洋医学会による漢方治療エビデンスレポートをご覧ください．初めての漢方薬を処方するための，ヒントが見つかるかもしれません.

■エビデンスを利用した漢方薬の処方

日本東洋医学会のWebサイトに，「漢方治療エビデンスレポート 2022 − 553のRCT −」(EKAT 2022) があります．EKAT 2022においては，540件のRCTと13件のメタアナリシスが掲載されており，閲覧およびダウンロードが可能です[1].

- 漢方専門医認定機関，日本東洋医学会 | 構造化抄録・論文リスト
  http://www.jsom.or.jp/medical/ebm/er/index.html
  (最終参照日 2024/8/2)

また同じく日本東洋医学会のWebサイトに「漢方製剤の記載を含む診療ガイドラインのTable」にて，ガイドライン上に記載されている漢方薬が掲載されており，同様に閲覧が可能です[2].

- 漢方専門医認定機関，日本東洋医学会 | 漢方製剤の記載を含む診療ガイドライン 2022 Appendix2023 update
  http://www.jsom.or.jp/medical/ebm/cpg/index.html
  (最終参照日 2024/8/2)

このようにエビデンスとして蓄積されている処方の中から選び，処方することも1つの方法になると思います．

筆者は小児科医のため，成人の悪性腫瘍など西洋医学的な経験が乏しい疾患の治療は，エビデンスを参考にしながら処方を考えています．

引用文献

1）日本東洋医学会 EBM 委員会. 漢方エビデンスレポート 2022 − 553 の RCT −【Internet】. 東京: 日本東洋医学会; [update 2023/9/1]. Available from : http://www.jsom.or.jp/medical/ebm/er/index.html
2）日本東洋医学会 EBM 委員会. 漢方製剤の記載を含む診療ガイドライン 2022 Appendix2023.【Internet】. 東京: 日本東洋医学会; [update 2024/4/15]. Available from : http://www.jsom.or.jp/medical/ebm/cpg/index.html

Q7 家族にはどう説明しますか？

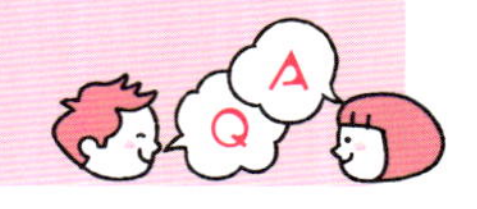

A：一般外来と漢方外来では，説明の仕方を変えています．

漢方外来と，一般外来では説明の仕方が異なります．

漢方外来では，患者さんは漢方薬を希望して受診されている方なので，積極的に飲もうとしてくださいます．ご家族には，西洋医学との違いや併用することのメリットを伝えます．

例）「西洋医学と一緒に使うことで，西洋薬が減薬できたり，体質改善につながりますよ」

一般外来では，漢方薬を処方するハードルが上がります．特に「漢方薬は苦い，効果がうすい」と思っている方も多いので，別の選択肢があるということから伝えます．

例）鼻水がなかなか良くならない，風邪をひきやすいときなどに
「漢方薬で体の土台を元気にして，風邪をひきにくくなる体を作ることができますよ」
「実は赤ちゃんも飲める，甘い漢方薬もありますよ．最初は，半分くらい飲めたら十分ですよ」

「お子さんが飲めたときには，たくさん褒めてあげてくださいね」とお願いするのは，どちらにも共通しています．

Q8 なぜ漢方薬を取り入れるのか，スタッフにはどうやって説明しますか？

A：「患者さんが望む場合は，できる最大限のことをしたい」と説明しています．

筆者は,「西洋医学で次の一手がないとき，方法がなく困っている患者さんたちに，まだできることがあると伝えたい」と素直に説明しています．

例えば，頭痛に対して対症療法だけで帰宅させてしまうとき，根本的な解決を提案できないことに，医療者としてなんとなく胸が痛むことがあります．

しかし,「鎮痛薬の効果がなかったり，他の方法も試したければ，漢方薬もあるからね」と伝えることができるようになると，患者さんの希望につながるのはもちろん，医療者としても希望を持てます．

「患者さんが望むのであれば，こちらも最大限できることをしたい」．スタッフには，そう想う姿勢を日々の診療を通して，伝えていきます．

また漢方薬で良くなった患者さんの経過を話したり，希望があればスタッフにも処方したりして，実際に漢方薬の効果や選択肢が増える安心感を感じてもらいます．

このように，日々の臨床態度や言葉で示していくと,「患者さんのより良い生活のために，西洋医学とは異なる別の方法にも挑戦したい」という想いを，徐々に理解して応援してくれる仲間が増えていきます．

仲間としてともに診療を行う現場では，各職種の専門性の高さを生かし，それぞれの力を掛け算する医療を理想としています．チーム全体で力を発揮し，患者さんの治療がうまくいったときには，喜びとやりがいを感じます．

Q9 小児漢方をどこで学べますか？ 小児漢方を実践している仲間とどこで会えますか？

A:「日本小児東洋医学会」や「日本小児漢方懇話会」などがおすすめです．

これには，筆者も一番悩まされました．小児漢方に関する情報はとても少ないのです．小児漢方に特化した勉強会も，まだ数が少ないのが現状です．

まずは「日本小児東洋医学会」および「日本小児漢方懇話会」に入会し，学会やフォーラムに参加することをお勧めします．臨床の最前線で日々活躍されている先生方から学ぶことができます．

そこで知り合った先生方に勉強会の情報をもらったり，仲間ができれば日々の症例を相談し合ったりすることもできるようになります．

専門医の取得をお考えの先生は，研修先を見つけることから始まります．日本東洋医学会の指定研修施設一覧で検索が可能です．

- 漢方専門医認定機関，日本東洋医学会 | 指定研修施設
  http://www.jsom.or.jp/medical/specialist/sisetu.html
  (最終参照日 2022/8/23)

また日本東洋医学会の「学術事業の案内」に，各支部の学術総会の案内もあります．

製薬会社が主催する勉強会も非常に学びが多く，勉強になります．幅広いテーマで開催されていますので，ぜひ足を運んでみてください．

付録：症候別頻用漢方薬

症候 ページ	漢方名	読み方	キーワード	ここもチェック ページ
アトピー性 皮膚炎 291-299	温清飲	ウンセイイン	紅斑・乾燥	
	黄耆建中湯	オウギケンチュウトウ	よく風邪をひく・胃腸虚弱	17-18, 200-203
	黄連解毒湯	オウレンゲドクトウ	紅斑・熱感・暑がり	
	四物湯	シモツトウ	乾燥・熱感・目の疲れ・月経量が少ない	
	十味敗毒湯	ジュウミハイドクトウ	滲出液・びらん・化膿	
	消風散	ショウフウサン	痒み・滲出液	
	治頭瘡一方	チヅソウイッポウ	頭部の湿疹・滲出液	17-18
	当帰飲子	トウキインシ	痒み・乾燥	
	人参湯	ニンジントウ	冷え症・口周りの湿疹・よだれ	37-38
	抑肝散加陳皮半夏	ヨクカンサンカチンピハンゲ	ストレスによる掻破	38-39, 210-215
咳嗽 261-266	柴朴湯	サイボクトウ	チック・心因性咳嗽	40-41, 325
	小青竜湯	ショウセイリュウトウ	水様性鼻汁・鼻閉・くしゃみ	222-225
	清肺湯	セイハイトウ	粘稠な痰・慢性化した咳	
	竹筎温胆湯	チクジョウンタントウ	感冒後の長引く咳・不眠	
	麦門冬湯	バクモンドウトウ	乾いた咳・一度出ると止まらない咳	
	麻杏甘石湯	マキョウカンセキトウ	痰の絡んだ咳・喘鳴・夜間の咳き込み・喘息発作	40-41
花粉症 65-66	越婢加朮湯	エッピカジュツトウ	目の痒み・喉の痒み・粘膜症状	
	小青竜湯	ショウセイリュウトウ	水様性鼻汁・鼻閉・くしゃみ	222-225
疳の虫 18-19	抑肝散加陳皮半夏	ヨクカンサンカチンピハンゲ	母子同服・癇癪・夜泣き	210-215
気管支喘息 40-41	柴朴湯	サイボクトウ	非発作時・ストレスで悪化	261-266

症候ページ	漢方名	読み方	キーワード	ここもチェックページ
虚弱体質 250-254	黄耆建中湯	オウギケンチュウトウ	皮膚疾患・胃腸虚弱・汗が多い	41-42, 200-203
	柴胡桂枝湯	サイコケイシトウ	よく風邪をひく・中耳炎・扁桃炎	41-42, 203-207
	柴胡清肝湯	サイコセイカントウ	リンパ節が腫れる・扁桃炎・アレルギー体質	
	十全大補湯	ジュウゼンタイホトウ	疲れやすい・食欲不振・冷え症・貧血・反復性中耳炎	42-43
	小建中湯	ショウケンチュウトウ	腹痛・便秘・食欲不振・冷え症・夜尿症	36-37, 190-193
	小柴胡湯加桔梗石膏	ショウサイコトウカキキョウセッコウ	咽頭炎・扁桃炎	
	人参湯	ニンジントウ	下痢・冷え症・よだれ・疲れやすい	37-38
	補中益気湯	ホチュウエッキトウ	倦怠感・食欲不振・冷え症・息切れ	
	六君子湯	リックンシトウ	食欲不振・胃もたれ・振水音	37-38
	六味丸	ロクミガン	発育の遅れ	
起立性調節障害 314-320	桂枝加芍薬湯	ケイシカシャクヤクトウ	腹痛・便秘・食欲不振	218-222
	香蘇散	コウソサン	気分の落ち込み・不定愁訴	
	柴胡桂枝湯	サイコケイシトウ	腹痛・頭痛・ストレス・神経過敏	203-207
	柴胡加竜骨牡蛎湯	サイコカリュウコツボレイトウ	不眠・不安感・動悸	207-210
	十全大補湯	ジュウゼンタイホトウ	動悸・ふらつき・倦怠感・めまい	
	小建中湯	ショウケンチュウトウ	腹痛・便秘・食欲不振・冷え症・夜尿症	36-37, 190-193
	半夏白朮天麻湯	ハンゲビャクジュツテンマトウ	めまい・立ちくらみ・胃腸虚弱・頭痛・冷え症	83-84
	補中益気湯	ホチュウエッキトウ	倦怠感・朝起きられない	
	苓桂朮甘湯	リョウケイジュツカントウ	めまい・立ちくらみ・朝起きられない	
車酔い 66-67	五苓散	ゴレイサン	頓服で使用・振水音	196-200

腹痛・下痢 279-284	安中散	アンチュウサン	冷えによる痛み	
	桂枝加芍薬湯	ケイシカシャクヤクトウ	強い腹痛・冷えによる下痢・過敏性腸症候群	63-64, 218-222
	啓脾湯	ケイヒトウ	油物を食べると下痢・慢性の下痢	
	五苓散	ゴレイサン	急性胃腸炎・頻回嘔吐	196-200
	柴胡桂枝湯	サイコケイシトウ	ストレスで悪化・頭痛	203-207
	四逆散	シギャクサン	手足の冷え・ガスが溜まる	
	小建中湯	ショウケンチュウトウ	食欲不振·反復性腹痛·冷え症・夜尿症	190-193
	小半夏加茯苓湯	ショウハンゲカブクリョウトウ	嘔気	
	真武湯	シンブトウ	冷えによる下痢・水様性下痢	
	当帰建中湯	トウキケンチュウトウ	月経に関連する下痢	
	人参湯	ニンジントウ	冷え症・胃部不快感	37-38
	平胃散＋香蘇散	ヘイイサン・コウソサン	胃もたれ・消化不良	
	六君子湯	リックンシトウ	虚弱体質・消化不良・胃もたれ・上腹部症状	37-38, 55-57
月経困難症 334-338	安中散	アンチュウサン	冷え症・腹痛・頓服で使用	
	温経湯	ウンケイトウ	下半身の冷え・手足のほてり・唇のかさつき	
	加味逍遙散	カミショウヨウサン	落ち込み・イライラ・月経前症候群	53-54
	芎帰膠艾湯	キュウキキョウガイトウ	過多月経・不正出血	
	桂枝茯苓丸	ケイシブクリョウガン	肩こり・のぼせ・月経に血の塊が混じる	52-53, 80-81
	芍薬甘草湯	シャクヤクカンゾウトウ	痛み止め・頓服で使用	
	桃核承気湯	トウカクジョウキトウ	便秘・精神症状・月経に血の塊が混じる	
	当帰建中湯	トウキケンチュウトウ	疲労・胃腸虚弱	
	当帰芍薬散	トウキシャクヤクサン	冷え症・むくみ・貧血	52-53

症候ページ	漢方名	読み方	キーワード	ここもチェックページ
肛門周囲膿瘍 16-17	十全大補湯	ジュウゼンタイホトウ	亜急性期・排膿が続く	
	排膿散及湯	ハイノウサンキュウトウ	急性期・発赤・腫脹	
こころの不調 321-327	黄連解毒湯	オウレンゲドクトウ	神経発達症・衝動性・寝つきが悪い	
	加味帰脾湯	カミキヒトウ	心配性・不安感・自信がない	89
	加味逍遙散	カミショウヨウサン	緊張・イライラ・落ち込み	
	甘麦大棗湯	カンバクタイソウトウ	不安・怯え・甘えたがる・母子分離が苦手	51-52, 193-196
	香蘇散	コウソサン	不定愁訴・緊張	51-52
	柴胡加竜骨牡蛎湯	サイコカリュウコツボレイトウ	不眠・動悸・不安・自信がない	207-210
	柴朴湯	サイボクトウ	喉のつまり・チック	
	四逆散	シギャクサン	緊張・手足の冷え	
	四物湯	シモツトウ	頭がぼーっとする・集中力がない	
	大柴胡湯去大黄	ダイサイコトウキョダイオウ	神経発達症・落ち着きがない	215-218
	抑肝散加陳皮半夏	ヨクカンサンカチンピハンゲ	よく怒る・癇癪	210-215
受験生の漢方 67-69	柴胡桂枝湯	サイコケイシトウ	ストレス・頭痛・腹痛	203-207
	抑肝散加陳皮半夏	ヨクカンサンカチンピハンゲ	ストレス・イライラ	321-327
神経発達症 300-306	安中散	アンチュウサン	心窩部痛・腹痛・月経痛	
	黄連解毒湯	オウレンゲドクトウ	衝動性・易刺激・多動・興奮・睡眠障害	
	加味帰脾湯	カミキヒトウ	抑うつ・不安・不眠	
	甘麦大棗湯	カンバクタイソウトウ	不安・言語発達遅滞	44-45, 193-196
	桂枝加芍薬湯	ケイシカシャクヤクトウ	過敏性腸症候群・食欲不振・学童期以降	218-222
	四逆散	シギャクサン	緊張・手足の冷え	
	四君子湯	シクンシトウ	元気がない・食欲不振	
	小建中湯	ショウケンチュウトウ	過敏性腸症候群・食欲不振・乳幼児期	190-193

JCOPY 498-14592

神経発達症 300-306	大柴胡湯去大黄	ダイサイコトウキョダイオウ	こだわり・落ち着きがない・癇癪	44-45, 215-218
	半夏白朮天麻湯	ハンゲビャクジュツテンマトウ	めまい・起立性調節障害	
	平胃散＋香蘇散	ヘイイサン・コウソサン	嘔気・胃もたれ・食欲不振	
	抑肝散加陳皮半夏	ヨクカンサンカチンピハンゲ	癇癪・チック・怒り・不眠	46-47, 210-215
	六君子湯	リックンシトウ	元気がない・食欲不振	
尋常性痤瘡 82-83	荊芥連翹湯	ケイガイレンギョウトウ	化膿しやすい・皮膚の乾燥	
頭痛 285-290	桂枝茯苓丸	ケイシブクリョウガン	思春期以降・肩こり・頭痛	
	呉茱萸湯	ゴシュユトウ	冷え症・嘔吐・片頭痛	75-76, 81-82
	五苓散	ゴレイサン	雨の日の前・低気圧	81-82, 196-200
	柴胡桂枝湯	サイコケイシトウ	緊張性頭痛・風邪をひきやすい	203-207
	小建中湯	ショウケンチュウトウ	神経過敏・冷え症・腹痛・目の下のクマ	190-193
	真武湯	シンブトウ	冷え症・めまい・振水音	
	半夏白朮天麻湯	ハンゲビャクジュツテンマトウ	めまい・胃腸虚弱・起立性調節障害	83-84
	苓桂朮甘湯	リョウケイジュツカントウ	めまい・動悸	
チック 46-47	抑肝散加陳皮半夏	ヨクカンサンカチンピハンゲ	イライラ・癇癪	18-19, 210-215, 321-327
乳児湿疹 17-18	黄耆建中湯	オウギケンチュウトウ	よく風邪をひく・胃腸虚弱	200-203
	治頭瘡一方	ヂヅソウイッポウ	頭部の湿疹・滲出液	
反復性中耳炎 42-43	柴苓湯	サイレイトウ	滲出性中耳炎	258
	十全大補湯	ジュウゼンタイホトウ	貧血・風邪をひきやすい	

症候ページ	漢方名	読み方	キーワード	ここもチェックページ
鼻汁 255-260	葛根湯加川芎辛夷	カッコントウカセンキュウシンイ	副鼻腔炎・冷えで悪化	43-44
	桔梗湯	キキョウトウ	口内炎・咽頭痛・手足口病	
	柴苓湯	サイレイトウ	滲出性中耳炎	
	柴苓湯＋荊芥連翹湯	サイレイトウ・ケイガイレンギョウトウ	中耳炎・青年期	
	柴苓湯＋柴胡清肝湯	サイレイトウ・サイコセイカントウ	中耳炎・乳幼児期	
	小青竜湯	ショウセイリュウトウ	くしゃみ・咳・水様性鼻汁	222-225
	小柴胡湯加桔梗石膏	ショウサイコトウカキキョウセッコウ	咽頭痛・COVID-19	
	辛夷清肺湯	シンイセイハイトウ	鼻閉・後鼻漏・膿性鼻汁・暑がり	43-44
	麻黄湯	マオウトウ	乳児・鼻閉	225-228
睡眠障害 307-313	黄連解毒湯	オウレンゲドクトウ	興奮して寝つきが悪い・目が冴えて眠れない	
	加味帰脾湯	カミキヒトウ	心配・不安	
	甘麦大棗湯	カンバクタイソウトウ	母を探して起きる・不安	12-13, 193-196
	桂枝加竜骨牡蛎湯	ケイシカリュウコツボレイトウ	夜尿・悪夢	
	柴胡加竜骨牡蛎湯	サイコカリュウコツボレイトウ	夜驚症・悪夢・眠りが浅い	207-210
	酸棗仁湯	サンソウニントウ	疲れているのに眠れない	
	四物湯	シモツトウ	夢が多い・熟睡感がない	
	大柴胡湯去大黄＋甘麦大棗湯	ダイサイコトウキョダイオウ・カンバクタイソウトウ	神経発達症	215-218
	抑肝散加陳皮半夏	ヨクカンサンカチンピハンゲ	癇癪・イライラ・チック	18-19, 210-215

JCOPY 498-14592

便秘 271-278	桂枝加芍薬大黄湯	ケイシカシャクヤクダイオウトウ	過敏性腸症候群（便秘型）	
	潤腸湯	ジュンチョウトウ	コロコロ便・頑固な便秘	
	小建中湯	ショウケンチュウトウ	腹痛・食欲不振・目の下のクマ・神経過敏	190-193
	大建中湯	ダイケンチュウトウ	ガスが溜まる・冷え症	
	補中益気湯	ホチュウエッキトウ	痔・脱肛・食欲不振	
	麻子仁丸	マシニンガン	コロコロ便・便意はあるが出ない	
ミルクの吐き戻し 13-14	六君子湯	リックンシトウ	胃食道逆流症	
夜尿症 267-270	柴胡加竜骨牡蛎湯	サイコカリュウコツボレイトウ	ストレス・尿意に気がつかない・夜驚症	207-210
	柴胡桂枝湯	サイコケイシトウ	神経質・虚弱体質	203-207
	小建中湯	ショウケンチュウトウ	冷え症・心因性頻尿	190-193
	人参湯	ニンジントウ	冷え症・冷えで悪化	
	白虎加人参湯	ビャッコカニンジントウ	口渇・暑がり・多飲	
	六君子湯	リックンシトウ	食欲不振・虚弱体質・振水音	
夜泣き 244-249	甘麦大棗湯	カンバクタイソウトウ	飲みやすい	12-13, 193-196
	甘麦大棗湯＋柴胡加竜骨牡蛎湯	カンバクタイソウトウ・サイコカリュウコツボレイトウ	不安・母を探して泣く	207-210
	甘麦大棗湯＋抑肝散加陳皮半夏	カンバクタイソウトウ・ヨクカンサンカチンピハンゲ	怒るように泣く・癇癪	210-215
	甘麦大棗湯＋大柴胡湯去大黄	カンバクタイソウトウ・ダイサイコトウキョダイオウ	神経発達症に伴う睡眠障害を疑う場合	44-45, 215-218, 300-306

索引

き

く

け

こ

さ

し

す

な

に

ね

の

は

ひ

おわりに

最後までお読みいただきありがとうございます．

本書を通して漢方薬の「見方」と「診方」を手に入れた今，漢方薬は患者さんと医療者の大きな「味方」になっています．さらに，診療を理解し応援してくれるスタッフが増え，医療者と家族が同じ方向を向き，子どもたちのさらなる味方になっているでしょう．

先生が思いを込めて処方し，薬剤師さんやスタッフが丁寧に服薬指導をした漢方薬は，必ず患者さんのこころと体を動かします．そして，ご家族が服薬のために一生懸命工夫するエネルギーは，お子さんの体を治す力になります．

漢方薬を通して子どもたちの幸せな現在と未来を思う仲間として，こころから応援しています．

執筆のお話を頂いたのは，2021年夏．まさにCOVID-19が流行し，生活様式がガラリと変化したときでした．

自分自身も感染対策，毎月の休園，行動制限を経て，今の時期しかできない子育てをどうしたら豊かに過ごせるか，必死にもがいていた時間でした．

そんななかでお話を頂いた初めての単著ですが，多くの方のお力により世の中に送り出せたことにホッとしております．

中外医学社　鈴木真美子様，中村文様，いつも温かく的確なご助言を本当にありがとうございました．新人の執筆で，至らぬ点がたくさんあるなか，どんな質問にもわかりやすくお答えいただき，縁の下の力持ちとなって伴走していただきました．鈴木様，中村様をはじめ，本を出すために尽力していただいた中外医学社の方々のお力があったからこそ，出版することができました．

言語化のサポートをしていただきましたルイスくるみ様．私の中にある，言葉を通して実現させたい世界を信じてくださり，こころより感謝しております．

そして，この本が書けたのは，日々の診療があったからです．ご縁を頂いた患者さんたち，私の漢方診療をチームとしてサポートしてくださる病院およびクリニックの先生方やスタッフの方々に感謝の気持ちでいっぱいです．

私は漢方診療が大好きです．日々の診療が最高に楽しく，幸せです．植物や鉱物の力を生かし，本来持つ自然治癒力を高められる治療．西洋医学では治療法がない状態でも，異なる角度からのアプローチにより希望を見せられる医療．先人から受け継がれてきた歴史ある方法から，日々診療に立つ知恵と勇気をどれだけもらってきたか，計り知れません．もちろん，うまくいくことばかりではありません．漢方薬だけでは病気に立ち向かえないときや，家族との関係性作りがうまくいかない日にこころが折れそうになることもあります．至らなさを反省し，自問自答することもあります．それでも，漢方診療が大好きですし，大きな喜びと可能性を感じています．

そこには，二人の恩師の存在があります．「大丈夫じゃ，絶対に治る」と言って，筆者の難病を治してくださった藤本蓮風先生．

温かな眼差しで親子を見守り，子どもたちに「大丈夫，そこにいていい」と伝え続けていく姿を見せてくださった山口英明先生．

お二人のおかげで，病気を治す主体は患者さんであり，医療者の役目は信じて伴走することだと学びました．

「子どもたちが生きていく未来も，人と人とがつながる温かく平和な世界であってほしい」．これが漢方診療を通して叶えたい夢です．

この背景には，これまで出会ってきた 10 万人以上の親子がいます．たくさんの患者さんや家族と出会うなかで，人が生まれることは奇跡的であり，生き続けている私たちの命は何より尊いものだと感じました．

不調や病気で辛いときに気持ちを受け止めてもらい，病気を乗り越えた経験は，必ず子どもたちのこころの財産になります．愛ある優しさと強さは子どもたちの糧となり，次に困っている人に優しさを渡してくれるでしょう．

この小さな積み重ねが，一人ひとりが命の尊さを知り，自分のこころと体を大切に生きることにつながる．ひいては，相手も同じように尊い存在なのだと実感でき，故意に傷つけることなくどんなときも尊重できるようになる．そうやって平和な世界を作っていけることを祈っています．本書を通して，少しでもその夢に近づければ嬉しいです．

最後になりますが，家族への感謝を．

私のもとに生まれてきてくれた娘に，とても感謝しています．出産，そして子育てを経験し，人生がパッと色づきました．あなたが大人になったときの社会がより温かいものでありますように．生まれてきてくれて，本当にありがとう．

小児漢方医になることができたのは，家族を育むことを諦めず，私の夢をいつも，いつも応援してくれる夫のおかげです．

そして，愛情を惜しみなく注ぎ，難病になったときも「水鳥は運がいいから，絶対に治る」と誰よりも信じてくれた両親と妹にも，こころから感謝しています．

漢方を通して出会った方々，そしてこれから出会う方々，この本を手に取ってくださったすべての方々が幸せでありますように．

2025 年 1 月 15 日

鈴村水鳥

謝辞

本書は，筆者の恩師である山口英明先生に監修をお願いしました．

こころから感謝申し上げるとともに，先生から学んだことを記載させていただきます．

小児漢方懇話会に出席したご縁から，幸運にも山口先生の漢方外来（K こどもクリニック，院長 笠井啓子先生）で勉強させていただくことになり，専門医取得までの約 4 年間大変お世話になりました．

エキス剤の使い方，煎じ薬の使い方，わからないことがあったときには必ず書籍に立ち返る大切さ，そして子どもの診療を通して歴史や社会を見る目も教えていただきました．

先生の診察は，子どもへの温かい眼差し，親子へのホッとする言葉がけ，どんな難病の患者さんに対しても決して諦めない姿と，ユーモアがあり，誰に対しても平等でした．

漢方についての知識はもちろんですが，それ以上に医師としての揺るがない姿勢を学ばせていただきました．

「良い，悪いではない」

「患者さんの前でも本を開きなさい」

先生から頂いた言葉や，後ろ姿で見せていただいた医師としての姿勢は，私の漢方診療の礎となっています．研修の最終日に「これからも一人ひとりの診療を丁寧にしなさい」と伝えていただいたからこそ，いつも初心に立ち戻ることができます．

この度，初めての単著を山口先生にご監修いただき，弟子としてこれ以上の喜びはありません．

この書籍が，漢方薬を通して親子を見守り，子どもたちを社会に送り出すための一助となりますように．山口先生の教えをもとに，社会に恩返しできれば幸いです．

筆者紹介

鈴村水鳥（すずむら みどり）
小児科専門医・漢方専門医・アレルギー専門医

名鉄病院　小児科・小児漢方内科
クリニックかけはし　小児科
かけはし糖尿病・甲状腺クリニック　漢方内科

医師の鈴村水鳥と申します．

私が東洋医学の道に進むきっかけになったのは，医学生時代に難病指定されている大病を患った経験でした．はじめて病名を告げられた瞬間や，治療が思うように進まなかったときには，目の前が真っ暗になってしまうような絶望感に苛まれたのを今でも覚えています．小児科医になるという長年の夢も，子どもを持ち健やかに暮らすという希望も，ここで潰えてしまうのではないかとすら感じていました．

そんな折に出会ったのが，漢方薬と鍼灸です．西洋医学や鍼灸，漢方治療を併用して寛解に至りました．当時の私がこの病を受け入れ，治療に対して希望を持つことができたのは，「病気はバランスの乱れ」という東洋医学の考えを知ったからに他なりません．そして今では，病気と付き合いながら，医師として，そして母としての役割を全うできています．

医師として，患者として，そして母として．

私が心身ともに救われたように，漢方薬を通して子どもたちの成長を支え，我が子を含めてすべての子どもたちの未来を，明るく幸せなものにできるような社会貢献をしていきたいと強く思います．

たくさんの親子が心身ともに健やかな今を過ごせるよう，本書がお役に立てれば幸いです．

ホームページURL：s-midori-kanpo.jp

子どもをみる医師のための子育て漢方　©

発　行　2025年2月7日　　1版1刷

監修者　山口英明

著　者　鈴村水鳥

発行者　株式会社　中外医学社
代表取締役　青木　滋
〒162-0805　東京都新宿区矢来町62
電　話　(03) 3268-2701(代)
振替口座　00190-1-98814番

印刷・製本／三和印刷(株)　＜MS・AN＞
イラスト：きなこもち
ISBN978-4-498-14592-4　Printed in Japan